ナースのための
質問紙調査とデータ分析
第2版

石井京子
前大阪市立大学大学院・教授

多尾清子
関西医科大学・非常勤講師

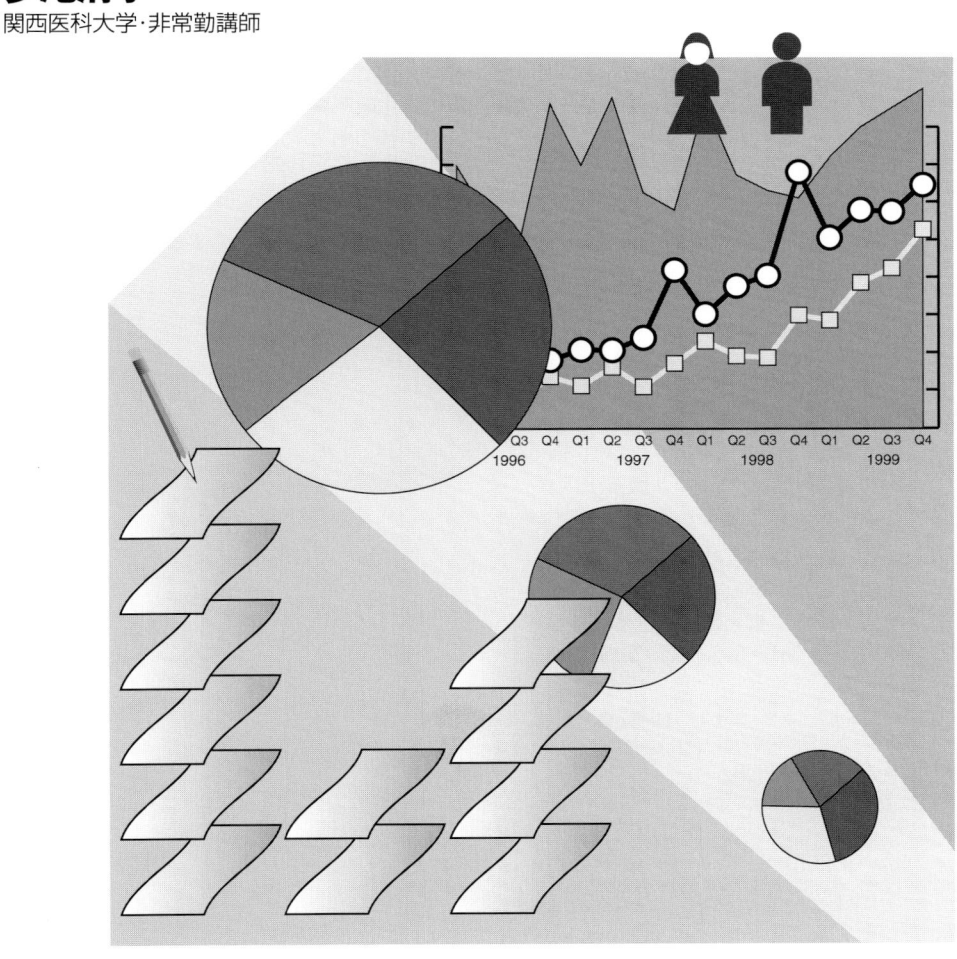

医学書院

著者略歴

石井京子
- 1948年　新潟県に生まれる
- 1976年　九州大学大学院教育学研究科博士課程単位取得
　　　　　教育心理学専攻
- 1993年　藍野学院短期大学看護学科・助教授
- 2000年　大阪市立大学看護短期大学部・教授
- 2001年　博士(臨床教育学)

多尾清子
- 1932年　滋賀県に生まれる
- 1954年　奈良女子大学理学部数学科卒業
- 1980～　大阪大学大学院基礎工学研究科
- 83年　　数理系専攻
- 現在　　関西医科大学教養部非常勤講師
　　　　　関西医科大学付属看護専門学校
　　　　　宝塚市立看護専門学校
　　　　　大阪府看護協会管理者研修会講師(情報管理・看護研究)
- 著書　　「統計学者としてのナイチンゲール」(医学書院，1991年)
　　　　　「ナイチンゲールの統計グラフ ── 英国陸軍の衛生改革資料としての ─」
　　　　　　　　　　　　　　　　　　　　　　(小林印刷出版部，1991年)
　　　　　「医療技術者のための統計学，第6版」(小林印刷出版部，1998年)

ナースのための質問紙調査とデータ分析

発　行	1999年4月1日　第1版第1刷
	2001年3月15日　第1版第4刷
	2002年5月1日　第2版第1刷Ⓒ
	2023年10月1日　第2版第15刷

著　者　石井京子・多尾清子
発行者　株式会社　医学書院
　　　　代表取締役　金原　俊
　　　　〒113-8719　東京都文京区本郷 1-28-23
　　　　電話　03-3817-5600(社内案内)
印刷・製本　アイワード

本書の複製権・翻訳権・上映権・譲渡権・貸与権・公衆送信権(送信可能化権を含む)は株式会社医学書院が保有します．

ISBN978-4-260-33208-8

本書を無断で複製する行為(複写，スキャン，デジタルデータ化など)は，「私的使用のための複製」など著作権法上の限られた例外を除き禁じられています．大学，病院，診療所，企業などにおいて，業務上使用する目的(診療，研究活動を含む)で上記の行為を行うことは，その使用範囲が内部的であっても，私的使用には該当せず，違法です．また私的使用に該当する場合であっても，代行業者等の第三者に依頼して上記の行為を行うことは違法となります．

JCOPY　〈出版者著作権管理機構　委託出版物〉
本書の無断複製は著作権法上での例外を除き禁じられています．複製される場合は，そのつど事前に，出版者著作権管理機構(電話 03-5244-5088，FAX 03-5244-5089，info@jcopy.or.jp)の許諾を得てください．

第2版改訂にあたって

　本書の上梓から3年が経過しましたが，その間多くの方々に用いられ，勉学・研究の資にしていただきましたことを，まず以って深くお礼申し上げます．

　私たちは，看護をはじめ助産，保健，リハビリテーションの医療分野から文系分野に至るまで，広範囲にわたって本書をご利用いただき，その間に本書について多数の貴重なご教示を寄せていただき，さらなる研鑽へと前進できましたことを喜びといたしております．

　私たちが直接講義をしていくうちに，研究手法において説明の不備な点や，手法に対する例題の種類が不足していることがわかり，3年経過した現在，本書に磨きをかけるべく改訂する時期が到来したものと判断するに至りました．

　その改訂のポイントは，第1には，質問紙調査でよく用いられる間隔尺度の扱い方であります．間隔尺度の測定方法の1つとしてよく用いられるものに評定尺度法があります．これは，厳密には順序尺度ですが，社会・心理・教育などの社会科学の実証的研究を主として行なう学問分野の研究方法では，いくつかの条件を満たすことによって間隔尺度とみなして用いることが慣例となっています．この扱い方に重点をおき，これまで以上に説明の補足をしました．

　第2番目は，統計手法の t 検定の扱い方です．t 検定は，数理統計学では測定したデータが間隔・比率尺度で測定された数量で，その分布が正規型もしくはそれに近似している場合に用います．しかし，人間の行動や認知側面，あるいは意識調査で表される態度得点などの測定は，比率尺度で測定できない場合が多く，統計学における前提条件の数学的な厳密さを深く追求することができないことのほうが多いものです．

　本書では，述べてある前提条件に基づいて間隔尺度として測定した数量には，t 検定を用いることができることを説明し，そこでデータの種類に合わせて例題を示し，t 検定の扱い方に重点をおいて説明を補足しました．

　それぞれの学問領域の研究は，一定の枠にはまらず学際的に，総合的に探求することが望ましいと考えています．現在の学問研究の流れは全てそのようになっているはずです．

　その意味においても，本書があらゆる分野に利用されていくことを望んでおり，これは，私たちが本書に精魂を傾けた所以でもあります．

　今後も，大方の忌憚のないご批評とご教示をお願いする所存にございます．

　最後に，医学書院常務取締役七尾清氏の大きなご援助と，制作担当の川村静雄氏のご助力で，第2版改訂に至りましたことを深く感謝申し上げます．

　2002年4月

著者ら

はじめに

　大阪府看護協会の看護管理者研修会（ファーストレベル）で，情報管理の一分野と看護研究（文献学習を主とし，統計的処理の方法を勉強する科目）を受け持つようになって，その回数を重ね今日に至っている．医療の現場で直接に日夜奮闘しておられる看護師をはじめ助産師，保健師の方々の熱心な受講の態度にいつも感動し，私自身もいやが上にも意欲を燃している．

　こうした中で，受講者の方々から，もう少し調査研究法を具体的に学ぶ時間が欲しかったという感想が多く寄せられるようになった．また，勉強したことを職場で実際に生かしてみたいと思い，やってみたが行き詰ったので指導してほしいという要望なども受けるようになった．

　医療の分野では，患者のいろいろな状態を把握するために，患者の身長，体重，血圧および血液検査などのような物理的，化学的に測定できる検査のほかに，患者の気持ち，意見，感じ方，満足度および規範などのように質問紙によってその回答から測定する方法がある．この後者の質問紙による調査研究は，看護領域でも比較的容易に調査をして，1つの研究にしようとすることが多くなっている．

　質問紙調査法は，人間を理解するために言葉を介して同じ質問に対する回答を求めていくものであって，いわゆる統計的調査研究法の1つの道具であると考えられている．言い換えれば，人間の態度，行動および状態を研究対象とする科学的な方法は，基本的にこの手段によるものである．これは，主として心理学測定の研究分野から始まったものである．そして，統計学の援用によって科学的に分析して，事柄の推測，判断および考察を行なうのである．

　そのために，単に直観と経験のみに頼るのではなく，厳密な裏づけに支えられる質問紙調査の項目を作成しなければならない．量的な裏づけに支えられた質問技法と，調査研究を的確に進める方法論と分析を必要とするのである．目的に合った質問紙項目を正しく作成できることが，その調査研究を100％成功させるカギになるのである．

　私たちは，質問紙項目の作成から，調査，分析に至るまで，具体的に一連の方法論を示したテキストの必要性を感じ，それを求めている人たちの多いことが頭から離れなかった．

　私たちは，1人は数学専攻から数理統計学分野に入り，また1人は心理学専攻から行動科学と社会調査の研究をしている．お互いに医療技術を学ぶ学生たちのために，専門のテキストを上梓し学生の指導にあたっている．今回，お互いの専門性を生かしながら，合目的，独創的な質問紙調査の方法とその分析の仕方をまとめてみた．本書は看護師のための質問紙調査の方法と分析に主眼をおいたものであるが，人間を対象に行なう調査では測定したデータの間に大きなばらつきがある場合もある．調査はこのばらつきをできるだけ少なくするように工夫するのであるが，それでも固体差や測定条件などにより，片寄ったデータとなる場合がある．また，標本数を余り多くとることができない場合もある．調査のやり方によってはこのような数少ないデータを分析することもあるので，分布に依存しない検定方法についても簡単に説明を加えた．これは，筆者が同じく医療の場で働いておられる理学療法士や作業療法士の方々からの，

調査や観察・実験データの分析について日頃の質問に応じている経験より，その必要性を痛感したためである．具体的に臨床における例を取りあげているので，必ずやお役に立つことと信じ，またそのように願っている．

手近において用いるテキストのいちばん大切なことは，学びたい人の誰が読んでも確実に理解できるようなものでなければならない．また，実際に，自分たちの研究目的にそって，方法論を探り，解決の示唆が与えられ，達成されるように応用できることである．

最後にこのような所期の目的が，私たちの非力のためどれほど達せられたかも心許ないものがありますが，医学書院看護出版部長七尾清氏の大きなご援助と，直接制作を担当された川村静雄氏の多大なご助力を頂き，こうして出版に至りましたことを深く感謝申し上げます．

　1999年1月

著者ら

目次

1 調査とは，どのような意義をもつものだろうか
石井京子　1

- I 社会の様々な問題をひもとくには ……… 1
- II データが事柄の様子を語ってくれる …… 2
- III データを収集するには ………………… 2
- IV 調査法とはどのようなものか ………… 3
- V 調査はどのように使われているのか … 3
- VI 調査の科学的な位置づけとは ………… 4
- VII 調査法の大切な条件とは ……………… 4
- VIII 調査の限界を知っておこう …………… 5
- IX 意味のあるデータを集めよう ………… 6
- X 状況を変数の考え方でとらえるようにする ……………… 7

2 調査はどのようにして進めたらよいか
石井京子　9

- I 調査法は大きく2つに分けられる …… 9
- II 調査法にはそれぞれ特徴がある ……… 10
  1. 質的調査　*10*
  2. 量的調査　*10*
- III 質的調査には4種類ある …………… 11
  1. 観察調査　*11*
     1）観察調査とは　2）組織的観察法と非組織的観察法
  2. 面接調査　*12*
  3. 事例調査　*13*
  4. 生活史調査　*14*
- IV 量的調査には3つの方法がある ……… 14
  1. 横断的調査　*14*
  2. 縦断的調査　*14*
  3. 比較調査　*15*
- V 量的調査には2種類ある ……………… 15
  1. 質問紙調査　*15*
     1）質問紙調査の長所と欠点　2）質問紙調査の5つの実施方法
  2. 既存統計資料調査　*16*

3 質問紙調査とはどのようにするのか
石井京子　17

- I 調査の設計をする …………………… 17
  1. 問題意識を明確にする　*17*
  2. 調査の設計をする　*17*
  3. 調査の計画を立てる　*18*
- II 仮説を立てる ………………………… 19
  1. 実態調査　*19*
  2. 仮説検証調査　*21*
     1）仮説検証調査の意味　2）仮説検証調査の方法　3）実験法に調査を用いる場合
- III 調査対象者の選定 …………………… 22
  1. 適切な調査対象者を選ぶ　*22*
  2. 全数調査と標本調査　*22*
  3. 標本の抽出　*22*
  4. いろいろな標本抽出の仕方　*23*
     1）有意抽出法　2）無作為抽出法
  5. 標本の大きさ　*25*
- IV 変数を測定しよう …………………… 26
  1. 変数とは何か　*26*
  2. 測定値の数量化　*26*
  3. 測定尺度の種類　*27*
  4. 尺度の種類　*27*
     1）名義尺度　2）順序尺度　3）間隔尺度　4）比率尺度(比例尺度)
  5. 尺度と研究方法の関係　*30*
- V 尺度の信頼性と妥当性の意味 ………… 31
  1. 妥当性とは　*31*
     1）内容的妥当性　2）構成的妥当性　3）基準関連妥当性　4）同時的妥当性　5）判別的妥当性　6）予測的妥当性　7）交差的妥当性　8）表面的

妥当性
2. 信頼性とは　*33*
　　1）内的整合性法　2）再テスト法　3）評定者間一致度法　4）折半法　5）因子分析法

Ⅵ　回答形式を決めよう ･････････････ 35
1. 回答の自由な形式　*35*
　　1）自由記述法　2）言語連想法　3）文章完成法
2. 回答が選択肢より選ばれる形式　*36*
　　1）単一回答法　2）複数回答法　3）順位回答法　4）一対比較法　5）評定尺度法　6）数値分配法

Ⅶ　質問紙（調査票）の作成 ･････････ 41
1. 質問紙（調査票）を作るにあたって大切なこと　*41*
　　1）単純な1つのことしか尋ねない　2）平易な言葉や文章で書かれている　3）質問の量はあまり多くしない　4）並べ方の工夫　5）調査対象者に適切な質問
2. 質問項目の収集と選択について　*42*
　　1）先行研究や文献を質問項目の作成に利用する　2）予備調査を行なう　3）問題を図式化して質問項目を作成　4）調査者の考えた質問項目の追加
3. 質問項目の選別　*45*
4. ワーディング　*46*
5. 調査票の作成　*46*
　　1）表紙を作る　2）フェイスシートの作成　3）調査項目を並べる
6. プリテストの実施　*47*
　　1）プリテストを実施する　2）質問項目の2つのチェック方法　3）項目分析を行なう　4）調査終了後の分析処理の方法

Ⅷ　調査の実施 ････････････････････ 49
1. データの集め方　*49*
2. 調査の実施計画を立てる　*50*
　　1）調査実施計画案の作成　2）調査員の確保と訓練　3）調査の実施
★　質問紙の豆知識　*53*

4　回収した調査票の整理
石井京子　55

Ⅰ　ローデータの処理 ･･･････････････ 55
1. 調査票のエディティング　*55*
2. 欠損値の処理　*57*
　　1）回答拒否の場合　2）回答不能の場合—1　3）回答不能の場合—2　4）回答不能の場合—3　5）記入漏れの場合
3. 不適合回答の取り扱い　*58*
4. データのコーディング　*58*
　　1）データのカテゴリー化　2）プリ・コーディング　3）アフター・コーディング　4）コーディングシートへ転記する

Ⅱ　データ整理にあたって必要な基本的事柄 ･･････････････････････････ 61
1. データの種類　*61*
2. データの性質　*62*
3. 結果をまとめる　*62*
4. データ処理はなぜ必要なのか　*63*
5. コンピュータによるデータ処理　*63*
　　1）コンピュータの利用　2）データ入力

Ⅲ　調査票の実例 ･･････････････････ 66
　　1）調査票例—1　2）調査票例—2

5　一次集計について分布の特徴を記述する
多尾清子　71

Ⅰ　調査結果の集計 ････････････････ 71
1. 一次集計　*71*
2. 二次集計　*71*

Ⅱ　何のために統計処理が必要なのか ･････ 72
1. 統計処理の手順を知る　*72*

Ⅲ　分布とは何か ･･････････････････ 73
1. 分布の特徴を記述する手法　*73*
2. 代表値と散布度の指標の表現の仕方　*73*

Ⅳ　データの分布をみる ････････････ 73
1. 質的データ　*73*
2. 量的データ　*76*

Ⅴ　分布の代表値を求める ･･････････ 78
1. 最頻値　*Mo*　*78*
2. 中央値　*Mdn*　*78*
　　1）順序尺度の場合　2）間隔尺度以上の場合
3. 平均値　*Me*, $\bar{x}$　*79*

Ⅵ　分布のばらつき（散布度）をみる ･･･ 79

1. 標準偏差 SD, s　79
　　1）データ数が多い場合　2）データ数が少ない場合
2. 四分位偏差　Q　81
3. 変動係数　CV　82
4. 範囲　R　82

VII　分布の歪みによる指標の使い方 ……… 82
1. いろいろな変わった分布　82
2. 最頻値，平均値および中央値の使い分け　82
3. 平均値と標準偏差のもつ意味を積率の観点からみる　84
4. 標準偏差と四分位偏差の使い分け　85
5. 5段階評定法の分布の見方　85

VIII　正規分布の性質を知っておく ………… 87
1. データを変換して比較できるようにする　87
2. 標準正規分布と Z 値の関係　87
3. 偏差値とは何か　88
4. 5段階得点　88
5. パーセンタイル順位とパーセンタイル得点　89

6　二次集計⑴　その概観とよく使用される検定について
多尾清子　91

I　二次集計のあらまし …………………… 91
II　なぜ検定が必要か ……………………… 91
III　検定とはどういうことなのか ………… 92
IV　統計的仮説はどのように立てるか …… 93
V　標本（サンプル）を集めるときに考えること …………………………………… 93
VI　調査する標本数はどのくらいがよいか …………………………………………… 94
1. 標本数が多いとは　94
2. 標本数が少ないとは　94
3. 標本数が極端に少ないとは　95

VII　よく使われる検定の手順とその意味 … 95
1. χ^2 検定　95
2. t 検定　99
3. F 検定　103

VIII　両側検定と片側検定 ………………… 106
1. 両側検定と片側検定の使い分け　108

7　二次集計⑵　関係を分析すること
多尾清子　109

I　関係を分析する ………………………… 109
1. 連関と相関の違い　109
2. パラメトリック法とノンパラメトリック法　109
3. 両検定法の長所と短所　110
　　1）長所　2）短所

II　係数を用いて関係を調べる …………… 110
1. ϕ 係数（名義尺度×名義尺度）　110
2. スピアマンの順位相関係数　111
3. ピアソンの積率相関係数　112
4. ピアソン相関係数の有意性の検定　113
5. 回帰直線と回帰分析　113
　　1）相関係数と直線との関係は？　2）回帰と相関の違いは？

III　検定を用いて関係を調べる …………… 115
1. 2項検定　115
2. χ^2 検定（名義尺度×名義尺度）　115
3. フィッシャーの直接確率計算法　117

8　二次集計⑶　差を分析すること（質的データの場合）
多尾清子　119

I　差を分析する …………………………… 119
II　1変数の場合 …………………………… 120
　　1）名義尺度　2）順序尺度
III　2変数の場合 …………………………… 120
1. 独立である場合　120
　　1）名義尺度　2）順序尺度（2×3分割表）

        2．独立でない場合　*122*
            1）名義尺度の場合
    Ⅳ　3 変数以上の場合‥‥‥‥‥‥‥‥‥‥ 123
        1．独立である場合　*123*
            1）名義尺度の場合
        2．独立でない場合　*124*
            1）名義尺度の場合
    Ⅴ　2 つの比の差（比率の差）の検定‥‥‥‥ 125
        1．同じ母集団の場合　*125*
        2．異なる母集団で独立である場合　*126*

9　二次集計(4)　差を分析すること（量的データの場合）
多尾清子　127

    Ⅰ　1 変数の場合はどのようにするか‥‥‥ 127
        1．分布の正規性を調べる　*127*
        2．はずれ値をみる　*128*
    Ⅱ　2 変数の間の平均値の差‥‥‥‥‥‥‥ 129
        1．独立である場合　*129*
            1）t 検定　2）F 検定　3）ウェルチの検定とは
        2．独立でない場合　*133*
            1）t 検定
    Ⅲ　3 変数以上の場合（分散分析）‥‥‥‥ 135
        1．3 つ以上の平均値の差をみる　*135*
            1）分散の同質性をみる　2）一元配置分散分析
        2．2 要因の場合の平均値の差　*139*
            1）二元配置分散分析
        3．分散分析についてのまとめ　*144*

10　ノンパラメトリック検定法
多尾清子　147

    Ⅰ　ノンパラメトリック検定法とは何か‥‥‥‥‥‥‥‥‥‥‥‥‥‥‥ 147
    Ⅱ　ノンパラメトリック検定法の長所と短所‥‥‥‥‥‥‥‥‥‥‥‥ 147

            1）長所　2）短所
    Ⅲ　1 変数の場合‥‥‥‥‥‥‥‥‥‥‥‥ 148
            1）2 項検定　2）χ^2 検定　3）コルモゴロフ・スミルノフ検定
    Ⅳ　2 変数の場合‥‥‥‥‥‥‥‥‥‥‥‥ 149
        1．独立である場合　*149*
            1）コルモゴロフ・スミルノフ検定　2）マン・ホイットニー検定（U テスト）　3）ウィルコクソンの検定（T テスト）　4）中央値検定
        2．独立でない場合　*153*
            1）サイン検定（符号検定）　2）ウィルコクソンの符号順位検定
    Ⅴ　3 変数以上の場合‥‥‥‥‥‥‥‥‥‥ 156
        1．独立である場合　*156*
            1）χ^2 検定　2）クルスカル・ワリス検定（H テスト）
        2．独立でない場合　*157*
            1）χ^2 検定　2）フリードマンの検定

参考文献‥‥‥‥‥‥‥‥‥‥‥‥‥‥‥‥ 160
付表‥‥‥‥‥‥‥‥‥‥‥‥‥‥‥‥‥‥ 163
 1．乱数表‥‥‥‥‥‥‥‥‥‥‥‥‥‥‥ 164
 2．$P=Q=0.5$ のときの 2 項分布の表‥‥ 165
 3．階乗および階乗の常用対数の表
    （0～100）‥‥‥‥‥‥‥‥‥‥‥‥‥ 166
 4．正規分布 $I(z)$ の表‥‥‥‥‥‥‥‥‥ 167
 5．t-分布表‥‥‥‥‥‥‥‥‥‥‥‥‥‥ 168
 6．F 分布表‥‥‥‥‥‥‥‥‥‥‥‥‥‥ 170
 7．χ^2 分布表‥‥‥‥‥‥‥‥‥‥‥‥‥ 176
 8．スピアマンの順位相関係数の検定表‥ 177
 9．コルモゴロフ・スミルノフ検定表‥‥ 178
10．マン・ホイットニー検定表‥‥‥‥‥ 179
11．ウィルコクソン検定表‥‥‥‥‥‥‥ 180
12．符号の検定表‥‥‥‥‥‥‥‥‥‥‥ 181
13．ウィルコクソン符号順位検定表‥‥‥ 183
14．クルスカル・ワリスの検定表‥‥‥‥ 184
15．フリードマンの検定表‥‥‥‥‥‥‥ 186
16．スミルノフ・グラッブス T_n の表‥‥ 187
17．スチューデント化した範囲（q）の表‥ 188
索引‥‥‥‥‥‥‥‥‥‥‥‥‥‥‥‥‥‥ 191

1

調査とは，どのような意義をもつものだろうか

I 社会の様々な問題をひもとくには

　わが国では近年，医療技術の高度化に伴い，先端医療が広く一般にも受け入れられるようになっている．しかし，その一方では急速なスピードで進む高齢化社会では治療より介護を必要とする高齢者の増加や，インフォームド・コンセント，QOL（生き甲斐）の重視，あるいはDNA（デオキシリボ核酸）検査など，医療も人間の尊厳にかかわる問題と絡んで非常に複雑な様相を表している．

　このような混沌とした中で的確に事実を明らかにするには，客観化できるデータを収集し分析することが必要になってきた．医療の一翼を担う看護職に対しても，期待される責務はますます増大してきている．現在，多くの病院では日々の業務と並行して様々な研究調査が行なわれ，集めたデータを科学的手法を用いて，客観化できる資料として活用することが試みられている．しかし，この客観化という言葉の意味するものは自然科学などで用いる指数と，看護などの人間の認知や思考，あるいは態度を測定する場合とはやや異なる場合が多い．例えば1杯のコーヒーに10gの砂糖を使用しても甘くないという人もいれば，7gでも甘いという人もいる．この場合に味覚の分析に絶対数値を用いるほうが適切なのか，あるいは感じた数値のほうが意味があるのかは，仮説や目的によって異なってくる．また，高齢者への介護者の介護負担感についても，介護を必要とする相手との続柄や，それまでの人間関係によって，その感じ方に差が認められることも報告されている．

　このように人間の認知や態度行動について客観的な指数だけで分析して，対処方法を検討するには無理があったり，ときにはまったく意味をもたないことさえある．今日，科学的思考が必要とされているが，それは単に厳密な値を求めることだけではなく，人間の生活や考え方を大切にしながら，しかも一般化ができるような尺度で状態を測定し，それを普遍化できるような方法を用いて分

析していくことであるといえる．

II データが事柄の様子を語ってくれる

　私たちが個人の物事に対する認知や態度を理解したり，集団としての働きを知るための方法は，基本的には見ることと聞くことである．これは言い換えればありのままを見ること，会話や文章を通じて相手の考えていることを理解することともいえる．そのときに得られる情報を**データ**という．それは主として言語によるものと，数値として表現されたものとがあり，調査目的や仮説にそって意識的に集められる．データ収集は目的によって用いる種類や，収集形式も異なるが，いずれの方法で集められたデータであっても，それを分析することによって問題を明確にし，事柄を的確にとらえることができるようになる．

　今日，様々な分野で，特に数値データによる解析がなされている．これは人間の内面的な状態や行動，あるいは社会的な出来事を客観的に定義された尺度で，測定した数値データで表して分析すると，問題の原因や問題解明の有効な対処方法が，わかりやすくなるためである．

III データを収集するには

　現在よく用いられるデータの収集方法には，大きく分けて次の5つがある．
　① 面接法
　② 観察法
　③ 実験法
　④ テスト法
　⑤ 調査法

- 面接法と観察法は大まかにいえば事例研究的に行なわれ，得られるデータは言葉や文章で表現されたものが多い．面接法は対象の心理状態や行動の背景となる要因を，内面から了解しようとする方法で，面接を通じてお互いに直接的に感じ合いながら，総合的に相手の状態をとらえようとするものである．
- 観察法は問題が生じている事態をありのまま自然な状態で観察をする自然的観察と，何らかの操作を加えてその経過や関係をみる実験的観察がある．

　ただし，ここで述べた面接や観察はデータ収集（データ収集的面接・観察）のためのものであり，治療的面接や観察をいっているのではない．このようにして得られるデータは言葉での表現記述が主となるものであり，これらを**質的データ**という．調査対象者の表情，姿勢，話し方および言葉なども全てデータとして扱うことができる．

- 実験法は対象者に影響を与える様々な要因を限定した統制の中で操作して，対象者から得られ

＊因果関係の考え方：因果関係とは一般に2つの事柄の間に「原因」と「結果」の関係があることをいう．因果関係の理解に基づき事柄を予測したり，説明することを因果的思考といい，これは経験に基づく推理から把握される．このように因果関係とは時間的に，先に起こった原因があとの状況に影響を与えるという関係である．例えば殴る→泣く→逃げるは明らかに因果関係であり，明確な方向性がある．この点が相関関係と違う点である．相関関係は一方的な関係ではなく両方向的関係である．

た結果から因果関係*の仮説検証を試みる方法である．

- テスト法は標準化された尺度（例えば知能テスト，性格検査，適性検査など）を用いて調査し，その結果をすでに定められている基準と比較して数値や言葉に表し，対象者を理解する方法である．
- 調査法とは調査者が仮説検証のために作成した調査票（質問紙）を用い，主として調査対象者に回答を記入してもらう方法である．

実験法，テスト法および調査法で得られるデータは数値で表すことが多く，このようなデータを**量的データ**といい統計的処理を用いて分析する．

データ ─┬─ 質的データ：主として言葉や文字によるデータ
　　　　└─ 量的データ：主として数量によるデータ

IV 調査法とはどのようなものか

先に述べたように科学的研究法の一方法として調査法があるが，それは，人間の態度や行動を調査したデータに基づいて事実から解明する方法である．

さらに詳しくいえば，科学的な知識に基づいて，まず状況を調査する計画を立て，問題を解決する方法を決め，得られた結果を分析し，そこから普遍性を見いだそうとする方法である．現在，調査法は様々な分野で広く活用されており，社会事象をとらえる重要な方法の1つとなっている．このことは調査法が現実の社会の出来事や，職場で発生する諸問題に対する問題提示や，その解決のための足掛りを得る有用な方法として，位置づけられていることを示している．職場などで調査を必要とすることも多くなってきているので，科学的研究法の知識や，技術を学んでおくことは，自分が実際に調査を行なうときや，他の調査報告書や研究報告書を利用するときにも必要なことである．

ここで調査をするにあたっての留意点を2つあげておきたい．

第1は，調査には調査する側と調査される側があり，そこにはおのずと整えなければならない事柄があるという点である．それは，調査を調査者の単なる興味や関心で行なうのではなく，社会的にも学問的にも価値をもつものとして，位置づけができなければ意味がないということである．安易な調査は調査対象者に迷惑をかけるばかりでなく，調査法という研究方法そのものに対しての信頼や，学問的信用をも失わせることにもなりかねない．

第2は，調査結果を理論的な枠組の中でとらえる見方を身につけるということである．そのためには仮説検証的な考え方，変数の考え方，およびデータの科学的分析方法などを理解しておくとよい．

V 調査はどのように使われているのか

現在よく行なわれている調査には，国や行政側が実施する国政調査のようなものから，経営や労務管理上の必要から行なわれる職場調査，新聞社などの世論調査や選挙のときなど，トピックス的

に焦点を当てて行なう調査，企業体が業務遂行のために消費者の興味や関心を把握するための消費動向調査，あるいは主な目的をカモフラージュするためにアンケート調査をつけて，実施しているようなものまで様々である．

また，医療界においても最近は人間の尊厳や，生命倫理などの問題にかかわるようになり，調査によって患者や家族の意識や欲求を把握して実践に生かしたり，家族への対応に活用するようになってきている．

このように，調査は多方面で人間の態度・行動や社会の出来事の状態を明らかにするために実施され，その結果を社会に還元してより働きやすい職場に，より向上した生活に向けての指針を与えるために行なわれている．

VI 調査の科学的な位置づけとは

しかし，現在行なわれている調査の規模，目的，調査対象，およびその利用などは千差万別であり，調査過程や結果の精密度にも著しい違いがある．このような種々雑多なやり方が，調査という名のもとに安易に行なわれていることが，1つには調査に対する科学的信頼感の失墜を引き起こしているともいえるのである．

調査法が社会科学の1つの方法として位置づけられるためには，何よりも状況を客観化することができ，一般化できるデータを集めて，分析し解釈できることが必要である．と，同時に，そこに住んでいる人間とのかかわりの中で意義を見つけていくことも大切である．

VII 調査法の大切な条件とは

調査は社会，経済，宗教，および教育など種々の場面で実施されるが，当面の社会の状況分析に関連づけ，解析していくことが望ましい．

調査を行なう際には次のようないくつかの条件が求められる．

① 有用性があること

調査が目指すものは，社会を構成している人間にとっての有用な研究となることである．現実に社会の中で起こっている事柄や，問題点などの実態を把握し，その原因となっているものが何であるかを解明できることである．

② 客観性があること

調査は客観的に分析できるものでなければならない．客観性をもつためには恣意的な歪みが入らないように，調査対象者の選択や調査方法を工夫し，得られたデータを適切に分析して，広く世に問うことが大切である．しかし，これは数値に表されたものだけを対象にするというのではなく，言葉で表現されたものを排斥しているのでもない．調査方法によっては，言語によるデータが収集されるが，それらをどのように分析し，客観化した解釈を行なうかが問題となる．

③ 科学的仮説検証の可能性があること

調査は人間の行動や認知，あるいは態度行動の形成などを仮説を立てて検証したり，さらに因果関係を明らかにするような分析を加え，人間行動の一般的な法則性をもつ理論の構築を目指すものである．そのため，客観的で一義的な指標に基づ

いた測定方法でデータ化し、いろいろな分析手法を使用して仮説の検証を図る．

④ 数量化の考えを入れること

調査結果が同じ指標で分析され解釈されるためには、数量化の考えが有効である．数量化とは主観性をできるだけ排除するために、一定の基準の数値を当てはめることで、統計的分析手法を用いて調査結果に普遍性をもたせるようにする．

⑤ 一般化できるデータが得られること

人間の態度、行動や意識の中には他人に知られたくない、あるいは普通は明らかにしたくないようなものがある．例えば性行動や所得などについては、他人にあまり知られたくないものである．しかし、このような事柄も最近は調査法の工夫によって調査が実施され、結果が報告されるようになってきた．それは、このような事柄に対しても、一般化して表現された指数で結果が得られるようになったからである．

⑥ 先行研究と比較できること

先行研究で明らかにされている結果と比較したり、公表されている資料を活用し、そこから新たな知見を得て、社会の出来事を科学的視点から実証できることも大切である．そのためには、できるだけ先行研究と同じ単位にデータを変換したり、すでに明確に定義された用語を用いて結果をまとめると、比較したり解釈することができる．

⑦ 調査で用いる概念や用語は明確に定義されていること

調査で使用する用語や概念を、どの調査においても同一にしておけば、先行研究を生かすこともできるし、調査結果から一般化できる法則性を見いだすこともできる．例えば家族形態の分類は「夫婦のみ」、「夫婦と子供」、「3世代」、「独り暮らし」、「夫婦と親」および「その他」という分け方がすでに各分野で行なわれているので、家族を尺度として用いる場合には、この基準にそって測定をすると、比較研究にも適用できる．

⑧ 複数の要因間の関連を明らかにできること

調査の最も大きな特性は、かなり多数の複雑な要因を同時に取り扱うことができる点である．コンピュータと分析法の発達によって大量のデータ数を扱えるようになり、多くの変数間の内在する性質も調べられるようになってきた．その結果、人間行動の様々な要因の関連性も同時に分析できるようになった．

⑨ 調査研究の結果が各専門領域や社会に貢献できること

調査の実施は研究者の興味本位からのものであってはならない．そもそも調査の目的が、職場などで起こっている問題の追求や、対処の方法を探索するものであるから、その調査で得られた結果を社会へ還元していくということを心がけねばならない．

⑩ 実践活動へつながること

これまで述べてきたことで共通していることは、調査とは人間社会の様々な現象や実態を仮説検証的に分析し、社会に通用する法則的な理論を導き出すものであり、さらに、明らかにされた事柄を社会組織や社会生活の改善のために役立たせることである．言い換えれば、調査は社会情勢をある側面から分析し、要因同士の関連や法則性を見いだし、問題の改善を図って実践活動につながっていくものでなければならない．

そのためにも、理論的分析ができるように、また実践活動にも応用できるようなデータ解析の手法を用いた調査が望まれる．

VIII 調査の限界を知っておこう

調査は現在多くの分野で実施され、報告書の数も膨大なものになっている．しかし、調査には限

① 真実をどれだけ把握することができるか

調査対象者は調査項目に対してどの程度真剣に，またどれだけ真実を述べてくれるのであろうか．人間には他人に知られたくない事柄がたくさんあるが，調査者はこれらを回答に引き出すように考えなければならない．これこそ調査の成功のカギともいえるのである．例えば「家族と1日に，どれくらい話をしますか」という質問の場合に，調査対象者が「話をしたい」，あるいは「しなければならない」と思っている方向に多めに回答が歪む傾向がある．そのため，調査の目的をできるだけ明確に示し，さらに，データ収集のときは個人名が表に出ないようにしたり，コンピュータによる統計処理を行なうことを明示して，調査対象者の気持ちの構えをできるだけ排除する工夫が必要になる．

② 記憶違いや意識していないものを，できるだけ原点に戻す工夫をする

過去にさかのぼっての意識調査や行動調査は，得てして美化されたり歪められたりしやすい．これは意識的でなくても人間の記憶というものは辛いことを忘れたがっており，自分のこれまでの行動を正当化する側面があるからである．例えば，この1週間の食事の献立を書いてくださいと言われても，正確に書けないものである．このような場合には，毎日献立を記録してもらう方法に替えるような工夫をする．

③「社会的望ましさ」の方向に行かないようにする

例えば，「あなたは健康に気を配っていますか」と質問して，得られた回答数値が，そのまま正しいと思われない場合もある．これは「**社会的望ましさ**」といい，社会的に評価が高い事柄や，ステレオタイプ的に，1つの観点に回答が集まりやすい傾向として認められている．また，学校の教師や職場の上司などが，調査者となって直接調査を実施すると，望ましいほうの回答の割合が増加するので，そのバイアスをどう修正するのか考えておく必要がある．

④ 社会調査のみでは因果関係は証明できない

要因間に関連があることが明らかになっても，それを因果関係で直接解釈することはできない．一般に調査設計段階から要因間に方向性をつけて調査をし，その方向にそって分析し解釈するが，それだけでは厳密には因果関係の証明にはならない．ものごとの因果関係を明確につきとめるには，調査で明らかになったそれぞれの変数を定義して，厳密な条件のもとでの実験デザインを組む実験的方法によらざるを得ない．

Ⅸ 意味のあるデータを集めよう

これまで述べてきたように，調査法は数量データを用いることが多い．データはある目的（仮説として明らかにすることを目指したもの）を達成するために，あらかじめ意図された基準に基づいて，調査対象者から収集されたもので，意味をもったものでなければならない．

データが意味をもつためには，次の6つの条件が必要とされる．

① **適時性**：適切なときに得られたデータであること．

> **例**
> 幼児をもつ母親の意識調査は，現在幼児を養育中の母親を調査対象者としていること．

② **代表性**：検証したい仮説はデータの背後にある母集団の性質を表していること．

> **例**
> 日本人の食塩摂取量を明らかにする場合には，日本人全体が母集団であるから調査対象者は地域，階層，性および年齢などが偏らないこと．

③ **妥当性**：データが主題のテーマにそってできるだけ正しく表されていること．

> **例**
> 知能検査は正しく知能の個人差を具体的に測定でき，調査対象者を弁別することができる．

④ **信頼性**：他の集団や地域，あるいは同一の対象者に同じ調査を行なっても，同様なデータが収集できるということ．

> **例**
> 職場のリーダーシップ尺度は職種や階層が同一であれば，A企業，B企業，C企業のいずれの職場においてもほぼ同じ結果が得られる．また，繰り返し調査を実施しても同様な結果が得られる．

⑤ **精密性**：調査対象者の属性を精密にとらえていること．

> **例**
> 調査対象者の属性によって要因に対する回答は異なることが多い．そのため，調査要因の分析結果にかかわりをもつと考えられる属性（性，年齢，職業などの社会的階層，家族構成など）をできるだけ落とさないようにする．

⑥ **比較性**：他の類似データとの比較ができること．

X 状況を変数の考え方でとらえるようにする

　以上述べてきたように調査は人間の個人としての行動，集団行動あるいは社会事象からある法則性を見いだすことを目的としている．その法則性とは変数間の関連性として表されるものである．**変数**とは性や学歴，満足度など調査対象者の個々の属性を表すもので，数量で表される量的な変数もあれば，文字や文章で表現される質的な変数もある．

　これらの変数間の関係を明らかにすることを目的として調査をデザインする．この変数間の関係は一方が他方に一方向的に影響を与えている場合（この関係を**因果**といい，回帰もこれに入る），相互に影響を与え合っている場合（この関係を**相関**という），あるいは一方が他方に影響を与えながら，もう１つの変数によって影響を受けている場合（この関係を**疑似相関**という）や，間に他の変数を挟んで影響を与えているような場合（この関係を**因果連鎖**という）などいろいろある．また，変数の関係は，固定したものではなく，調査者の視点の置き方によって変化する．そこで，調査デザインを設計し構成するときに，調査者は変数の関連性を考えながら，仮説に従って変数を位置づけるとよい．

> **例**
> 仕事と転職に関して仕事の過重がストレスになり転職になる場合もあれば，転職が新しい職場でのストレスを生じさせることもある．
>
> 看護の仕事と転職の要因分析
>
> 仕事の過重 → ストレス → 転職
>
> 仕事の過重 → ストレス ← 転職

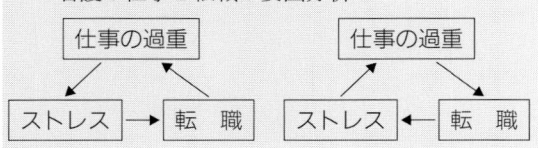

原因(説明する変数)	結果(説明される変数)
独立変数（説明変数）	従属変数（目的変数）

　このように図に示した場合，矢印の出発したほうの変数を独立変数といい，矢印の終わるほうを従属変数という．すなわち，原因として説明をする条件として用いる変数を独立変数（あるいは説明変数）といい，その結果として分析される変数を従属変数（あるいは目的変数）である．しかし，調査変数間の関係は相対的な関係であることから1つの変数が，ある変数に対しては独立変数であっても，それが他の変数に対しては従属変数となることも多い．

2

調査はどのようにして進めたらよいか

　研究の問題点が絞られ，調査のテーマが決まると，次はどの調査方法でそれを検証していくかを考える．調査方法の決定は調査目的，調査対象者，時間的制約，費用および利用できる人材などの様々な制約の中で，最も有効な方法を選択することが大切である．

Ⅰ　調査法は大きく2つに分けられる

　1つは，**質的調査**である．これは具体的にとらえにくい人間の感情や情緒，あるいは数量では測定しにくい態度や行動などをわかりやすく説明するものである．少数の限定された調査対象者を詳しく観察する観察調査，調査対象者と直接に面接をしてデータを収集する面接調査，そのほか事例分析や生活史分析などから得られたデータをもとに分析する事例調査と生活史調査に分けられる．この質的調査によって得られたデータを**質的データ**，または定性データという．データ収集は調査者があらかじめ作成した調査票を用いて観察や，面接で行なう．これらのデータをもとにして，研究の概念を組み立てたり理論の構築を試みる．

　2つ目は，**量的調査**である．これは調査者が作成した質問紙調査票を用いて数量的なデータを収集する質問紙調査と，すでに公表されている統計資料に様々な視点から分析を加えたり，新たな観点から概念の検証をしたり，いくつかの類似の統計資料を比較して分析するような既存統計資料調査に大別される．この量的調査によって得られた

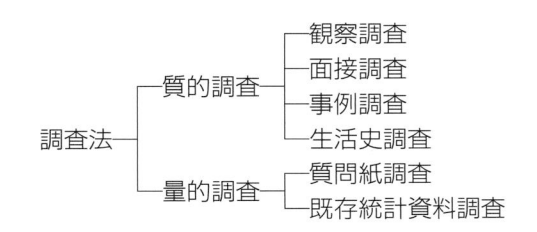

```
調査法 ─┬─ 質的調査 ─┬─ 観察調査
        │            ├─ 面接調査
        │            ├─ 事例調査
        │            └─ 生活史調査
        └─ 量的調査 ─┬─ 質問紙調査
                     └─ 既存統計資料調査
```

データを**量的データ**，または定量データという．これらのデータを統計的に分析して項目間の関連性をみたり，起きている事柄の原因解明をしたり，仮説や理論の検証を試みる．

II 調査法にはそれぞれ特徴がある

1. 質的調査

質的調査の長所は，少数の事例について調査対象者の深層へのアプローチを行なったり，行動や考え方のプロセスの変化を総合的に把握することができる点である．「なぜ，そのようなことをしたのか」，「いつ頃からそれをするようになったのか」など，個人の心の内部情報を収集することができる．

これは原因と結果を結びつけて，その因果関係を推論することを目指しており，内容を分析して事柄の本質を解明しようとするものである．しかし，さらに調査結果を一般化するためには仮説を立て，検索的にアプローチして，原因を明らかにしたり，その特徴を把握していくことが必要となる．

短所は，データに集団としての代表性が乏しく，検証的分析や研究が困難である点である．また，調査者の主観が入りやすく，調査者に鋭い洞察力がない場合などに表面的なことに左右されやすい．また，調査対象者のほうにも記憶の誤りや状況に対する感情的な思い込みなどが入っていたりして，偏見や偏った意見が表現されることもある．

2. 量的調査

量的調査の長所は，調査で得られたデータの結果から，調査対象とした集団の特徴をとらえることができる点である．そして，その結果がさらに一般的に背後にある母集団（調査標本である対象者の全集合としてのまとまり）の特徴を示していると考えられる点である．量的調査は調査者が意図している調査項目を比較的多く入れることができ，短期間で大量のデータを収集できる．近年はコンピュータの普及により，多くの項目と大量の人数であってもデータ処理が可能になり，項目（変数）間の関係なども明らかにすることができるようになった．

このように量的調査は大量のデータをその調査にあてはまる一定の方式で解明するので，仮説検証的な研究や実態調査研究に有効である．しかし，要因間の関連性は明らかにされるが，要因間の因果関係を特定することはできにくいという短所もある．すなわち要因Aと要因Bの間に関連があることは明らかになっても，どちらの要因が原因で，どちらが結果なのかを特定しにくいのである．また，調査対象者の調査に対する意欲のありようで，調査票への記入漏れが多かったり，本心の回答であるかどうかも不明であったりするので，そのような場合は全体として結果に影響も出てくる．また，ほかに個別のデータ解析ができにくいという欠点もある．

> **例** 要因間の因果関係を特定しにくい場合
>
> 有職女性の夫は家事をすることが多い，という仮説を検証する場合に，次の2方向から考えることができる．
> ① 妻の有職が夫の家事行動に影響しているのか．
> ② 夫の家事行動が妻の有職に影響しているのか．

このように調査法には，それぞれ長所と短所があるので，目的に合わせて使い分けることが大切である（表2-1）．

表 2-1 調査法の長所と短所のまとめ

	量的調査	質的調査
長所	・調査対象者の側面の多くを把握することができる． ・匿名にすることで内的な質問ができる． ・比較的多くの項目を測定することができる． ・調査時間があまりかからない． ・大量のデータを得やすい． ・費用が安価ですむ． ・仮説検証研究に適している． ・統計処理ができる． ・数量概念を適用できる． ・行動や認知については基準を設定して数量で測定できる．	・心の内面の分析が可能である． ・調査対象者を特定することができる． ・少数例を詳しく分析することができる． ・プロセスを把握し分析することができる． ・概念構築の研究に適している． ・言葉や文字で表現される． ・過去の記録を分析できる． ・必要に応じて数量化の方法をとり，量的データに変換できる． ・因果関係を推測できる．
短所	・変数間の因果関係が不明確である． ・個人の内面の回答の虚偽を弁別することが困難である． ・設問の仕方に工夫を要する．	・調査者の主観や力量が影響する． ・費用と時間がかかる． ・調査対象者に構えが入りやすい． ・データ数が少ない．

III 質的調査には4種類ある

1. 観察調査

1）観察調査とは

　職場での人間行動や，そこで問題になっている事柄を，日常活動にできるだけ影響を与えないようにしながら，綿密に観察して記録する方法であり，科学的な基礎研究法の1つである．

　この方法は対象者から直接的なデータが収集できる利点があるが，観察を続けていても，例えば家庭に問題があるケースでも親子関係の葛藤場面に丁度直面し，そのときの会話や情景を克明に記録することができるとは限らない．また，観察者がそこに居合わすため調査対象者に日常と異なった態度がでることもある．さらに観察者に問題の状況が十分にとらえられるかどうかの疑問も残る．そのほか，観察場面に観察者が立ち入ることが必ずしもできないこともあり，データを多くとっていくには困難な面があるという短所ももっている．また，観察者の主観や先入観が判断を歪

―― 科学的観察を行なうためのポイント ――
- 調査目的を明確にする．
- 何を観察するのか，どのような行動，言語および態度を観察するのかなどをあらかじめ決めておく．やみくもに全てを記録するよりも，焦点を絞って観察したほうが結果の分析をしやすく有効である．
- 観察用の調査票をあらかじめ作成し，取りこぼしのないように観察項目の内容を工夫する．
- 観察項目の選択性や曖昧性，あるいは偏りをできるだけ少なくするために，複数の観察者で記録をとり，終了後に突き合わせて観察の漏れなどを修正する．
- VTRなどを併用し，あとからの見直しや観察内容のチェックに利用することも有効である．

```
┌─── 観察法の流れ ───┐
● 調査目的を明確にする．
       ⇩
● 調査項目を検討する．
       ⇩
● 観察用の調査票を作成する．
       ⇩
● 観察による調査票への記入
● OA機器による撮影
● 複数観察者による記入
       ⇩
● 調査票の分析をする．
● VTRによる見直し，複数調査票の検討
       ⇩
● 調査項目を再分析する．
```

めることもある．

2）組織的観察法と非組織的観察法

観察調査には組織的観察法と非組織的観察法があり，非組織的観察法はさらに参与的観察法と非参与的観察法に分けられる．

組織的観察法は調査対象者の行動や状況を，あらかじめ調査者が作成した調査票にチェックしていくものであり，観察項目などを限定して行なう小集団研究に多く用いられる．あらかじめ作成された観察用調査票に，観察した具体的な行動や言語が記録される．この客観的観察によって，行動や態度を事実としてとらえることができる．

> **例　小集団のリーダーシップ観察（組織的観察法）**
> リーダーシップ機能と集団メンバーの意欲や作業効率を明らかにするために，リーダーのリーダーシップ行動がとられるたびに，観察者はあらかじめ決められた調査票の項目欄にチェックする．その結果を用いて別の調査票で得られたメンバーの意欲項目得点や作業効率得点を分析する．

非組織的観察は，観察した現象をそのまま記録する．

参与的観察は観察者がその組織に入り込み，メンバーの一員となり行動をともにしながら観察をするものである．それに対して非参与的観察は観察者が集団の部外者としてその社会事象を観察するが，どうしても表面的な観察に終わりがちである．

> **例　職場の問題点観察（参与的観察法）**
> 3交替勤務者の職場の問題を明らかにするために，観察者は実際に同じ勤務時間の業務に組み込んでもらい，職場の人たちと同様な生活をしながら勤務している者の抱える問題や，職場で発生する問題解決に取り組み，その改善点を探求する．

しかし，この方法では同一集団のメンバーとして行動しながら観察していくと，少なからず主観的な見方が増え，やや客観性が失われる場合がある．いずれの場合も，多かれ少なかれ観察者がその場面に加わることで，どうしても調査対象者に警戒心や疑惑心を起こさせることになる．そのような気持ちを取り除くまでに時間がかかるので，短期の観察では効果が期待しにくい．

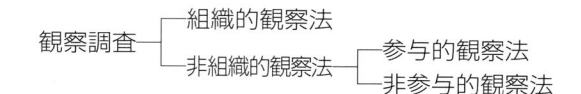

```
                ┌─ 組織的観察法
観察調査 ───────┤                    ┌─ 参与的観察法
                └─ 非組織的観察法 ──┤
                                    └─ 非参与的観察法
```

2. 面接調査

面接調査は研究課題を解明するためにデータの収集を目的として，個別面接や集団面接によって回答を求めていくものである．また，ここでの面接は情報を収集するための情報面接である．

面接員はできるだけ個人的感情を差し挟まないように，また誘導質問にならないように注意して面接をし，調査票に回答を記入する．このように質問紙を用いた面接では，主としてあらかじめ作成された調査項目にそって質問をする．さらに，回答時の調査対象者の様子や，そのときの発言や疑問あるいは行動などを書き留めておくと，あとでデータ整理のときに役に立つこともある．面接

中の回答記入は調査対象者にとって気になるので，できるだけ簡潔に記載できるように回答様式を工夫したり，面接後に補足記入をして整えることも必要である．また，あらかじめ調査対象者にテープレコーダ収録などの了解をとって，記録することもある．

面接調査の長所は調査前に性，年齢などがわかっているので調査対象者の確認がとりやすく，調査票の回収率は高い．また，面接員は回答者が質問の意味をとらえきれなかった場合に，質問の内容の説明を繰り返したり，質問の中立性を保ちながらわかりやすく言い換えたりできるため，記入漏れや質問項目の意味の取り違えは少なくなる．しかも「自記式*」でないため年齢などにとらわれない広範囲の調査対象者に適応することができる．

短所としては面接員が調査に回るため費用と時間がかかることである．面接範囲を広範にとりにくいため，狭い範囲の調査対象者に限定される傾向があるので，大量のデータを収集することができにくい．

集団面接は多数のメンバーがいるので気軽に話せたり，他人の発言によって自分の気持ちを整理したり，新たな考えが引き出されたりしてより活発な発言がなされることもある．しかし上役と部下が同席するような集まりの場合は，混乱が生じたり，お互いがそれぞれの発言を押し込めたりして，お互いにありのままの意見を交わすことができない場合も起こってくる．

いずれの場合も調査対象者に今回調査したデータは調査目的以外には使用しないこと，また秘密の保持がなされることを面接者から明確に伝えることが必要である．

3. 事例調査

特定の人物や事柄について，本人面接や関係者面接によって，資料を収集したり，事柄が起きる原因を分析して，特徴的な項目や要因などを明らかにする方法である．

調査対象者について時間的な変化までを追求しながら，多くの特性や要因をあらかじめ決めた枠に入れないで，あるがままに全面的に受け入れ研究しようとする分析法である．その結果，調査対象者の過去から現在に至るまでの状態を包括的に把握し，詳細に記述して理解することができる．この方法は事例の全体的像をとらえることはできるが，あくまでも個別であり，一般化できない．さらに，詳細に多数の要因を追求したり，それらの相互関係や因果関係を分析することはできるが，主観的な観察の視点が強い．

そこで，これらの個別データから理論的仮説や普遍性を導き出せるように，事例結果をすでに標準化された調査項目にそってまとめたり，量的データに変換しパターン化して統計的分析を行ない，一般化したデータとしての位置づけをすることができる．こうして事例調査は統計処理の裏打ちによって初めて調査の普遍性に大きく寄与することになるのである．

面接調査の流れ
- 面接調査票を作成する．
  ⇩
- 面接員に注意事項を説明する．
  ⇩
- 面接により調査票に記入する．
  ⇩
- 調査票を分析する．
- 自由記入部分を分析する．

---

*自記式調査：調査対象者が自分で調査票に回答を記入する方式

> **例** 事例調査（デマの流れの分析）
>
> 1973年にT信用金庫取りつけ騒ぎがあった．このことに関して，流言を聞いた人，お金を引き出しに行動した人の1人ひとりに誰からどのような内容を聞いたか，どのような行動をしたかなどについて面

接聞き取り調査を行ない，流言の流れを解明した．
(木下冨雄　1977)

4. 生活史調査

事例調査の中で特に，ある特定の個人の成育歴を誕生から現在に至るまでを緻密に調べ，それによって現在の問題の原因や問題解決の方法を探ろうとするものである．

> **例**　A少年の非行事件の背景や問題点を探り，今後の指導の手がかりを得る
>
> 遺伝的要因，妊娠中の状態，出産の状態，病歴，発育中の様子，家庭環境，生活歴，血縁関係，学校生活など．

Ⅳ 量的調査には3つの方法がある

量的調査の欠点として，原因と結果の因果関係を明らかにしにくいということを述べた．しかし，調査の方法を組み合わせることでその欠点をカバーすることができる．

1. 横断的調査

多くの調査は1回きりの調査結果の分析で結論を出すことが多い．このような方法を横断的調査という．

この方法では変数間に何らかの関係が見いだせても，どちらが原因であるのかを特定することは困難である．確かに，一般的には調査を設計し仮説を立てる段階で，調査者は要因間の分析の方向性を推測する．そして調査結果の一方の要因を原因とし，他方を結果として分析し考察するが，厳密には逆の可能性もある．

このように，横断的調査で得られた結果からだけでは，因果関係を明確に結論づけることは困難である．

> **例**　目的：職場のストレスと職場移動の関係を明らかにする
> ・あなたは職場でストレスを感じますか．
> ・あなたは職場を変わったことがありますか．
>
> という質問によって，ストレスと職場移動の関係を分析することが多い．この場合にストレスが転職を引き起こすと考えて分析することが多いが，逆に転職が新たな職場でのストレスを発生させることも考えられる．

2. 縦断的調査

縦断的調査とは，同一の調査対象者に一定の期間をおいて再度同一の質問紙調査を実施し，その2回の回答結果の関連を分析する方法である．これによって2回の調査の得点変化や，変数との関連を明らかにし，要因のもつ方向性，すなわち因果関係を明らかにしようとするものである．

縦断的調査には，同じ調査対象者に再度同じ調査を行なう**パネル調査**と，もととなる集団から毎回違う調査対象者を選び，同じ調査を行なう**繰り返し調査**とがある．パネル調査では2度の調査で得られた，ある変数値の差に影響を与えた要因を明らかにして，因果関係を推測することができるが，同じ調査を同一対象に実施するので，以前の調査が与えた影響を考慮して分析をしなければならない．

> **例** パネル調査：新人看護師の職場満足に影響する要因を明らかにする
>
> ある病院の新人看護師に4月の入職時と，期間をおいた9月の2回にわたって同一の職場に対する満足度調査を行ない，満足度の変化に影響を与えた要因を分析する．

```
────── パネル調査と繰り返し調査の違い ──────
                            調査対象者
                         1回目     2回目
    パネル調査      集団A→抽出B    抽出B
                                  （対象者が同じ）
    繰り返し調査    集団A→抽出B    抽出C
                                  （対象者が異なる）
```

繰り返し調査では，調査対象者は調査は初めてなので，パネル調査でみられたような再調査に伴う影響はないが，同一の調査対象者の変化をみるわけではないので，厳密な意味での因果関係は検証できない．しかし，調査対象者の属している集団の時間的経過による特性の変化や，コーホート分析といわれる年代や，あるいは出生時代の影響を取り入れた集団の特性分析をすることができる．

> **例** 繰り返し調査：国民の生き甲斐意識の20年間の変化を明らかにする
>
> 生き甲斐についての国民意識調査を行なうために，各年代から無作為に1,000人ずつ抽出した調査対象者に，1980年，85年，90年，95年と5年ごとに調査を行なった．分析では年代別にそれぞれの生き甲斐得点を求めた．

3. 比較調査

比較調査は，国際間のように文化や制度などの異なった集団に同一の質問紙調査を行ない，その結果を比較分析する方法である．結果を比較する場合には，その調査対象者が属している集団の考え方や規範を考慮することが大切である．

> **例** 比較調査
> - 働くことの意味に関して8か国で比較調査をする．
> - 日米間で親子関係について比較調査をする．

V 量的調査には2種類ある

1. 質問紙調査

1) 質問紙調査の長所と欠点

観察調査や面接調査に用いるためにあらかじめ項目が作成され，まとめられているものを調査票というのに対し，調査対象者が自分で配布された質問項目を読み，それに解答する用紙を一般的には質問紙という．しかし，この2つはそう厳密な区別はない．

質問紙調査の長所は，過去の出来事から，将来的な事柄に至る幅広い意識，行動およびそれらに関する影響要因などのデータを一度に収集することができる点である．また，短期間に大量のデータを収集することができ，しかも労力や費用があまりかからない．同一質問紙を配布して回収するという方法なので，観察法や面接法のように調査者の主観や能力差が入る余地は少ない．

そのほか調査対象者にとっても，ゆっくり考えて記入することができることや，口頭では回答し

にくいことでも質問紙への記入ならば抵抗感が少なくなり, 回答しやすいという利点もある.

欠点は調査対象者が自分で記入する自記式の場合は, 調査対象者に意欲がなかったり, 文章理解力が不足していると質問内容を取り違えたり, あるいは記入が不可能となることである. また, 質問された事柄に対してのみ回答してもらうので,「なぜ, そう感じたのか」,「なぜ, 行動したのか」などという, そのときの心理面の深層を十分にとらえることができない点もある. また, 本心を記入したかなどの信憑性が問われる場合もある.

そこで, 作成する質問項目数も調査対象者の負担にならないように多すぎないこと, 調査項目は記入しやすい内容であること, 読んだだけで正しく意味の取れる内容であることが大切になる.

また, 自由記述項目は調査対象者に負担がかかるので, できるだけ避けるようにし, また無記名の質問紙調査の場合は, 質問紙の回収時にも匿名性が守られるように配慮すべきである.

質問紙調査は大量のデータを統計処理して結果をまとめるので, まず質問紙を作成するときから, ある程度使用する分析方法や, まとめる方向なども考慮しながら進めるほうがよい.

2) 質問紙調査の5つの実施方法
（詳細は50頁）

質問紙調査は主として次の5つの方法のいずれかを用いて実施される.

① 個別面接質問紙調査

調査対象者に直接面接し, 質問紙に基づいて質問し, 調査者がその回答を記入する方法である.

② 郵送質問紙調査

質問紙を調査対象者に郵送で配布し, それに回答を記入したあとで返送してもらう調査方法である.

③ 留置質問紙調査

調査者が調査対象者に個別に質問紙を配布し, 1～2週間後に再び調査者が訪問して回収する方法である.

④ 集合質問紙調査

調査対象者を一室に集め, 質問紙を配布しその場で記入してもらい回収するものである.

⑤ 電話調査

調査者が電話で質問紙を読みあげて調査対象者に回答してもらい, それを調査者が質問紙に記入していく方法である.

2. 既存統計資料調査

官公庁や研究機関などがすでに統計調査を行なって公表している資料を, 調査者の視点で再分析したり, 新たな観点から比較検討する方法である. この方法はすでに整理されている大量のデータを得ることができ, 時代的変動や社会情勢の要因などを対比することができる. これらのデータは数値化されたものが多く, 統計的比較分析などが容易にできる. しかし, 実施調査によって言葉の定義が微妙に異なっていたり, 質問の仕方が異なっていると, 同種の質問をしていても信頼性に問題があることもある.

> **例** 勤労者世帯の消費構造変化と形態についての考察（1965年以降）
>
> 1965～88年の国民の勤労者世帯の消費構造の変化と形態を明確にするために, 経済企画庁の景気動向指数の基準日付を参考に, 勤労者世帯の消費費目別構成比の変化から, 所得首位順の上昇, 相対価格の変化, 所得階級間の格差拡大などを分析した.
>
> （多尾清子 1991）

質問紙調査とは
どのようにするのか

I 調査の設計をする

1. 問題意識を明確にする

　質問紙調査は現実の社会で起こっている問題について，その状況を深く理解し，問題の改善点や解決を図る方法を探るために行なうものである．そのため，まず問題意識を明確にしなければならない．例えば「医療現場での患者の不満足の原因は何であるのか」を把握することであるとか，看護部集団の中でメンバーの働く意欲の問題が提起されているとすれば，「その改善の方向づけをどのようにしていくのか」，「職場のリーダーシップの問題」，ひいてはそれらの問題の背景に横たわる「医療の制度や組織，複雑に絡む人間関係」など，社会に向けての問題そのものを指す場合もある．こうして，問題意識を具体的に表現するのである．

2. 調査の設計をする

　質問紙調査は一見手軽に，しかも大量のデータを一度に収集することができ，結果を容易にまとめることができそうにみえるために，安易に行なわれることが多い．特に数字を用いたデータがよく使用され，統計的分析によるまとめがなされ，客観的な研究のようにとらえられていることが多い．しかし，ここで大切なことは，問題に対して客観的で最も重要なポイントを押さえた調査が実施されたかどうか，さらにデータの分析が適切に行なわれているかどうかである．そのためには有効な結果が得られるように科学的な調査を設計することが大切になる．

　そこで，まず問題意識を具体化して，その問題に影響を与えたり，そこから新たに起こってくると予測される事柄を系統的に分類・整理をしなければならない．そしてその原因となっている問題

から結果を予測する．この予測をすることを（作業）仮説を立てるという．仮説を立てるということは，調査によって検証される原因と結果を具体的に予測することである．

> **例** 作業仮説
> - 職場で受けるサポートが多いとバーンアウトに陥りにくいだろう．
> - 職務満足度が高い職場はコミュニケーションがよいだろう．

このようにして立てた仮説を検証し，一般化するために，調査対象者の選定からデータの分析方法までの調査の全プロセスを研究計画として検討する．これを調査設計（デザイン）といい，質問紙調査の基本的構造である（図3-1）．

3. 調査の計画を立てる

一般に質問紙調査はある問題解決のための資料を組織的に，大量に収集することを目的として行なわれる．そのため，調査実施に先立って行なう調査計画が重要な意味をもっている．十分に検討されていない問題意識のままに調査を実施したり，調査対象者の選定に偏りなどがあれば，調査そのものや得られた結果に対しての信頼性が薄れることになる．また，結果の科学的妥当性*や客観性が損なわれ，それがひいては質問紙調査そのものに対する不信感を引き起こすことにもなる．

そこで質問紙調査を実施するにあたって，考慮すべき点をまとめておくことにする．

① 第1段階：研究目標である調査の問題点を明らかにし，調査の目的をはっきりさせる

調査者の問題意識を検討し，それに先行研究のレビューや他の研究者と議論をしたり，検討をするところから仮説を立てる．

実態調査や検索的な調査では仮説のない場合もあるが，その場合でも同様な仮説検証的な意識をもって調査の設計をすることが必要である．

さらに調査者の問題意識を調査様式に合わせて分解して，調査票で把握できる内容を構成する．

> **例** 明らかにしたいこと
> 外来患者に不満が多いがそれはなぜか
> 考えられる要因は
> - 待ち時間の長さ
> - 受付の対応，看護師の対応
> - 医療処置に対する不満
> - 医療処置への説明不足

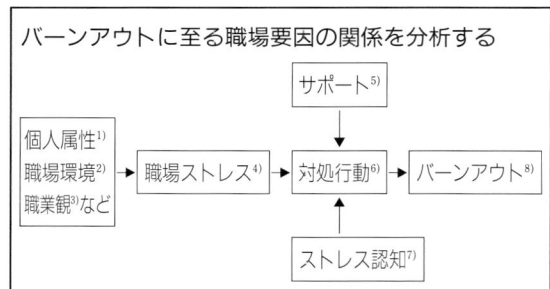

バーンアウトに至る職場要因の関係を分析する

個人属性[1]
職場環境[2]
職業観[3]など
→ 職場ストレス[4] → 対処行動[6] → バーンアウト[8]
　　　　　　　　　　↑サポート[5]
　　　　　　　　　　↑ストレス認知[7]

1）性，年齢，職位，家族構成，経験年数，資格など．
2）夜勤回数，職場雰囲気，チームワークなど．
3）仕事はずっと続けたいなど．
4）身体的負担，精神的負担など．
5）相談できる上役，先輩，同僚の有無，家族など．
6）問題解決行動，社会的援助行動，逃避行動など．
7）積極的受け入れ，消極的逃避など．
8）身体的症状，精神的症状など．

学習成果に影響する要因の分析をする

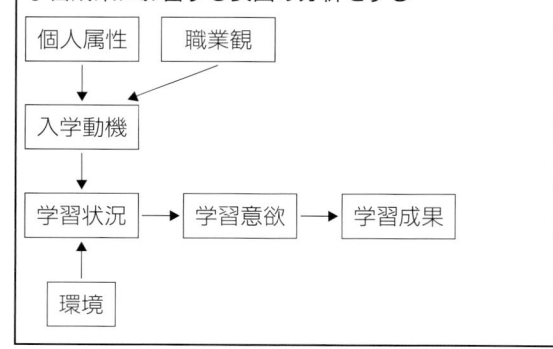

個人属性　職業観
　　↓
入学動機
　　↓
学習状況 → 学習意欲 → 学習成果
　　↑
環境

図3-1　調査設計のフローチャート

*妥当性：問題の内容について測定したものが，どの程度正確に，意図しているものを，測定することができたかを示す概念で，測定の一致度，確実性および的確度にかかわる．

- 待合室の環境
- 医療費の不明瞭さ　　　　　　　　　　　　　など．

そこから次の仮説を導き出す．

> **仮説**
> - 外来患者の待ち時間の長さが不満を引き起こす．
> - 外来患者への医療処置の説明不足が不満を引き起こす．

② 第2段階：調査対象者の選定である

　第1の目的を達成するためには，どのような範囲の対象者を調査すればよいのか．例えば外来患者の満足度を知りたいときに，外来患者全員を調査対象者とするのか，特定の診療科外来患者にのみ限定するのか，などについて決める．

③ 第3段階：調査方法の決定である

　質問紙調査方法には大きく分けて個別面接質問紙調査，郵送質問紙調査，留置質問紙調査，集合質問紙調査，電話調査があるが，どの方法を用いるかを調査目的や対象者，費用などから決める．

④ 第4段階：質問紙の作成である

　文献を検索したり，グループ討議などを活用して調査目的にかなった質問項目を作成する．さらに，調査項目の分析方法を仮説検証に焦点を合わせて大まかに決めておく．

⑤ 第5段階：質問紙原案を用いてプリテストを実施する

　実際に質問紙を用いてプリテストをし，調査対象者に意味の取りにくい調査項目や，観察項目を選別したり，新たに必要な項目を追加したりして，質問紙原案の検討をする．

⑥ 第6段階：調査の実施である

　作成した質問紙を用いて調査を実施し，データを収集する．

⑦ 第7段階：仮説検証の方向にそったデータ分析である

　回収した調査結果を点検，整理し，欠損データの処理などを行ない，調査目的にそってデータを集計し分析をする．その際，結果を一般性や客観性をもつものにまとめることが重要である．

⑧ 第8段階：分析結果を目的にそって解釈し，結論をまとめる

　これまでに証明された結果や，理論的成果などを参考にして考察する．今後に残された課題なども明らかにする．

　このように調査を行なうためには，初めの調査企画の段階から，データの分析方法や結果のまとめ方を考慮にいれておくことが必要である．これらのことを全体として把握できるように1つの流れ図として表3-1に表しておく．

II　仮説を立てる

　調査には，仮説を立てずに現状の事実の分析を中心とする実態調査と，事柄の原因を明確に予測して仮説を立て，原因と結果の因果関係を明らかにしようとする仮説検証調査の2種類がある．

調査┬実態調査：現状の分析を中心にする．
　　└仮説検証調査：原因と結果の方向性をもって取り組む．

1. 実態調査

　実態調査には調査対象者を決めて詳細に対象を観察して分析する事例（ケース）研究と，ある程度多数の調査対象者からデータを収集し，統計的手法を活用して分析をする量的統計研究の2種類がある．

　事例研究は具体的に職場のあるケースの問題点

表 3-1 調査設計の流れ

調査企画	例
第1段階 ・明らかにしたい問題点（目的）を具体的にする． ・仮説を立てる．	・外来患者の満足度はなぜ低いか． ・待ち時間の長さが患者の満足度に影響する．
第2段階 ・調査対象者を決める． ・全数調査か無作為抽出調査か．	・外来患者全数か，または一定期間（1999年1～12月）の来院患者か． ・特定年齢患者のみ，特定診療科患者のみなど．
第3段階 ・調査方法を決める．	・留置質問紙法か，面接質問紙法かなど．
第4段階 ・調査票を作成する． ・調査項目を作成，検討する．	・調査票を作成する．
第5段階 ・プリテストをする． ・項目の修正・削除	・2週間のプリテストをする． ・項目修正
第6段階 ・調査を実施する．	・調査を実施する．
第7段階 ・結果を分析する． ・集計表，グラフ，散布図など統計処理をする．	・結果を分析する． ・一次集計，二次集計をする．
第8段階 ・結果をまとめる． ・報告書を作成する．	・まとめる． ・報告書を作成する，報告会で発表する．

と，解決の方向性を探るためにいろいろな情報を丹念に集め，問題に関連すると思われる要因を相互に結び合わせて，その因果関係を分析したり推論する方法である．看護研究でよくなされる事例研究はこれに該当する．ケース研究は多くの研究を積み重ねることによって，結果をパターンに分類し，統計処理を行ない一般化への足掛りをつけて初めて，全体的傾向をつかむことができる．

これに対して，量的統計研究は状況を全体的な視点からとらえ，客観的に現状をとらえることを目的とするものである．多数の調査対象者に対して同一の質問紙調査を実施して，データを統計的手法を活用して分析し，要因間の相互関連を推論するものである．

例 ある糖尿病患者の看護記録（ケース研究）

自分の病気を受け入れられないA糖尿病患者の背景要因や，どのようにして病気を受け入れさせていったかを詳細にまとめた．

例 老人病院の患者家族介護負担の分析（量的研究）

A病院入院時の患者の家族を対象に，在宅介護時の介護状況や今後の家族の意向について，調査を実施し分析した．

2. 仮説検証調査

1）仮説検証調査の意味

　仮説検証調査は，例えば職場で起こった問題に対して，仮説を組み立て，これを検証して解明しようとするものである．仮説とはいろいろな事実の規則性を見いだすための試験的推論であり，事実の相互関連を一定の法則によって一般化し，理論として成り立つように位置づけようとするものである．

　このように仮説検証調査とは問題に影響を与えていると思われる要因の分析や，作用の因果関係を明らかにするために仮説を立て，その仮説に基づいて条件を一定にしたり，他の要因との関係を比較したりして，事柄や問題点を解明し検証をするものである．

> **仮説**
> - 職場の上役のリーダーシップが弱いと職場のチームワークが低くなるだろう．
> - 社会資源のサポートが介護負担感を減少させるだろう．

2）仮説検証調査の方法

　仮説を立て研究の概略ができたら，その仮説の検証を行なう調査対象者を決める．まず，調査対象者の基本的属性や特性の選択をして，調査対象者が仮説の検証に適切な属性であることを確認する．例えば，喫煙と健康障害の関係を明らかにしようとする調査では，調査対象者が喫煙していることが重要な属性である．そして，それと比較するために，喫煙以外の属性（性，年齢，生活環境など）が類似した別の調査対象者（統制群，コントロール群）を選択しなければならない．

　統計的研究調査では大量の調査対象者が必要である．その際，厳密な手法を用いて標本抽出をする．

> **例** 喫煙と肺癌の因果関連の調査（因果関係検証）
>
> **仮説** 喫煙者は肺癌にかかる人が多い
>
> 　調査対象者は某病院に肺癌で入院中の患者1,465人と，他の病気で入院している患者1,500人の2群である．両群の性，年齢，生活習慣などはできる限り等しくして，喫煙行動と肺癌の関係の比較を行なった．その結果，毎日25本以上喫煙している者の割合は肺癌患者のほうが，その他の病気の入院患者に比べて2倍多かった．また肺癌患者の非喫煙者率は0.5％で，肺癌ではない患者の非喫煙者率は4.5％であった．肺癌患者の非喫煙者率は他の病気の患者のそれと比べると1/9であった．
> 　この結果から，喫煙者は肺癌にかかる割合が多いという仮説は検証された．

3）実験法に調査を用いる場合

　さらに，仮説検証調査により明らかにされた結果の，より厳密な関係性，特に因果関係を明らかにするためには，実験計画法を用いて検証する．実験的調査では調査者の基準によって属性（性別，年齢，経験年数，知能など）を統制された人数で実験・調査が行なわれる．

　まず，調査対象者を実験群と統制群に分けて，実験条件を加えたことによって，対象者の血圧の変化や，ある事柄に対する意識や態度がどのように変化したかを，統制対象群との比較から検討する．または，実験条件を与える前後の調査対象者の意識や行動の比較から検討する方法もある．このようにして対象に与えた実験の影響を測定して，仮説の検証を行なうものであるが，その場合にも実験結果を測定する用具としては，血圧変化などの直接的測定用具と並行して，質問紙調査がよく用いられる．実験の前後にある事柄に対する意識を調査したり，行動の変化を調査によって測定するような場合である．

> **例** 食生活の改善は講義法と自己決定法による方法では，どちらが有効かを明らかにする

(実験計画法)

仮説 人間の行動変容には講義法よりも，自己決定による方法が有効である

赤十字病院勤務の主婦を調査対象者としてA，B2グループに分け，Aグループには食生活の改善に関する講義を45分間行なった．その課題は，牛肉不足を補うために内臓肉（レバー）を食べるということであった．Bグループには同じ資料をもとに45分間集団討議をさせ，討議の終了後に食生活の改善をしようと思った人には各自挙手をして，その意思を表明してもらった．それぞれのセッションの修了2週間後に質問紙による調査を行なった．

結果は食生活の改善としてレバーを調理して新たな食行動を行なったのは，Aグループ（講義群）ではわずか3％であったのに対して，Bグループ（集団討議のあと自己決定を行なった群）は32％が実行したと回答しており，そこに10倍以上の差が認められた．この結果から，人間の行動変容には自己決定法のほうが講義だけを受ける講義法よりも有効であるといえる．

III 調査対象者の選定

1. 適切な調査対象者を選ぶ

調査の概要が決まったら調査対象者を選定する．調査対象者は調査の目的に対して最も適切な人たちを選定することが重要となる．例えば乳幼児をもった親の育児行動を調査したいときは，調査対象者に現在その該当する年齢の乳幼児を養育している親を選定する．この調査の対象となるもとの集団や社会集団全てを**母集団**という．母集団は理論的には全ての対象（例えば全国の乳児をもつ母親）の集合であるので，調査結果から同年齢の幼児をもった母親の一般的な意識や育児行動というとらえ方をすることができる．

2. 全数調査と標本調査

調査には対象者の全てに対して行なう全数調査（悉皆調査）と，一定の方法で抽出した調査対象者を代表とみなして行なう標本調査がある．標本調査は母集団規模が大きすぎてできない場合や，より詳細なデータ収集を必要とするために人数を限定したいときなどに用いられる．したがって，標本調査は適切な方法で抽出した，ある程度少人数の対象者で調査を行なうことになる．標本を抽出するときには，偏りを生じさせないように，適切な調査対象者を抽出することが重要になる．

例 全数調査と標本調査の例
- 全数調査：国勢調査，病院職員全員の意識調査
- 標本調査：A病院職員のうち男女50人を対象とした意識調査

―― 調査対象者と結果のとらえ方 ――

母集団（わが国の乳幼児をもつ親の育児行動）
↓
標本抽出（　　）→ 分析 → 推測統計結果（統計的指標）

（母集団からランダムサンプリングされた調査対象者）

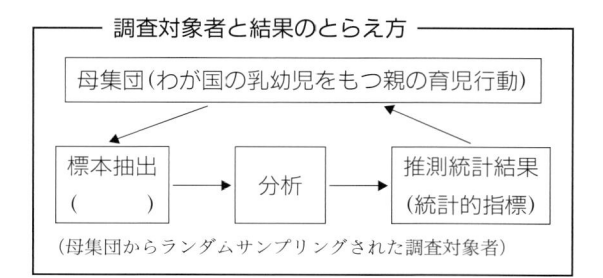

3. 標本の抽出

調査対象となる母集団の全ての人に調査を行なうことは労力，経費および日数などから考えても普通不可能である．母集団は小さいものはある診

療科の受診患者であったり，大きいものは病院内の全患者，あるいは病院所在地の住民であったり，国民全体であったりする．

母集団を代表するような調査対象者を抽出することを**標本抽出**（サンプリング）という．サンプリングでは抽出された標本の結果から母集団の性質を推定するために，標本に偏りが生じないように，様々な抽出法が用いられる．

これらの標本抽出調査で得られたデータを標本統計量という．これをもとにして母集団の数値，母数の検討を行ない，母集団の性質を推測するのである．

4．いろいろな標本抽出の仕方

1) 有意抽出法

母集団を代表すると思われる調査対象者を，調査者側が知識や経験に基づいて選んで調査をするものである．

さらにこれは2つの方法がある．

① 典型調査

この方法は調査者の主観的な判断で，該当する調査対象者を選出して調査を実施する．しかし，過去のデータや調査者の判断が調査対象者の選択を大きく左右するので，標本の代表性に主観的な判断が入るという危惧がある．

> **例**
> 高血圧疾患と食事との関連を明らかにしたいときに，該当する患者数の多い特定のある地域を選び，調査を行なう．

また，調査依頼を呼びかけて応募に応じた調査対象者のみに行なう場合もあるが，このときも集まった調査対象者はこの問題に意欲的に取り組んだり，行動したりしている人たちであることが多いと思われるので，母集団としての代表性に欠ける．

> **例**
> 生活時間調査の依頼を地区紙に掲載し，その応募者に調査を実施する．

② 割り当て調査

調査項目と関係がある属性によって母集団を分け，その集団ごとに標本数を割り当て調査を実施する．しかし，割り当て集団内でのサンプリングに対しては作為的に行なわれていることや，あらかじめいくつかの属性によって分けるなど母集団に対する代表性は乏しくなる．

> **例**
> ある集団を喫煙の有無によって2群に分け，それぞれの群ごとに標本を選び，調査を行なう．

このように，有意抽出法で得られたデータは，標本抽出のときからすでに調査者の意図的な抽出が行なわれているために，母集団の性質を推定するとき，確率法則を適用した統計処理をすることはできない．

2) 無作為抽出法（ランダムサンプリング）

調査者の主観や作為を入れないで，より客観的な基準で母集団に近づけた標本を抽出しようとする方法である．一見，まったくでたらめに標本を選ぶようにみえるが，偶然に抽出を託すことを基本として，そこに客観的な手法を用いてできるだけ正確な代表性をもった標本を抽出する方法である．これは，調査対象者の基本的な属性が母集団に対して同じ確率で抽出されるように，工夫されたものである．ランダムサンプリングには次のような方法がある．

① 単純無作為抽出法

母集団の全員のリスト（抽出台帳）から偶然確率によって選ばれる標本を，必要人数だけ抽出する方法である．抽出には乱数表が用いられること

が多い．そのため，母集団の人数が大量になると操作が大変であったり，もしくは不可能になる．

乱数表（0～9までの10個の数字がまったく独立に等しい確率で出現したものを並べた表）を用いて標本抽出法の例をあげる．

まず母集団に1から番号を割り当てる．乱数表からサイコロなどで決めた数字により人数分を抽出し，それを標本とする方法である．しかし，母集団の数が膨大になると実行が困難になる．

単純無作為抽出法と乱数表（付表-1）の使い方の実際は次のとおりである．

- 調査対象者の全てに0，1，2，…と番号をつける．
- 乱数表の何行目，何列目の数字から始めるか，それを上下左右のどの方向に進んでゆくかを，サイコロなどでランダムに決めておく．

> **例** 調査対象者60人の母集団から，大きさ8のランダム・サンプルを選ぶ
>
> 方法；母集団の個数に合わせて桁数を考える．いま，2桁の乱数を考え，乱数表から2桁ずつ縦にとって
>
> 28 30 95 1 10 5 4 5 84 28 89 73
> 10 91 3 89 13 71 19 67 39 73 ・・・
>
> のうち，60以下の数（0を省く）を見つけ，
>
> 28 30 1 10 5 4 5 28 10 3 13 と
>
> なる．しかし，5，28，10は2度出ているので，これを捨て，次の3をとる．すなわち，28，30，1，10，5，4，3，13がランダムサンプルである．

② 系統抽出法

出発点となる標本だけを単純無作為法で決め，その後は3番目とか5番目ずつのように等間隔に母集団から抽出する方法である．等間隔抽出法ともいわれる．最初の値（初期値）はランダムに決めるが，その後の等間隔は任意でよい．しかし，リストの規則性の影響をできるだけ少なくするためには，奇数の間隔を用いたほうがよい．

抽出には母集団を構成する全リストが必要なので，あまり大きな集団には使えない．また，母集団の全リストが完全にランダムに並べられているという前提が必要である．例えば，男性を前にするなど，性別などの1つの特性による規則性をもった母集団の並び方をしていると，偏った標本抽出になる場合があるので，個人リストを作成するときは，なるべく無作為になるように注意を要する．

> **例** 30人の調査対象者から系統抽出法で8人抽出する
>
> 20 <u>5</u> 12 9 30 <u>23</u> 6 13 8 <u>22</u> 1 10
> 21 <u>7</u> 11 17 4 <u>14</u> 2 3 15 <u>19</u> 27 29
> 18 <u>16</u> 21 19 24 <u>28</u> 25 26

③ 多段階抽出法

調査対象者が非常に広範囲に居住しているとか，全数調査ではないが全国的規模の調査をする場合などに用いる．

サンプリングをする前に母集団をある程度整理しておく方法である．これによって集団単位のサンプリングができ，限られた範囲の特性集団を選ぶことができる．その際各集団の等質性が前提になる．調査対象者が広範な範囲に居住していたり，非常に数が多い場合に，まず地域によるランダムサンプリングを行ない，次いで地区，さらに個人を対象にランダムサンプリングをする．

例えば，わが国の看護師の退職率を調査したいときに，まず全国からいくつかの都道府県を抽出し，選ばれた府県の中から市単位を抽出し，その中から病院を選び，その病院での看護師を全員調査することになると3段階抽出法である．このように抽出段階の数によって2段階抽出法，3段階抽出法と呼ばれている．

> **例** 3段階抽出法
>
> | | 1段階 | 2段階 | 3段階 |
> |---|---|---|---|
> | 全都道府県 | A県 | a, b市 | ア，イ，ウ，エ病院 |
> | | B県 | c, d市 | オ，カ，キ，ク病院 |
> | | C県 | e, f市 | ケ，コ，サ，シ病院 |

④ 層別抽出法

母集団を前もって属性などのある変数によって集団に分け，その各集団ごとにランダムサンプリ

ングをする方法である．この方法は社会階層が重要な要因になっているとか，母集団の各層ごとの代表値としての標本を選びたいときには有効である．例えばある集団が男性50人，女性30人より構成されていれば，サンプリングの際にこの比率にそって男女を抽出すればこの標本は母集団のもつ特性を正しく反映している可能性が高いといえる．

このように母集団の要素の階層があらかじめわかっている場合には，比較的精度の高いサンプリングをすることができ，標本誤差を減少させることができる．

有意抽出法の割り当て調査との違いは，層からの抽出がランダムになされるということである．

> **例** 層別サンプリングによる抽出
>
> A市の市政について男女ごとの満足度調査を行なう場合に，調査対象者の層別ランダムサンプリングを実施する．
>
> | | A市の全数 | 割合 | 抽出数の比率 |
> |---|---|---|---|
> | 男 | 54,000 | 3 | 3 |
> | 女 | 36,000 | 2 | 2 |

このように標本調査数はもとのサンプルの比率と同じ割合になるようにする．全ての要因を反映したサンプリングは困難であるが，分析の中心となる変数はできるだけ反映させるようにする．

5. 標本の大きさ

標本数をどの程度にすればよいのかは，調査者の明らかにしたい事柄によって決まる．

標本数は調査結果に必要な精度（誤差）を保つように決める．

全数調査の場合は全員を対象にするので問題がないが，標本調査の場合は抽出したデータであるのでどれくらいの標本数にすればよいのか調査者が迷うところである．標本調査をすることの意義は標本から得られた結果を全体の母集団について当てはめて考えられることにある．しかし，測定された標本調査のデータ値は，母集団のデータ値とは必ずしも一致しておらず，誤差を含んでいるのである．この誤差のことを**標本誤差**（sampling error）といい，標本調査のときに出てくる特有の誤差である．すなわち，標本調査で測定されたものには必ずこの誤差が含まれているのである．しかし，標本が大きくなればなるほど標本誤差は小さくなり，母集団の分布や母数と近似してくる．そのため標本数は，調査者が標本の特性と母数との間の標本誤差をどの程度にするか，という判断による．しかし，調査をするには費用や期間あるいは方法などの様々な制約があるので，標本数を際限なく増やすことはできない．そこで調査に必要な標本数を誤差の範囲によって決めるようにする．

例えば，母比率の推定値を50%，誤差の範囲を d とすると標本数

$$n = \frac{4P(1-P)}{d^2}$$

の式で計算できる．

したがって，母比率50%，誤差10%の結果を得たいとき，標本数は $\frac{4 \times 0.5(1-0.5)}{(0.1)^2} = 100$ である．これは，標本比率が $(50-10) \sim (50+10)\%$，すなわち40〜60%の間に95%の確率で起るという精度である．

> **必要な標本数**
>
> | 標本数 | 誤差の範囲(%) |
> |---|---|
> | 25 | ±20 |
> | 100 | ±10 |
> | 400 | ± 5 |
> | 10,000 | ± 1 |
>
> 母集団における比率が50%，危険水準5%

Ⅳ 変数を測定しよう

1. 変数とは何か

　質問紙調査では仮説を検証するために，いくつかの要因を設定する．この調査によって測定される要因や属性などを全て**変数**という．例えば，性格特性をある検査法で測定したとすると，そのときに得られる情緒的安定性や社会的内向性などの性格特性を全て変数という．変数は1項目だけで分析する場合もあれば，いくつかの項目の合計点で表す場合もある．

　質問紙調査では一般的に仮説を立てる段階で，どの変数がどちらの変数に影響を与えているかという方向性を考えている．この場合の影響を与えるほうの変数を**独立変数**といい，影響を受けているとして分析されるほうを**従属変数**という．また，独立変数と従属変数の関係を説明する概念を**仲介変数**という．

例 変数間の関係

仮説
　実習に対する不安がストレスとして影響するが，個人のもっている不安とか，やる気があるかなどの動因によって，ストレス認知に差異が認められるだろう．

| 実習に対する不安(独立変数) | → | ストレス(従属変数) |

| 不安，やる気などの動因・態度など．（仲介変数） |

2. 測定値の数量化

　質問紙調査は人間の意識や行動を，数量化や尺度化という概念に基づいて数字に置き換えて測定し，調査対象者の特性をとらえようとするものである．このように数量的な尺度で人間の意識や行動を数値に替えると，結果の整理がしやすくなり，行動の様子を説明したり，事柄の状態などを予測することもできる．

　ある事柄を1つの尺度化された方法で数値として記述したものを測定値という．質問紙調査とは測定値を数量化して研究を進める作業でもある．抽象的な事柄でも数量化すると統計的処理をすることができ，客観的に考察できる．

　しかし，数量データがこれらの特徴を十分に満たすためには，測定尺度が基本的な特性を備えていなければならない．調査が適切に行なわれるかどうかは，尺度の正しい使い方によるのである．しかし，調査でとらえられた特徴は，調査対象者のある側面だけに注目したものであるということも気づかなければならない．

　例えば，ある職場で職場満足度調査を行なったところ，女子社員のほうが男子社員よりも満足度が高かった．このことからすぐに女性の職務満足度のほうが男性よりも高いと結論づけることはできない．各職場により職務内容や職場環境，あるいは調査対象者の様々な属性などによって異なるからである．

　そのほか，調査者は測定をする前に，次頁にまとめたことを知っておくことが大切である．

数量化による利点
- 数量データによって調査対象者の特徴を正確にとらえることができる．
- 主観的な観点をできるだけ排除し，相対的事実として把握することができる．
- 得られた数量データを統計的に分析すれば，調査対象者の属している集団全体の傾向や特徴を，明らかにすることができる．
- 客観的な考察や予測をすることができる．
- 他の先行研究やデータとの比較分析ができる．

3. 測定尺度の種類

質問紙調査で用いられる測定尺度には次の2種類がある．1つには身長，脈拍，血圧などのような，調査対象者の特性や特徴を直接に測定できる直接測定である．もう1つは，学力や職場満足度や概念など直接に測定することができないために，調査や検査*などの方法を用いて測定する間接測定である．直接測定は測定したデータがその特性をそのまま表しているが，間接測定は本当にその特性を測定しているのかという疑問が残る．そのため，妥当性や信頼性の検討をして測定の精度を高めることが必要となる．

測定尺度 ─┬─ 直接測定：身長，体重，脈拍，血圧，退職率，事故率などの客観的指数
　　　　　└─ 間接測定：学力，生活満足度などの認知的指数

4. 尺度の種類

人間の意識や行動，態度などを測定するのに用いる測定用具を**尺度**（scale）といい，その尺度に基づいて測定された情報を**データ**という．

測定しようとする調査対象者の特徴によって，適用できる尺度は異なっており，それはデータの分析方法にも影響する．

尺度によって測定されるデータには性別などの特性を表す定性データと，数量概念を使用する定量データがある．

測定は事柄にある基準を当てはめることであるが，測定尺度は測定値がもつ特性の水準によって次の4つに分けることができる．

1）名義尺度（nominal scale）

測定数値は調査対象者の属性を分類するカテゴリーに分けたときに，記号や符号としての意味し

---

*調査と検査の違い：検査とは問題となっている事柄を，すでに標準化された手続きや手法を用いて精密に記述する方法をいう．例えば血液検査や知能検査などである．調査は検査よりも広い概念で用いられる．それは，広い範囲の調査対象者に対して適用し，社会事象なども一定の基準や尺度で数量化したり，あるいはカテゴリー化しようとするものである．現在は調査も検査と同様に精密さを必要とされるようになっている．

── 測定するにあたって認識しておくこと ──

1. 測定誤差の問題について

    測定値には誤差が含まれているため，調査対象者数をある程度多くしたり，項目を複数にしたりして，その誤差の影響を軽減することができる．

2. 調査対象者への影響を最小限にすること

    調査対象者に影響を及ぼすと思われる要因を除く．例えば質問紙の回答用紙は無記名にしたり，調査者を直属の上役にしないことなど．

3. 測定の整合性の問題について

    ある特性を複数項目の合計で表すような調査票がよく見受けられる．例えば調査項目1〜5までを合計して職場満足度得点とする場合などである．このような複数の項目では，ある特性が本当に測定できているかという整合性を確認しなければならない．そのために項目作成のときに項目分析をしたり，また関係するデータの相関係数を求めたり，また因子分析をする．

4. 測定値の偏りの問題について

    測定値に著しい分布の偏りが生じることがある．その場合には，正規分布を想定した統計処理を行なうことはできない．偏りが大きい場合は，まずデータの対数変換などを行ない正規分布型にして分析する．あるいは記述統計で代表値を中央値，四分位数などで説明したり，分布の偏り度を意味あるものとして分析するノンパラメトリック統計法を用いる．

5. 測定値の独立性の問題について

    一般的にはデータは独立した調査対象者から得られることが多い．しかし，場合によっては縦断的調査のような同じ調査対象者に繰り返し調査を行なったり，いくつかの調査を同じ人に行なったりすることもある．このような場合には，統計処理は対応のある処理の方法を用いる．

かもたない．例えば性（1＝男，2＝女）のように，同一のものや同質のものに同じ符号を割り当て，分類や名前をつけたりするものである．この作業によって調査対象者のある側面，例えば1組には女性の数が男性の2倍であるなどということが明らかになる．

分析は，一次集計（単純集計）によって％頻度（分布の状態をみる），最頻度（モード）（最も出現頻度の多いところを明らかにする）などが求められ，二次集計（クロス集計）で関連係数，χ^2検定（出現頻度の差の検定）などを算出できる．

> **例** ある病院の入院患者の現在の喫煙状況と喫煙開始年齢について調べた
>
> 当てはまる番号に○印をつけてください．
> ・性　　　　　　①．男　　2．女
> ・喫煙する　　　①．はい　2．いいえ
> 　　　　　　　　3．やめた
> ・喫煙開始年齢　1．中学生　2．高校生
> 　　　　　　　　③．大学生　4．卒業後

2）順序尺度（ordinal scale）

序数あるいは順序で関係づけられている測定尺度である．調査対象者が選んだ測定数値は，測定尺度の大小関係や優劣関係などの順序を示し，数値は一定の方向性をもっている．例えば，身長の高さ順に1～10位までとか，成績の順位（1＝優　2＝良　3＝可）であるとか，職場満足度（1＝満足　2＝普通　3＝不満足）など，数値は順序性を示している．しかし，その数値間隔が等しい間隔であることはいえない．結果を処理するときは，数値は順位の意味のみであって，基数としての単位がないので四則演算を適用することはできない．

分析は中央値，パーセンタイル，四分位偏差（5章80, 81, 89頁）および順位相関係数（7章Ⅱ-2, 111頁），χ^2検定（8章Ⅲ-1, 120, 122頁参照）などを求めることができる．

> **例** ある病院の看護師の職場満足度を調べた
>
> あなたはいまの職場に満足していますか．当てはまる番号に○印をつけてください．
> 　1．満足　②．普通　3．不満足
>
> ある学校の卒業時の成績と出席状況を調べ，両者の関連を明らかにしようと試みた．
> ・成績　1．優　②．良　3．可　4．不可
> ・出席　①．良　2．普通　3．不良

3）間隔尺度（interval scale）

順序の概念のほかに，数値に等間隔があるという概念が加わる尺度である．その代表的なものは温度である．この温度のような数値は等間隔性が保障されているが，絶対的原点（0）がない尺度である．温度はたとえ0℃であってもそれは温度がないという意味ではない．このような等間隔の数値で測定される尺度を間隔尺度という．

また，知能指数の標準得点や標準テストの得点など，大部分の心理・教育テストも信頼性や妥当性を検討して，間隔尺度として定義され作成されている．しかし，温度などと異なり，知能指数の標準得点などは標準化された間隔尺度上に定義されて表された測定値である．そのため，厳密な意味で標準得点間に等間隔性があるかということを考えてみると，例えばテストにおいて0～100点までのすべての間隔を等しくするようなテストを作成することは実際には困難である．そのため，テスト得点間に等間隔性を仮定している．同様に，質問紙調査でよく用いられる5段階（あるいは7段階）評価などは厳密には順序尺度であるが，心理・社会尺度として用いる場合には，間隔尺度とみなして用いることが慣例となっている．それに対して研究者の中には，測定値が等間隔の数値で表されていても厳密には間隔尺度ではないとして，これらを定量データではなく定性データとして扱うべきであるという議論もある．しかし，人間の行動や認知側面，あるいは意識調査で表され

る態度得点などを測定するときに，数学的な厳密さを深く追及することは困難である．そのため，リッカート尺度などによる数段階（一般的には5段階）以上の間隔値があり，選択肢に用いる言葉にも等間隔な意味をもたせ，測定結果で1カテゴリーに際立った偏りがなければ，本来は順序尺度として定義される尺度であっても間隔尺度として定量データに準じて扱うことが一般的に行なわれている（古谷野他，1992，鎌原他，1998）．

この尺度は調査対象者が質問項目から選んだ回答の選択肢の数値間に等間隔性があるという前提に基づき，量的な意味をもたせ，データ間で加減をすることができる．現在，様々な調査において最も頻繁に使用されている尺度である．その背景には，統計処理の方法の進歩があるが，あくまでも尺度作成のときからその間隔尺度としての用い方に配慮して行なうことが大切である．明らかに順序尺度の選択肢である「3：優，2：良，1：可」といった尺度は間隔尺度として用いないように配慮する必要がある．

質問項目の選択肢を作成する場合は，尺度項目の一元性に十分注意する．尺度の間隔が等しくなるように工夫されたものとして，リッカート尺度，サーストン法などが使用されている．

こうして得られた間隔尺度のデータは量的データとして扱われるので，分析では尺度段階に等間隔性が仮定されており，平均，標準偏差，ピアソン相関分析，t 検定，分散分析などほとんどの統計分析ができる．

① リッカート尺度（集積評定法）

リッカート尺度とは質問項目作成の1つの方法で，被験者の反応結果から尺度を選択し作成するものである．まず各項目に対する意見を5段階から選択させ，その合計得点を個人の仮の得点とおく．次いで項目間の上位一下位分析によって不適切な項目を除き，再度選択された項目による個人得点を算出する．このようにして作成された尺度は意見や態度を明確に識別できる．

しかし，リッカート法という場合に，単に各質問項目に対して選択肢に尺度値を与える評定方法を指す用い方もある．作成された質問項目に対して「どちらでもない」を中性点とし，両極のある5段階評価あるいは7段階評価を用いて評定する．

> **例** あなたの職場ではお互いにチームワークがとれていますか
>
> 当てはまる番号に〇印をつけてください．
> 　5．とれている．
> 　④．かなりとれている．
> 　3．どちらともいえない．
> 　2．あまりとれていない．
> 　1．とれていない．

② 等現間隔測定法（サーストン法）

意識や態度などを数量的に測定するために，物理的な目盛り器具のような，あらかじめ目盛りをつけた尺度に，調査対象者が回答を入れていく方法である．次のような順序で尺度を作っていく．

● 測定項目を作成する

最終的に必要な項目数の2～3倍の項目を作成し，判定カテゴリーを決める．通常は7，9，11段階のいずれかである．各カテゴリーは両端がポジティブ，ネガティブの強いカテゴリーとなっており，中立的な立場を経て連続性があるようになっている．各カテゴリー間の間隔は等間隔になるように分類する．

例えば「最も好ましい」・「中立」・「最も好ましくない」などの具体的な記述を用いる．調査対象者にこれらの各質問項目に対する意識や態度などが連続線上のどの位置にあるかをカテゴリーの中から1つ選択させる．その場合に，調査者は個人の意見態度ではなく項目のもつ位置を公平な第三者の立場で測定するという観点に立つことである．項目判定には25人以上の回答が必要である．

● 意見項目の尺度化をする

各意見項目ごとに度数分布表を作り，次いでそれをもとに中央値を計算する．この中央値を尺度値とする．

度数分布のちらばりが大きい項目は判定者によって評価が分かれるということである。これは表現が明確でないとか、あるいは多義的な項目が多いときに現れるので項目を修正したり除外する。その目安は各項目ごとに四分位偏差（Q）を求めて、全尺度幅の1/10を超える場合は多義的項目とみなす。また、著しく他の項目とQが異なる場合も除外したほうがよい。このようにして選別した項目を最終的に測定尺度として用いる。

● 測定する

こうしてできあがった項目をランダムに配置し、調査票とする。調査対象者は各項目に対して自分の意見や判断を記入する。その尺度値の中央値を調査対象者の得点とする。

> **例** 離婚への態度について
>
> 次の質問について当てはまるところへ○印をつけてください。
>
> 　　　　　　　　　　　賛成　　　　　　反対
> ・離婚は必要悪である。　┝┿┿┿┿φ┿┿┿┿┿┥
> ・現代の離婚条件にそれ
> 　ほど信用できないもの
> 　ではない。　　　　　┝┿┿┿┿┿φ┿┿┿┥
> ・離婚は道徳的基準を低
> 　下させる。　　　　　┝┿┿┿┿┿┿┿┿φ┿┥
> ・離婚は請求があれば認
> 　められるべきだ。　　┝┿φ┿┿┿┿┿┿┿┿┥
>
> 　　　　　　　　　（西田春彦　1976）

4）比率尺度（比例尺度）（ratio scale）

身長、体重、血圧などのような、間隔尺度に原点（0）を加えたものであり、同一性、順序性、加法性および等比性をもつ。原点からの等間隔な数値的測定である。

分析は全ての統計処理が可能である。

> **例** ある病棟の患者の血圧を調べる
>
> ・患者1　　（　　　）/（　　　）
> ・患者2　　（　　　）/（　　　）
> ・患者3　　（　　　）/（　　　）

以上、尺度水準として4尺度があり、名義尺度、順序尺度から得られる変数を定性的変数（質的データ）、間隔尺度と比率尺度から得られる変数を定量的変数（量的データ）という（表3-2）。

測定する場合には、より高い水準の尺度を使用するほうがよい。それは、尺度によって使用できるデータ処理の方法が異なり、低い水準の尺度の場合には狭い範囲の統計処理しかできないからである。また、高い水準の尺度を低い水準の尺度に変換して分析することはできるが、その逆はすることができない。

> **例** あなたの年齢は？
>
> 調査対象者の年齢を厳密に暦年齢で聞いておくと、そのままの年齢の平均を求めることもできるし、カテゴリー化を行ない年代分類をすることもできる。しかし、逆のやり方はできない。
> 　20歳　21歳　25歳　30歳　35歳　35歳　42歳
> 　47歳　50歳
> 　　　　⇩
> ・平均年齢　33.9歳が計算できる。
> または
> ・カテゴリー　①20歳代　②30歳代　③40歳代
> 　　　　　　　④50歳代
> に分けることもできる。

5. 尺度と研究方法の関係

どの測定尺度を用いるかは、測定する調査対象者の特性に注意すると同時に、研究目的や仮説、あるいは調査方法によって選択する（表3-3）。

例えば観察法を用いるときには、調査対象者の行動が現れた頻度、行動の種類などが中心になるため名義尺度の調査票がチェックしやすい。それ

表3-3　研究方法と尺度の関係

研究方法	使用できる尺度
・観察法	・名義尺度
・質問紙調査法	・名義尺度、順序尺度、間隔尺度
・実験法	・順序尺度、間隔尺度、比率尺度

表 3-2 測定尺度と使用できる結果の処理方法

	尺度水準	特徴	目的	統計処理	例
定性的変数・質的データ	●名義尺度	●記号として数値を当てる. ●同一性をもつ.	●等価分類できる. ●命名，符号化できる.	●最頻度 ●関連係数 ●χ^2検定ができる.	●性別 ●市町村
	●順序尺度	●大小関係 ●優劣関係 ●順位関係 ●同一性 ●順序性	●順序づけができる.	●中央値 ●四分位偏差 ●順位相関係数 ●χ^2検定ができる.	●成績 ●職場雰囲気など.
定量的変数・量的データ	●間隔尺度	●数値間に間隔概念をもつ. ●同一性 ●順序性 ●加法性	●等間隔の目盛りづけができる.	●平均 ●標準偏差 ●相関係数 ●t検定 ●分散分析などほとんど可能である.	●標準得点など.
	●比率尺度	●原点がある. ●比率の等間隔をもつ.	●原点からの等間隔目盛りづけができる.	●全ての総計処理ができる.	●身長 ●体重 ●血圧など.

に対して質問紙調査法の場合には，名義尺度とともに調査対象者が記入しやすいように工夫した，順序尺度や間隔尺度も使用できる．また，集めたデータをどのように分析しようとしているかによって，用いる尺度を決めてもよい．

V 尺度の信頼性と妥当性の意味

質問紙調査は仮説検証実験のように問題が限定されたものではないので，設問に対する調査対象者の回答がどれだけ信頼のおけるものであるのか，あるいはどこまで調査者のねらいに合った質問であるのかの検討が必要となる．

質問紙調査を実施してデータを得た場合に，必ず内容が次の2つの基準にかなっているかどうかを検討する必要がある．

データが有用性をもつかどうかの判断基準として用いられるものの，1つは尺度の**妥当性**であり，他の1つは尺度の**信頼性**といわれるものである．

使った尺度がこの2つの基準を満たしていると検討されたならば，そのデータは意味のあるものとして分析することができる．

1. 妥当性とは

妥当性とはその調査に使用した測定尺度が，どのくらい正確に調査対象者のある側面を測定しているかを表す概念である．身長や血圧のように直接測定ができるものと違って，人間の心理的側面

や特性，行動，あるいは社会現象を質問紙調査によって数値に変換して分析する場合には，この新しい尺度で測定したデータが適切に測定された妥当なものであるかを検討する必要がある．

妥当性には8つの側面がある．

1) 内容的妥当性

- それぞれの質問の内容が正しく適切に測定されているのかを，理論的に評価する概念である．
- 検討には統計手法は用いない．

> **例** 行動の特性を測定するような調査をするとき，これが行動領域の枠組に属していれば内容的妥当性は高いとみる
>
> あなたは患者にいたわりの言葉をかけますか．という質問は患者への看護ケア行動の尺度として把握できるので妥当性があるとみなせる．

2) 構成的妥当性

- 理論を説明するために，測定尺度が構成概念をどの程度測定しているのかを示すものである．
- 統計的手法（因子分析などの多変量解析）を用いて検証する．

> **例**
>
> 職場のリーダーシップ尺度項目の測定を行なうとき，職場でのリーダー行動のあり方を，いろいろな観点から集めて，質問項目として作成し，調査を実施する．その結果を因子分析法を用いて処理し，これらの項目でどの程度リーダーシップを測定できたかを分析し，適切な項目を抽出する．

3) 基準関連妥当性

- すでに明らかになっている外的基準と，測定尺度で得られたデータとの関連性から検討する．

> **例**
>
> 病院である検査を患者の診断に用いたときに，それを使って診断した結果が，判定の誤りが少なければ予測的妥当性が高い検査である．これを確かめるためには，患者のはっきりした病名が決められていなければならない．これが外的基準で，この基準値との関連性によって表される．

4) 同時的妥当性

- すでに妥当性が明らかにされているような他の尺度を外的基準とし，その変数との相関関係の強さによって尺度の妥当性を検討する．このときの相関係数を妥当性係数という．

> **例**
>
> 同じ調査対象者に，これまで使われていた知能検査と新たに作成した知能検査尺度を同時に実施し，その連関（7章II-1，110頁）の強さを比較する．

5) 判別的妥当性

- すでに明らかになっている基準で分けられた調査対象者に，新しく作成した測定尺度を適用して，同様な判別ができることを検討する．
- 統計的方法を用いる．

> **例**
>
> 糖尿病患者と健常者に，新しい糖尿病の予測尺度を用いて測定すると，両者を正しく判別できる．

6) 予測的妥当性

- 測定尺度が，将来の行動などをどの程度予測できるかという有効性を検討する．
- 統計的方法を用いる．

> **例**
>
> 入職時の成績で，その後の勤務成績が予測できる．

7) 交差的妥当性

- 別に他の集団を対象にして尺度測定を実施して

も，同じ結果が得られることを検討する．
- 統計的方法を活用する．

> **例**
> 職務満足の基本的要因は，総合病院も専門病院も同じであるという仮説を，A総合病院とB専門病院の職員に同一の調査をして検証する．

8）表面的妥当性

- 測定尺度の表面的な見かけによって妥当性を検討する．

> **例**
> 職場におけるストレスを測定したいときに，「あなたは職場でストレスを感じますか」という質問は，測定したいストレスのことを含んだ質問項目になっているので，表面的にも質問項目として，内容が適合していると判断する．

このように測定尺度を実際に作成するときには，妥当性が高いものになるように考える．その方法として，概念の枠組を測定できるような尺度を，いま述べてきた妥当性のうちの適当なものを選んで，2つの方向から入れる．例えば，構成的妥当性と交差的妥当性をともに確認するなど，2つの妥当性の側面から同時に測定する尺度を，工夫して組み合わせるとよい．

2. 信頼性とは

測定尺度の信頼性とは，測定結果が一貫性をもつことを示す度合いのことである．測定尺度の妥当性が高いことが検証された場合でも，測定された値が偶然にそのような値を示したり，測定値に曖昧さがあるとしたら，測定値が信頼されないものになってしまう．この調査の測定のときに出る偶然性や曖昧さを測定誤差といい，調査や実験では，研究者はこれをいかに少なくするかに苦心するのである．

このように信頼性とは測定のときの誤差が少なく，どの程度正確に測定ができているのかという尺度の安定性を表している．その信頼性の程度の指標を**信頼性係数**という．

さらに信頼性は，一貫性と再現性に分けられる．本来，質問紙調査で測定できるものは人間の行動傾向やその特性，あるいは性格傾向などで，これらはそれほど急激に変化するものではないといわれている．同じ調査を同じ調査対象者に行なったときに，時と場合で測定値が大きくずれるようでは，その調査に対する信頼性が乏しくなってしまう．このように同じ調査対象者に繰り返し測定をしたときに，ほぼ同じ結果が得られることを一貫性，異なった調査対象者に実施したときにも同じような測定値が得られる安定性を再現性という．

信頼性を検証するために次の5つの方法がある．

1）内的整合性法

測定尺度の各項目が，本当に想定しようとしているものを測定しているかを検討するものである．それは複数の項目に共通する成分が真の値であるとして，α係数という信頼性係数を求める．これは測定が繰り返し行なわれたときの得点間の相関係数の推定値であり，0～1の間の値をとり，1に近いほど信頼性が高いことを示す．信頼性係数αは次の式で求められる．

$$\alpha = \frac{項目数}{項目数-1} \times \left(1 - \frac{各項目得点の分散の合計}{合計得点の分散}\right)$$

2）再テスト法

同一の測定尺度を同じ調査対象者に，ある程度の期間をあけて実施し，2回の調査で項目得点間の相関係数を求めて，それを信頼性係数とする方法である．それは時間が経過していても，尺度として安定して測定できる要素でなければならないためである．この場合，2回目には1回目の記憶や経験などが影響することがあるので考慮する必

要がある．

3）評定者間一致度法

2人以上の観察者が同じ調査対象者の特性や行動傾向などを評定し，両者の測定値の相関係数を計算し，その数値で信頼性の検討を行なう方法である．行動観察のような場合には，行動の現れる一致率を求めることもある．そのほか，面接・投影法などの場合にも用いられる．

この方法は，評定者が同一の観察チェック用質問項目に評定していくほうが分析しやすい．

> **例** 職場のミーティングにおける会話の質と量を調べた
>
> A，B2人の調査者が調査票をもとにチェックを行ない，その相関から一致度を求める．
>
> | 調査者 | 報告数 | 問題点数 | 提案数 | 改善案数 |
> |---|---|---|---|---|
> | A | 20 | 15 | 8 | 5 |
> | B | 18 | 16 | 8 | 4 |

4）折半法

尺度が複数個からできていて，その合計得点で概念が構成されている場合に，それらの項目を内容や難易度に注意して2群に分ける．それぞれ2群の合計点を計算し，両群の相関係数を求め，信頼性の推定値とする．2群の得点に共通の成分を真の値として取りあげるが，そこには2群分けが適切であるという前提がある．

> **例** チームワークを測定する項目の信頼性を確かめる
>
> 質問1，2，3，4，5，6のうち質問1，3，5の合計得点と，質問2，4，6の合計得点の相関係数を求める．

5）因子分析法

複数の項目からなり合計得点を計算して尺度として用いる場合に，項目について因子分析法を用い，その結果に基づいて信頼性係数の推定を行なうことができる．次の例で考えてみると，因子分析によって因子負荷量の高い項目がまとめられることがわかる．第1因子は100m走，ボール投げ，球速でまとまっており，同様に第2因子はヒット数と握力，第3因子はエラー数と視力で形成されていると判断する．

次いで，因子分析によって抽出された共通因子得点の合計得点と，測定値合計との相関係数を求め，信頼性係数の推定値とする．

> **例** 某リーグに入団した選手20人の技能体力テストの結果を因子分析したものである
>
> | 評定項目 | 因子負荷量 | | | |
> |---|---|---|---|---|
> | | 第1因子 | 第2因子 | 第3因子 | 共通性 |
> | 100M走 | -.552 | .408 | .379 | .614 |
> | ボール投げ | .755 | -.280 | -.045 | .659 |
> | 球速 | .615 | -.159 | .137 | .622 |
> | ヒット数 | .309 | -.679 | .018 | .557 |
> | エラー数 | -.205 | .004 | .464 | .321 |
> | 懸垂回数 | -.093 | -.084 | -.059 | .380 |
> | 視力 | -.068 | .240 | -.557 | .381 |
> | 握力 | -.289 | -.632 | .160 | .558 |

新規に質問項目を作成したときには，これらのいずれかを用いて質問項目の信頼性を明らかにしておくことが大切である．

Ⅵ 回答形式を決めよう

質問紙調査は複数の質問文と回答から構成されている．

質問紙調査の回答形式は大きく分けて，自由に回答できる形式（open form）と，限定された選択肢の中から回答する形式（closed form）に分けられる．

1. 回答の自由な形式

1）自由記述法

自由記述法（自由回答法）とは，調査者は質問文だけを用意し，回答は調査対象者に自由に記述してもらう方法である．

> **例**
> ① 看護師の専門的援助場面のやさしさで，印象に残っているものは何ですか．
> ② 看護師の専門的援助場面で，人との交わりでのやさしさで，印象に残っているものは何ですか．
> （橋本和子　1990）

例①では，調査対象者はまったく制限がない中で思いつくままに自由に回答を記述し，例②では「人との交わり」という小見出しやキーワードをあげ，指定された枠の中で記述するという違いがある．一般的には調査対象者はまったくの自由な場合よりも，ある程度の場面や状態を限定された枠組の中で，自分の行動や意識を記入するほうが記入しやすい．

自由記述法の長所は，質問項目の作成が簡単であることや，回答が調査者の考える範疇にとらわれないことなどから，広範囲で自由に表現した個性的な回答を得ることができる．

短所は回答者に記入する意欲と能力があまりない場合には，ほとんど回答が得られないことである．また調査者の意図しているような回答が十分に得られない場合もある．特に，質問文が的確でないと調査対象者はとまどい，十分に回答することができない．回答率は選択肢形式よりも低い．

分析は内容の質的分析に主眼がおかれる．まず，内容の読み取りに偏りが出ないように数人で読んで，全部の内容をできるだけ手を加えないで，そのまま簡単な文章に書き出す．全体を突き合わせて同一項目にまとめる．次いで全体に目を通し分析基準を決める．その後，回答をカードに書いたり，KJ法（43頁）などを用いて類似項目をカテゴリーに分類し内容の検討をする．

しかし，調査対象者が多くなれば回答がいろいろ出てくるので，まとめるのが大変である．そこで，自由記述法は質問紙調査の項目作成のための予備的手段として，また内容の質を考察する場合に用いることが多い．

2）言語連想法

ある刺激言語について，思いついたイメージを自由にあげてもらい，調査対象者の抱いている内的なイメージを把握する方法である．

> **例**
> 次の言葉からあなたが思いつく言葉をあげてください．
> ●病院　　（医者　，検査　，暗い，……，　）
> ●白衣　　（看護師，清潔　，……，　　　　）
> ●病院食　（まずい，冷たい，……，　　　　）

長所は調査対象者のもっている自由で内的なイメージを把握することができる点であり，短所は回答が当り前でありすぎると分析内容が乏しくなる点である．

分析は反応量，連想語の内容，および連想語の

反応順位などから，刺激語に対するイメージをまとめる．しかし，分類や分析にかなり習熟を必要とする．

さらに，回答であげられたイメージ語をもとに，その背景や因果関係を明らかにするために，質問項目に置き換えて調査を行なうこともできる．

> **例** 病院に対するイメージ語連想で，上位にあげられた言葉をもとに質問項目に置き換えた
>
> あなたは病院について，次のような言葉をどう思いますか．当てはまるところに○印をつけてください．
>
> | | 当てはまる | やや当てはまる | どちらともいえない | あまり当てはまらない | 当てはまらない |
> |---|---|---|---|---|---|
> | ● 怖い | 5 | 4 | 3 | ② | 1 |
> | ● 頼りになる | ⑤ | 4 | 3 | 2 | 1 |
> | ● 安心 | 5 | ④ | 3 | 2 | 1 |

こうして人間がもつ病院のイメージを，体験による違いや程度まで深めて，より具体的にとらえることができる．

3）文章完成法

人間のもつ情緒的な傾向や態度，あるいは物事に対する関心や動機などを測定するときに用いられる．不完全な文章に，語句や文章を挿入して1つの文章を完成し，調査対象者のもっている心の状態を測定する方法である．

> **例**
>
> 次の文の（ ）部分に適当な文章や言葉を入れてください．
> ● この頃の病院は（**検査が多い**　　　　）
> ● 病院なら（………　　　　　　　　）にする．
> ● 私と母親は（………　　　　　　　）である．

分析はその内容から行なうが，分類基準が調査者の任意になるため，先にあげた自由記述法や言語連想法と同様に，調査項目の作成のための資料として使用することが多い．

2. 回答が選択肢より選ばれる形式

これはあらかじめ与えられた質問に対して，決められた選択肢の中から，最も適切と思われる回答を選択する方法である．選択的回答形式の調査は自由記述法よりも，調査対象者の反応を的確につかみやすい．分析はコンピュータを利用すれば大量のデータ処理も簡単に行なうことができる．回答率もよく，かなり多数の質問項目でも，回答が得られやすい．しかし，選択肢が調査対象者の考えと大きくずれている場合には無回答になることがある．そのため選択肢に「その他」という回答を加えることも必要である．

1）単一回答法

(1) 2項選択法

質問紙調査でよく用いられる方法である．回答形式が2つのカテゴリーからなっており，いずれか一方を選ぶ方法である．

> **例**
>
> 次の質問を読んで当てはまるところに○印をつけてください．
> ● あなたの現在の仕事は精神的に負担ですか．
> 　　①．はい　　　2．いいえ
> ● 職場の夜勤回数が多いですか．
> 　　①．はい　　　2．いいえ
>
> 　　　　　　　　　　（宮脇敏代・他　1991）

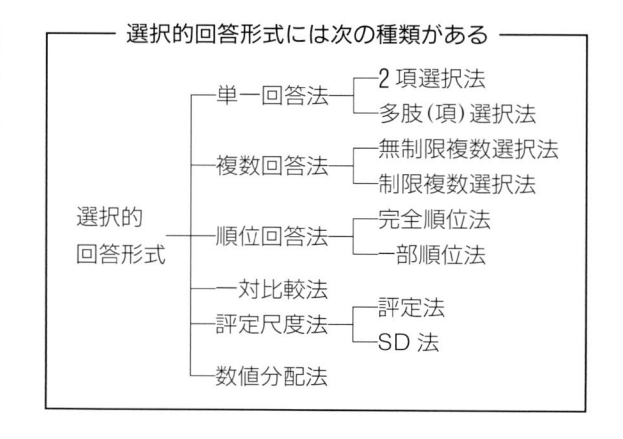

選択的回答形式には次の種類がある

- 単一回答法
  - 2項選択法
  - 多肢(項)選択法
- 複数回答法
  - 無制限複数選択法
  - 制限複数選択法
- 順位回答法
  - 完全順位法
  - 一部順位法
- 一対比較法
- 評定尺度法
  - 評定法
  - SD法
- 数値分配法

(2) 多肢(項)選択法

3つ以上の選択肢の中から1つを選ぶ方法である．

> **例**
> 次の質問を読んで当てはまるところに○印をつけてください．
> この3か月の間で施設に入所している老人に，どのくらい面会に行きましたか．
> 1．大体毎日　　　　2．大体週に1～2回
> ③．大体月に1～2回　4．年に数回程度
> 5．ほとんど面会しない
> （杉澤秀博・他　1993）

2項選択法も多肢選択法も，ともに長所は自分の意識や行動を，どちらか1つに決めるので，比較的簡単に回答できる点である．

しかし，短所はどちらかに無理やり回答をするようになるので，社会的に望ましいとされる回答のほうが選ばれることがある．質問の内容によっては無回答の割合が多くなることもある．

分析は選択肢語の選ばれた％比率を求め，意識や行動に対する評価として考察する．また，そのほかの基準変数とクロスしてカイ2乗（χ^2）検定（6章Ⅶ-1, 95頁）（7章Ⅲ-2, 115頁）（8章Ⅲ-1, 120頁）を行なうこともできる．

2）複数回答法

1つの質問に対して，あらかじめ複数個の選択肢を用意しておき，その中から調査対象者が調査者側の指示により適切な回答を選択する方法である．

選択には無制限にいくつでも選択させる場合（無制限複数選択法）と，調査者が選択数の限定を行なう（制限複数選択法）場合とがある．

> **例**
> あなたが看護師を辞めたいと思った理由を，いくつでも選んでください（無制限複数選択法）．
> 1．仕事が面白くない　　⑦．変則勤務がある
> ②．知識／技術不足　　　8．家庭の事情
> ③．職場の人間関係　　　9．上司と意見が衝突
> 4．転職　　　　　　　10．進学
> ⑤．夜勤回数が多い　　　11．先輩との関係
> 6．健康に自信がない　　12．結婚
> 　　　　　　　　　　　13．その他（　　　）
> （神部周子・他　1992）

> **例**
> あなたが前の職場を退職した主な理由を，上位3つまでをあげ○印をつけてください（制限複数選択法）．
> ①．仕事内容の不満　　7．通勤時間
> 2．他の分野への興味　8．家庭の事情
> 3．契約期間満了　　　⑨．上司と意見が衝突
> ④．労働時間への不満　10．進学
> 5．人間関係　　　　　11．先輩との関係
> 6．結婚　　　　　　　12．その他（　　　）
> （奥村元子　1990）

長所は無理な意見の強制がないので，十分に選択肢が用意されていれば現実を反映しやすく，整理も簡単である．

短所は選択肢が網羅されていない場合は，それ以外の回答が出てこないこともある．だから選択肢を考えるときは，矛盾なくあらゆる場合を含むように工夫する．単一選択の場合は選ばれた項目が最も重みをもってとらえられていると考えられるが，多肢選択法の場合は，それぞれの選択肢間の重みは均一であるという前提にたっている．分析は一次（単純）集計（5章）によって各選択肢の％比率を求める．無制限複数選択の場合は回答者によって選択数に違いがあるので統計処理には適さない．

3）順位回答法

調査項目群の重要度や関心度などの大きさをみたいときに，項目に順位づけをして，それによって重要度などを明らかにする方法である．順位回答法には全ての項目に1位から順位をつける方法

（完全順位法）と，上位3位までというように限定する場合（一部順位法）がある．

> **例**
> 仕事についてあなたの1番重要なことはどれですか．1から順に6位まで全て記入してください（完全順位法）．
> （4）帰属意識
> （5）人間関係
> （3）看護職への誇り
> （6）社会的評価
> （1）職業に対する生き甲斐
> （2）自己成就感
> 　　　　　　　　　　　（田中道子・他　1989）

> **例**
> 現在の生活の側面であなたが最も困っているもの，2，3番目に困っているものに順位をつけてください（一部順位法）．
> （　）税金が高い
> （3）物価が高い
> （　）貯金ができない
> （　）地域活動が少ない
> （2）近所付き合い
> （　）休日が不足
> （1）医療機関が整備されていない
> （　）収入が不足
> （　）借金返済
> （　）長時間労働
> （　）家族関係
> （　）親戚問題
> 　　　　　　　　　　　（石井京子・他　1994）

長所はある事柄についての全体的な関心や，興味などの順位がわかり，価値基準がつかめる点である．短所は上位数項目と下位数項目については判断しやすいが，中間項目は弁別が曖昧になりやすい(特に完全順位法の場合)．また調査対象者にとっても，いずれの項目も重要な場合などや，項目が多すぎると順位づけがしにくく，かなり負担が大きい．

分析は各項目についての平均点に換算した順位値を求める方法，あるいは名義尺度としての分析が一般的である．

4）一対比較法

2つの対比した選択肢から，いずれか一方を選んでもらう方法である．

> **例**
> 次の2つの意見のうちどちらに賛成ですか．当てはまるほうに○印をつけてください．
> ①．老後は子供の家族と同居したほうがよい
> 　2．老後は施設などを利用して生活したほうがよい
>
> 次の組み合わせの場合あなたはどちらに勤務を希望しますか．
> ・小児科か内科の場合　　（小児科　　　　）
> ・小児科か外科の場合　　（………　　　　）
> ・内科か外科の場合　　　（………　　　　）

長所はどちらか一方を答えるため，判断の順位が出せる点である．短所はどちらとも答えられずに，無回答が出現することが多い点である．特に選択肢が多くなると組み合わせも多くなり処理が複雑になる．

分析は一次（単純）集計による％比率が多い．

5）評定尺度法

(1) 評定法

質問項目に対して態度や意識を，前もって一次元的に定められた一定の間隔尺度のいずれに当てはまるかを判断させる方法である．5段階や7段階の尺度が用いられることが多い．これらの調査法においては，各尺度間の間隔は等間隔であるという前提がある．調査で最もよく用いられる方法である．

> **例**
> 次の質問を読んで当てはまるところに○印をつけてください．
> あなたの上役はあなたたちの意見を聞きますか．

```
  5．そうである
  ④．かなりそうである
  3．どちらともいえない
  2．あまりそうでない
  1．そうでない
```
(三隅二不二 1987)

> **例**
> 次の文を読んで最も当てはまるところに○印をつけてください。
>
> | | 非常に負担 | ときどき負担 | どちらともいえない | ときどき楽しい | 常に楽しい |
> |---|---|---|---|---|---|
> | 講義 | | ○ | | | |
> | 演習 | | | | ○ | |

(中村和代・他 1996)

この方法は，調査対象者は尺度上の1つを選択すればよいので回答がしやすい．しかし，調査対象者の評定尺度基準は個人によって差があり，そこに個人間の誤差がでる．5段階や7段階を識別する力も個人によって差があるが，これらも同一間隔とみなして作業をする．

この評定法の測定値は基本的には順序尺度であるが，慣例として間隔尺度的な処理をしている．

調査対象者の年齢や理解力などが尺度間の見分け方に影響するので，調査対象者によってはあまり尺度数が多くないほうが回答しやすい．また，質問によってはどちらでもないというような，中間値に集中する場合もでてくる．

調査対象者が調査に対して緊張しないで，できるだけ信頼性の高い回答をしてもらえるように，評定項目をポジティブ方向とネガティブ方向を取り混ぜる場合がある．

結果の分析は得られた回答の数値分布が正規型で，ほぼ等間隔の場合は，分類したカテゴリーに数値を与えると，ほとんどの数量的統計処理ができる．しかし，回答分布が正規型でなくU型の場合などは%比率による処理をする．分布がJ型の場合は中央値や四分領域で処理する（5章）．

(2) SD法

個人が刺激から受ける情緒的意味，すなわち感情的特性やイメージの差異を明らかにするために開発された方法である．調査対象者にいろいろな形容詞対の評定をしてもらい，イメージを数量的に測定しようとする．

SD法は文章に表すことができないような情緒的なイメージや，音などの刺激語に対する反応でも数量としてとらえることができる．

この方法は自分の過去の経験で見たことや聞いたことを，比較的安定した意味として評価するので，個人の内的な心理状態を測定することができる．主としてある状態を表す意味とか言葉から思い浮かぶイメージの測定に用いられることが多いが，態度の測定やパーソナリティ検査にも応用される．また，広く比較文化的研究に用いることも多い．

測定は個人が何らかの情緒的反応を感じるような，刺激語を使用する．個人のもっている言語に対する意味，感情および認知から，広く商品や企業に抱く印象やイメージ，あるいは戦争，国家のような抽象的なものまで測定の対象となる．また，色彩，図形および表情などの非言語的刺激とか，香りのような感覚刺激も測定することができる．

尺度としては，ある概念（例えば老後）を表す側面について「明るい―暗い」のような主に形容詞の一対の刺激語を10〜20語作る．どのような形容詞対を選ぶかが，SD法で最も重要な作業である．新しく尺度を作成するときには，まず予備調査として調査対象者と同質と思われる人たちに，調査したい概念を提示し，その言葉から連想される形容詞語をあげてもらう．その頻度を集計し，出現頻度の多いものを選択する．次にその言葉の反対語として用いる形容詞語を考える．その際，適切な反対語のないものは尺度として採用しない．また，調査対象者がいろいろな意味に受け取れるような言葉は避ける．調査対象者の職業など

の属性の違いから受け取られる意味の大きく異なる言葉や，専門用語も採用しない．刺激語を決めたら対となった形容詞語が真に反対の意味であるのか（これを対極性という），さらに形容詞対が概念の次元を包括しているのかなどについて検討する．形容詞の対がないときに，「安全な」―「非安全な」のような接頭語による反対語を使う場合があるが，あまりよいとはいえない．

個人間の尺度感覚には差があるが，刺激語間の評定値については等間隔であるという前提で分け，調査対象者に最も適切と思うところを1つ選ばせる．尺度は7段階が多い．

この概念構成の形容詞対で得られた測定項目の因子分析法を用いた意味分析により，評定尺度の概念として評価次元（evaluation），力量次元（potency），および活動性次元（activity）の3つが共通して抽出されている．そのためSD尺度を作成するときには，これらの三次元の言葉が少なくとも3つ以上含まれているようにすることが望ましい（表3-4）．

結果の分析は，まず類似項目を集めてカテゴリー分類をする．その際，因子分析などによるカテゴリー処理をすると，より厳密な分類ができる．その後，カテゴリーごとの全体的なプロフィールによる分布図を書いたり，数量的に処理して三次元からなる意味空間に位置づけ，個人間や集団間の比較をすることができる．

しかし，SD法は態度や認知の内容を測定しているので，直接に行動測定の予測に用いることはできない．

> **例**
> 高齢者という言葉から受ける感じを次の対の，どの辺りに感じますか．1つ選んでください．

表3-4 評定尺度の概念としての三次元

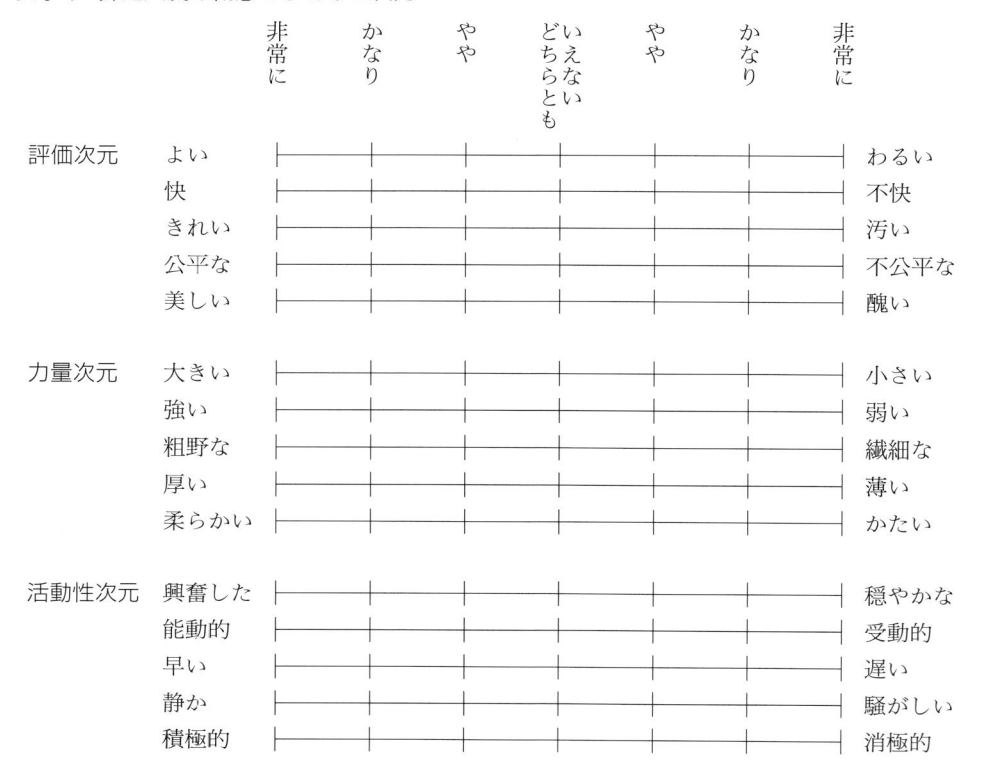

次元	左	非常に	かなり	やや	どちらともいえない	やや	かなり	非常に	右
評価次元	よい								わるい
	快								不快
	きれい								汚い
	公平な								不公平な
	美しい								醜い
力量次元	大きい								小さい
	強い								弱い
	粗野な								繊細な
	厚い								薄い
	柔らかい								かたい
活動性次元	興奮した								穏やかな
	能動的								受動的
	早い								遅い
	静か								騒がしい
	積極的								消極的

（塩見邦男・他　1982）

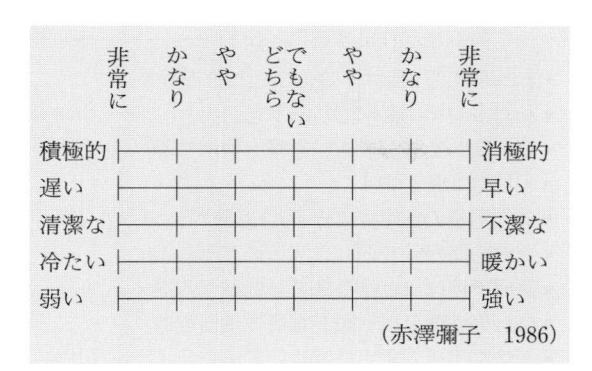

	非常に	かなり	やや	どちらでもない	やや	かなり	非常に	
積極的	├	┼	┼	┼	┼	┼	┤	消極的
遅い	├	┼	┼	┼	┼	┼	┤	早い
清潔な	├	┼	┼	┼	┼	┼	┤	不潔な
冷たい	├	┼	┼	┼	┼	┼	┤	暖かい
弱い	├	┼	┼	┼	┼	┼	┤	強い

（赤澤彌子　1986）

6） 数値分配法

ある概念に対するいろいろな特性について，その重要性や意味づけの程度を数値配分して，その比率をみる方法である．

この方法は主観的な評価を相対的な枠の中で数量化し，全体の中での項目の位置や順位を明らかにすることができる．しかし，配点に偏りが生じる場合や，誤差が大きくなる欠点がある．

分析は各評価項目ごとの％比率で評価することが一般的であるが，項目の回答を得点とみなして平均を求めることもできる．

> **例**
> 次のそれぞれの領域はあなたの生活の中でどのくらい重要でしょうか．全体を100点になるようにして配点してください．
> - レジャー　　（　15　）点
> - 地域活動　　（　　5　）点
> - 仕事　　　　（　45　）点
> - 宗教　　　　（　　5　）点
> - 家族　　　　（　30　）点
> 　　　　計　　　100点
>
> （三隅二不二　1983）

VII 質問紙（調査票）の作成

1．質問紙（調査票）を作るにあたって大切なこと

問題意識が明確になり，調査目的と調査対象者が設定されたら，いよいよ次は質問紙（調査票）の作成である．

実際に有効に活用できる質問紙（調査票）を作成するにはどのようにすればよいのだろうか．大切なことをまとめておく．

1） 単純な1つのことしか尋ねない

質問項目は調査対象者に意味を取り違えられないことが大切である．1つの質問の中に複数の条件（ダブル・バーベル質問）があったり，何を聞いているのかがわかりにくかったり，持って回った言い方は不適当である．また，回答の選択肢もできるだけ単純でわかりやすいものであることにも留意する．

> **例**
> あなたは煙草やお酒を飲みますか．
> ⇩
> あなたは煙草を吸いますか．
> あなたはお酒を飲みますか．

2） 平易な言葉や文章で書かれている

質問紙調査は郵送調査や留置調査のように，調査者が調査対象者に直接説明できない場合が多い．そこで，調査対象者が質問文を読んで，皆が同じ内容を読み取れるように一般的な言葉を用いる．どうしても専門用語の使用が必要な場合には注釈をつけるようにする．

> **例**
> あなたはインフォームド・コンセント*をどう思いますか.
> 1. 賛成　　2. 反対
> 3. わからない　4. その他
> *インフォームド・コンセントとは〜

3）質問の量はあまり多くしない

調査対象者がこういう質問紙調査に慣れていない場合には，調査項目が多すぎると，もうそれだけで回答を拒否したり，部分的に回答しない無効回答が増えることがある．

4）並べ方の工夫

質問項目の並べ方は調査対象者が答えやすいように，ある程度のまとまりをもって配置しておく．回答することに抵抗の少ない一般的な項目を前半にもってきて，心理的抵抗感をできるだけ少なくするように工夫をする．

5）調査対象者に適切な質問

質問紙調査は画一的に行なわれるが，調査対象者によって知識や経験に差があることを考慮する．

例えば，介護の経験による影響を質問したいときは，相手が介護の経験があるかどうかわからないわけだから，まず介護経験の有無を聞き，経験のない人にはそれ以後の質問を打ち切るようにしたり，他の質問をする．このような調査対象者の条件を明らかにするような質問をフィルター質問といい，このことはクロス集計をして分析するときに重要になってくる．

質問紙を作成するポイント
- 1つの質問項目は1つのことだけを聞く．
- わかりやすい言い回しをする．
- 選択肢もわかりやすい言葉を使用する．
- 平易な文章で表す．
- 専門用語の使用はできるだけ避ける．
- 質問の量が多すぎないようにする．
- 質問項目はまとまりをもった並べ方をする．
- はじめの部分に一般的な質問項目をおく．
- 適切な調査対象者に回答してもらうように工夫をする．

> **例**
> あなたは高齢者介護の経験がありますか.
> 1. ある　⇨　問2へ進んでください．
> 2. ない　⇨　問5へ進んでください．

2. 質問項目の収集と選択について

質問項目を作成するためには，まず，明らかにしたい測定概念を明確にすることから始める．調査によって何を明らかにするのか，またその定義はどのようなものなのかを調査者はしっかり押さえておく．

次いで，仮説の検証に必要ないろいろな要因や，因果関係を明らかにするような要因をできるだけ多く集める．

1）先行研究や文献を質問項目の作成に利用する

研究目的と類似あるいは関連すると思われる文献をまず探し出す．その際，できるだけ原著である文献に目を通すようにする．それらの文献研究により，先行研究ですでに使用されている信頼性や妥当性の検討された尺度や要因を，できるだけ綿密に収集する．

このすでに検討された尺度を使用する場合に注意する点は，概念構成のために使用されている項

目数を勝手に変更したり，あるいは選択肢を（例えば評定尺度法から2項選択法に）自分で勝手に替えたりというような変更，あるいは質問の順番を替えたりしないようにしなければならない．これらを替えた場合にはまったく異なった尺度となる可能性があるので，分析のときに信頼性や妥当性を再度確認する必要がでてくる．

また，諸外国で開発された尺度を使用するときに，それをすぐに日本の対象に適用することは無理な場合がある．特に，教育制度や職務権限など基本的な文化環境の違いがもたらす差異が，質問項目の意味の取り違えや認知の違いとなったり，尺度構成の違いとして現れてくることがある．そのため，調査対象者と性，年齢，職種などが類似した対象者でまず，尺度の追試調査を行ない，日本での使用が適切な尺度であることを確認する必要がある．

例　職業性ストレス測定法の日本語への標準化

Karasekの開発したJob Content Questionnaireを日本語版にして標準化を行なう．まず，日本語に翻訳し，それをバイリンガルの日本人と米国人がもとの文献と突き合わせて確認し，さらに修正を加えたあとに日本で調査を実施した．そして信頼性係数を米国での調査結果と比較したところ，ほぼ同等であった．また，日本語版尺度の各尺度の平均点も原調査とほぼ一致しているので，これは日本で使用することができるし，また国際比較に利用可能な尺度である．

（川上憲人　1997）

2）予備調査を行なう

質問紙の調査項目を作るために，予備調査として自由記述法による質問紙調査を行なう．この調査から具体的事例やその対策など，自由な観点からの多くの意見を集め，実際の現場で起こっている問題を把握する．

次に，自由記述の文章から的確に問題点などをあげている意見を取り出して項目を作る．そのときにKJ法や特性要因図（フィッシュボーン手法）を用いると分類しやすい．次にKJ法による質問項目のまとめ方を簡単に述べておく（図3-2）．

例　職場の退職理由についてKJ法を用いて考える（集団討議による場合）

手順1：調査対象者に自由に思いつく理由をあげてもらう

決して他人の意見を否定したり，評価してはいけないことを伝えておく．思いつくことをできるだけ多くあげることが大切であることを伝える．このように思いつく意見を自由に述べるやり方をブレーンストーミング法という．こうした意見からできるだけ自由な発想で関連のありそうな要因などを創造的に取りあげる．

手順2：あげられた事柄をKJカードといわれる用紙に記入する

できるだけ短い文章で表現する．また，1つのカードは1つの意味をもつ文章になるように，また，調査者の意見は入れないように注意する．

手順3：項目のグルーピングによる弁別と選別を行なう

KJカードを並べて全体を十分に眺め，内容が類似している項目をまとめる（小島作りという）．そのときに無理をして項目をまとめないようにする．まとめられた項目全体を代表するような表題を作る（表札作りという）．

手順4：相互の関連性を考える

小島と小島の関係を考え，類似しているものがあれば，またその両者を表すような適切な表題項目をつける（中島作りという）．このような作業を順次行ない，類似関係がなくなったら，相互の関係性を考える．例えば，ある島（要因）が他の島（要因）に影響をもっていると思われるときには，そこに矢印を入れる．そして島（要因）の相互関係を考える．

こうしてあげられてきた項目が退職にかかわる要因となる．

手順5：質問紙調査項目を抽出する

この中から意味の取りにくいもの，いくつもの意味が含まれるもの，直接関連の薄いと思われるものなどを除き，質問紙調査として使用する項目を抽出する．

要因相互の関連性の分析は，質問項目そのものの作成には直接には必要でないが，あとで要因間の関連性を分析する際の参考になる．

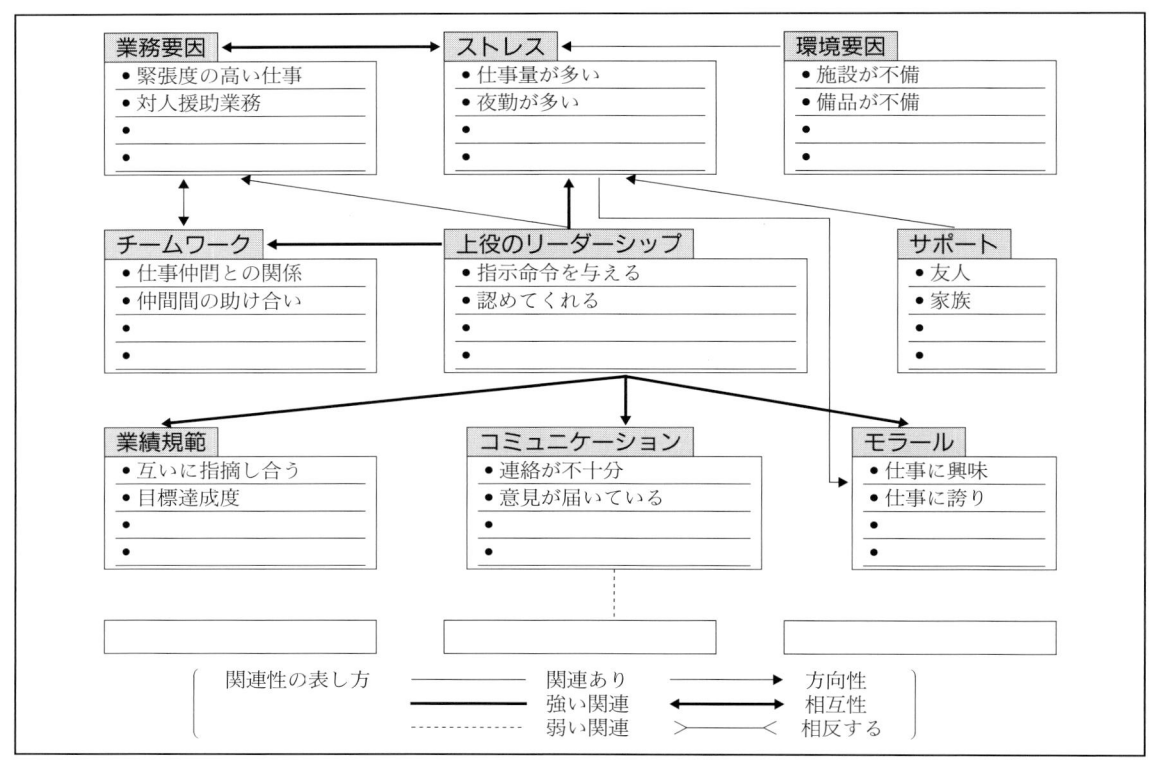

図 3-2 退職に影響する要因を明らかにする項目作成の分析

3）問題を図式化して質問項目を作成

仮説を中心とした問題を図式化（フローチャート化）するとわかりやすい（図 3-3）．

> **例**
>
> 「職場スタッフの退職が多いのは職場の人間関係が原因である」という仮説を検証しようとするときに，次のような手順で進めていく．
> 手順1：まず職場スタッフの退職に関連があると思われる，現場のいろいろな要因をあげてみる．そこから枝分かれすると思われる要因をあげる．
> 手順2：研究者や調査者同士が自由に項目を出し合い，できるだけいろいろな方面から仮説にかかわりのあると思われる要因を集める．
> 手順3：それらの要因間の関連図を書く．仮定としての因果関係の方向も記入し，調査の全体像をつかむ．
> 手順4：このフローチャートをもとに，具体的な項目を作成する．

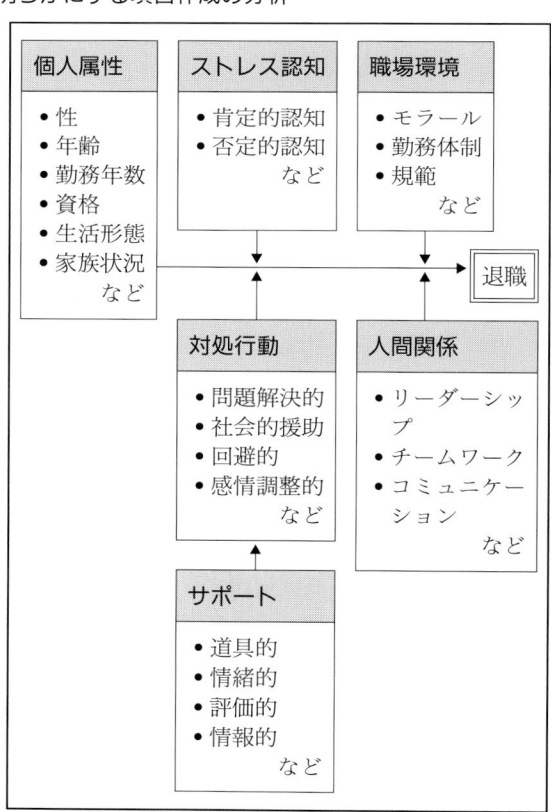

図 3-3 仮説を中心とした問題の図式化

4) 調査者の考えた質問項目の追加

調査を企画した調査者がこのほかに，問題点や大切と思われる項目を作成したり，仮説の検証に必要と思われる項目を新たに作って加える．

―― 質問項目を作成するポイント ――
- 先行研究や文献研究から集める．
- 予備調査で項目を集める．
- 問題を図式化して考える．
- 調査者が考えている仮説検証のための項目を入れる．

3. 質問項目の選別

集めた多くの質問項目を必要なものだけ選別し，質問紙（調査票）を作成する．

取り出した各項目は仮説検証のために必要であるか，また，それらの質問項目によって調査者が求めている問題状況の全てを網羅しているかどうかを検討する．この質問項目を選別するときには，あとの分析のときに要因の不足をみつけて後悔しないように，注意しなければならない．次にその要点をまとめておく．

① 特に因果関係が予測される項目があれば，それをできるだけ落とさないようにする．
② 過去の先行研究でよい表現があれば，できるだけそれを用いる．
③ 信頼性や妥当性の検証された質問項目を利用する．
④ 先の質問があとの回答に影響を与えるような質問は除外する．

例

喫煙は健康に害があると思いますか．
⇩
喫煙によって関係があると思われるものに○印をつけてください．

⑤ 質問項目は一般的には疑問文にしたほうが回答しやすい．

例

あなたは毎日の仕事に張り合いを感じますか．
あなたはいまの仕事について，さらに高度な知識・技能を身につけたいと思いますか．

⑥ 質問項目はできるだけ肯定的な尋ね方をする．

例

あなたはいまの仕事に興味がもてませんか．
⇩
あなたはいまの仕事に興味がもてますか．

⑦ 質問内容に最も合った尺度を決める．

例

あなたの性，年齢をお答えください．
当てはまるところに○印，または（　）にご記入ください．
性　　　1．男　　　2．女
年齢　（　　　　）歳

⑧ 質問項目に合わせて回答形式を決める

例

あなたが最近行ったデパートに○印をつけてください．次の中からいくつでも選んでください．
1.　　2.　　3.　　4.　　5.
6.　　7.　　8.　　9.　　10.

あなたは自分の担当する仕事に誇りを感じますか．当てはまるところに○印をつけてください．
　5．そうである
　4．かなりそうである
　3．どちらともいえない
　2．あまりそうでない
　1．そうでない

―― 質問項目を作成するポイント ――
- 全ての要因があげられていること．
- 先行研究で使用された項目があればできるだけ活用する．
- できるだけ肯定的な疑問文にする．
- 内容をとらえやすい尺度を用いること．
- 回答しやすい回答形式を用いること．

4. ワーディング

　質問項目を質問紙（調査票）として適切な言い方に統一する．この作業をワーディングという．これは調査対象者が間違いなく回答できるように質問紙を整理する作業であり，調査の目的を達成するための重要なプロセスである．

　ワーディングについての注意すべき点は次のようになる．
① 質問文を読んで調査対象者が明確に内容が読み取れるかどうか．

　郵送調査や留置調査の場合は，特に調査対象者が読むだけで正しく理解できるような文章でなければならない．
② 簡潔な文章であるかどうか．
③ 回答の方法を明確にしているかどうか．

> **例**
> 　回答は1つ選ぶのか，あるいは該当するもの全てを選ぶのかなど．

④ 多義的な用語を用いていないか．

　いろいろな意味にとらえられる言葉を使わない．
⑤ 大げさな言い回しや断定的な言い方をしていないか．

　調査対象者が影響を受けないように言い方に注意する．

```
―――― ワーディングのポイント ――――
・簡潔な文章にする．
・専門用語をできるだけ使用しない．
・多義的な言葉は使用しない．
・大げさな言い回しをしない．
・誘導質問をしない．
・ステレオタイプ的質問をしない．
・選択肢は多すぎない．
・選択肢の配置に気をつける．
・適切な言い方がなされているか．
・回答の主体が明らかな質問文にする．
```

⑥ 調査対象者のプライバシー保護への配慮がなされているか．
⑦ できるだけ本心を回答してもらえるように配慮しているか．
⑧ 選択肢が多すぎたり，反対に大切な選択肢が抜けたりしていないか．
⑨ 調査対象者が選択肢以外の選択ができるように「その他」という選択肢が入っているか．
⑩ イエス・テンデンシーといわれる傾向（一般的に「はい」という回答が選ばれる確率が高い）があるので，選択肢を適当に混ぜ合わせているか．
⑪ 選択肢が多い場合，始めのほうが選択される傾向にあるので，普通よく選ばれる回答を後半においているか．
⑫ 適切な敬語が使用されているか．
⑬ 常態質問（いつも）と実態質問（この1週間）を使い分けているか．

5. 調査票の作成

　調査項目とその回答形式を決定したら，調査票としての全体のまとめをする．

1）表紙を作る

① 調査表題，調査の責任主体者を明確に書く
　調査対象者が疑問をもった場合に問い合わせができるように，調査責任者の所属，住所，電話番号，職名，氏名を明記する．
② 調査目的を明記する
　調査の目的を明確にまとめて記載する．
③ 調査結果の使用範囲を明記する
　調査目的にのみ使用すること，調査結果に対しては秘守義務をもつこと，調査結果は統計数字として表示されるため，個人名は出ないことを明記する．
④ 調査に対する協力依頼文を載せる
　調査対象者になってもらう場合に，明確に相手

を理解して協力の同意を得，お互いの信頼関係をもつことが大切である．

⑤ 記入上の注意事項をまとめる

調査対象者がわかりやすいように回答方法を例などで示す．

⑥ 記名調査票か無記名調査票かを明記する

調査によっては記名の場合も無記名の場合もある．どちらの調査方法であるのかを書く．

⑦ 場合によっては調査地域や面接調査員を記入する欄を設ける

2）フェイスシートの作成

調査項目を分析する際に，調査対象者の基本的な情報が必要である．これらをフェイスシートという．フェイスシートで必要とされる項目は調査対象者の概要を把握する説明変数である．

これらの調査項目を説明変数や独立変数として分析することが多いので，必要な情報は漏らさないように注意する．

しかし，個人のプライバシーにかかわる質問なので，特に質問の方法に注意する必要がある．質問は選択形式のほうが回答しやすいので，選択肢を十分に吟味する．

例　フェイスシートの例

調査対象者の属性
　性別（1. 男　　2. 女）
　生年月日（1. 大正　2. 昭和　3. 平成）
　　　　　（＿＿年＿＿月＿＿日）
　または年齢（＿＿＿＿歳）

このように実年齢で尋ねると，あとから年代別に変換でき，その分析も可能となる．

その他，必要に応じて，職業，学歴，収入，既往歴，婚姻の有無など，世帯に関する属性―世帯主の性，年齢，職業，学歴，収入，家族構成，住居形態など．

3）調査項目を並べる

作成した質問項目とそれぞれに対応した回答形式を明記した調査項目で構成された部分である．

質問項目の一般的な順序

- できるだけ答えやすいものから始める．
- 一般的な質問から始める．
- 事実に関する質問から始め，そのあとに個人の意見を聞く質問をする．
- 調査目的に関与する質問は優先する．
- 関連する質問項目は集める．
- 枝分かれ質問やスキップ質問の場合，できるだけ同じページに載るように配置する．
- 質問項目と回答欄は同じ紙面上に載るように配置する．

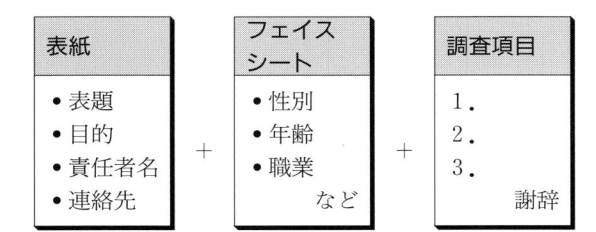

表紙	フェイスシート	調査項目
・表題 ・目的 ・責任者名 ・連絡先	・性別 ・年齢 ・職業 　　など	1. 2. 3. 謝辞

＋　　＋

調査項目は質問の順序やその内容が難しかったりすると，調査対象者にかなりの緊張を生じさせることがあるので注意しなければならない．またあまり小さな文字で書かれてあったり，行間が詰まっていたりすると読みにくく，調査対象者のせっかくの意欲をそぐこともあるので注意する．

最後に必ず謝辞を入れる．

6. プリテストの実施

1）プリテストを実施する

調査票の原案を調査経験者や，調査対象者と同一の職種の人にまずチェックをしてもらう．質問項目の表現で意味の取りにくいものや，実情にマッチしないものなどを修正する．選択肢の不明確な個所や回答のしにくいところなども修正する．

こうして修正された調査票を用いて，調査対象者とほぼ同様な対象にプリテストを行なう．実際に質問項目に回答してもらい，未記入の多い項目は回答しにくいと考えられるので修正したり，削除する．

― 質問紙（調査票）の作成プロセスの流れ ―

① 質問項目を収集する．
　・先行研究を調べる．
　・文献研究をする．
　・予備調査をする．
　・調査者が項目を選出する．
　　　⇩
② 質問項目を選別する．
　　　⇩

③ ワーディング
　　　⇩
④ 最終調査票を作成する．
　　分析方法を検討する．
　　　⇩
⑤ プリテストを行なう．
　・質問項目を再検討する．
　　　⇩

⑥ 質問紙を作成する．
　・表紙
　・フェイスシート
　・調査項目
　・謝辞
　　　⇩
⑦ 質問紙（調査票）の完成

プリテストは項目を作成し項目分析を行なう予定の場合は大体40～50人ぐらい必要である．しかし，単に言い回しのチェックやわかりにくい項目の確認のための場合は20人ぐらいでよい．

また，「その他」という質問項目を加えておくと，調査者が見落としていたような質問項目があがってくる場合もあるし，選択肢の適切性も確認できる．

2）質問項目の2つのチェック方法

① 表現法から質問項目をチェックする

質問項目のうち，言い回し方や表現が不適切な項目を修正する．同様に選択肢についても見直し，修正するところがあれば直す．

② 項目分析で調査項目の回答の内容をチェックする

3）項目分析を行なう

質問項目を得点とみなし合計したり引いたりして換算する前提には，各質問項目が同一の次元（一次元性）に属しているということが必要である．それを吟味するのが項目分析であり，次の3つのやり方がある．

(1) 回答の分布の偏りからのチェック

回答の分布に著しい偏りがある場合や，標準偏差が非常に小さい項目を削除する．

例えば，「健康維持のため，食べすぎないほうがよいですか」のような，大多数の調査対象者がその質問項目に賛成である，または反対であるというような項目は削除したほうがよい．これは質問項目として適切に調査対象者を識別する力がないことを表しており，このような質問項目は不適格である．

(2) 他の項目との相関係数からのチェック

質問項目は1つの概念を検証するために集められた項目であるので，それらはほぼ同様な得点傾向（正の相関）があると予測される．そのため負の相関関係を示すような質問項目は削除する．また，正の相関係数であっても，非常に弱い関係の項目も削除の対象となる．

しかし，除外される項目が多い場合は多次元にわたった質問項目から作成されていることが考えられる．そのような場合は，因子分析などの手法により，質問項目群からまず下位尺度を抽出し，次のそれぞれの下位尺度ごとに項目分析を行なったほうがよい．

(3) 上位・下位分析（good-poor analysis）からのチェック

多くの質問項目の合計得点で尺度が構成されている場合には，合計得点の上位群と下位群に分けて，各項目ごとの平均点を求め，上位群に入っている項目，すなわち下位群との差の大きい項目を平均値の差の検定（6章Ⅶ-2，99頁）（9章Ⅱ-1，129頁）で選別する方法をとる．一般には上位・下位群とも27％（または25％）ずつとることが多い．有意差のみられなかった質問項目は一次元性が疑われるため削除する．

この方法により，質問項目のもつ識別力を明らかにし，内的整合性といわれる，尺度構成の質問項目が相互に矛盾がないかを検討する．

選択肢が2項目の場合には，上位・下位群と各

項目間で関連係数（φ係数）（7章II-1，110頁）を求め，数値の高い項目を選別する．

4）調査終了後の分析処理の方法

質問項目を選別し，修正したら調査票の最終チェックをする．

このときに，調査終了後の分析処理の方法を考えておくことが大切である．仮説の検証のための軸になる要因は入っているか，どの項目をどの統計手法を用いてクロスするのかというように，調査の目的に合わせて項目の見落としがないか最終チェックを行なう．

最近は大量のデータをパソコンやコンピュータを使って分析することが多くなっている．市販されているパソコンソフトは使いやすいパッケージも多く，かなり精度があがってきているが，それでもカテゴリー数やデータ数に制限があるものもある．それらを考慮に入れておくと，分析をする段になって慌てなくてよい．

―――― プリテストのポイント ――――
- 調査項目のチェックをする．
    - 調査経験者に検討してもらう．
    - 調査対象者と同質の人たちに実際に回答してもらう．
- 選択肢のチェックをする．
- 質問項目を検討する―表現や項目分析など．
- 最終調査票を作成する．
- 調査後の分析方法と突き合わせる．

VIII 調査の実施

1．データの集め方

質問紙を用いて実施する調査には大きく分けて2つある．1つは自記式（自計式）調査といい，調査対象者が調査票を読んで自分で直接回答を記入する方法である．2つ目は他記式（他計式）調査で調査者が調査対象者に直接質問を行ない，回答を聞き取って調査票に記入していく方法である．さら自記式に（自計式）調査には郵送調査，留置調査および集合調査などがあり，他記式（他計式）調査には個別面接調査と電話調査がある．

これらの調査はそれぞれ実施上の長所，短所があるので，調査の目的や質問項目の回答のしやすさ，調査対象者の特性，使用できる経費，調査員の人数および調査にかけられる日数などの要因を考慮して決めるとよい．

ここで最も大切なことは，調査票の信頼性をどれだけ高く保つことができるかであり，これを支えるのが調査対象者数と調査方法，および調査者である．すなわち①調査票の信頼性を高めること，②他の集団で同じ調査を実施しても類似したデータが得られること，③調査対象者の回答が母集団の代表的な回答として使用できること，の3

―――― 調査員の訓練のポイント ――――
- 調査の目的と内容を正しく理解してもらう．
- 調査対象者の回答を正しく理解し記述する練習をする．
- 調査依頼の言葉や態度について統一する．
- 調査項目の説明について統一する．
- 疑似調査体験を行ない，質問の仕方などを統一する．
- 調査対象者からの質問に対する説明についても，できるだけ統一した説明ができるようにする．
- 不正なデータを作成しないように注意する．
- 調査対象者の態度に影響されないように気をつける．
- 調査を依頼しているという態度であることを理解してもらう．

```
―自記式（自計式）調査―┬―郵送調査
                      ├―留置調査
                      └―集合調査
―他記式（他計式）調査―┬―個別面接調査
                      └―電話調査
```

点に留意することである．そうすれば，集めたデータが有効なものとして使用できるので，これから調査実施デザインを考えていくとよい．

2. 調査の実施計画を立てる

1) 調査実施計画案の作成

調査目的を達成するのに最も適した上記の調査方法をまず選択する．次いで必要な調査員の数，経費の概算および調査日数などを決め，この調査の実施計画を立てる．

多くの関係者を必要とする調査様式の場合には，特に実施の方法や手順などを明確に規定しておかなければならない．調査員の調査対象者への説明の仕方や，質問に対する応答の訓練などもこの計画の中に入れておく．

2) 調査員の確保と訓練

調査を実施するには，調査票の説明や回収をする調査員が必要である．特に個別面接調査や数か所に分かれての集合調査，電話調査などは，調査員の態度が調査の成功を左右する重要な要因となる．したがって調査員に高いモラールをもってもらうことが，調査を成功に導く第一歩である．

3) 調査の実施

それぞれの調査の特徴と実施の手順についてまとめておく．

(1) 個別面接質問紙調査

調査票を用いた個別面接質問紙調査とは，調査員がサンプリングされた調査対象者を訪問し，調査項目を読みあげながら回答を調査票に記入していく方法である．

調査対象者と1対1で対面しながら実施するので，相手が内容を取り違えることが少なく，回答の信頼性は高い．調査対象者を確認してから実施するので，確実にサンプリングされた調査対象者の回答を得ることができる．自記式調査よりも複雑な内容を聞くことができる．また，質問項目数をかなり多く設定することもできる．さらに，相手に直接調査協力への動機づけをすることができるので，調査票の回収率は高い．

しかし調査員の属性や態度によって調査対象者が調査を拒否したり，誘導により回答内容に偏りが生じることもある．また調査員に多くの人材が必要であり，調査期間も長くかかるなど経費がかかるという問題もある．調査員の質の均一性が取れない場合は，回答に差異が生じたり，たとえ調査員による不正が行なわれるようなことがあっても，それを発見することは困難である．

個別面接質問紙調査の手順

1. 調査対象者への事前の調査依頼をする．
2. 訪問時は礼儀正しく接し，調査協力者としての敬意を払う．
3. 調査対象者の確認をする．
4. 調査の目的，結果の集計方法，結果の利用範囲などを説明する．
5. 調査対象者が緊張しないような雰囲気を作る．
6. 質問項目を読みあげ，調査対象者の回答を調査票に記入する．
7. その際，身振りや態度で表現された意思も記述しておくとよい．
8. 調査対象者からの質問には実施計画で決められたように行動し，回答をほのめかしたり，方向づけを与えないようにする．
9. 調査員が自分の意見や批判を述べない．
10. 調査対象者の回答をできるだけそのまま記述する．
11. 調査票の全体を見直し，記入漏れがないかを確認する．
12. 謝辞を述べ，終了する．
---

(2) 郵送質問紙調査

住民票などからランダムサンプリングされた調査対象者に調査票を郵送し，一定期間（多くは1～2週間）の間に返送してもらう方法である．この方法は広範な範囲の調査対象者を調査することができるし，面接法のように調査員を派遣するこ

とにかかる多額の費用や，事前の調査員の教育なども不用である．調査対象者の匿名性が守られやすいため，回答することに抵抗が少なく，調査員からの影響もない．

しかし，郵送により調査対象者に届けられた調査票への記入が，調査対象者本人によって正しく書かれたかどうかの確認はできない．また回答に誤った記入があったり，記入漏れがある場合にも，その訂正もできない．

そこで，調査票はできるだけ簡単に，調査対象者が読んだだけで理解できるようにすることが大切である．質問項目数もあまり多いと未記入となることがある．この調査法の場合，自由記述形式の質問項目は特に回答率が低い．また，回収されたデータには，ある種の偏りがある．

例えば調査内容に関心が高い調査者からの回収率は高いし，回収調査者は教育程度や社会的地位が高いというバイアスも報告されている．

調査票の回収率は他の調査法と比べてあまり高くない．回収率を高めるために，一定期間を過ぎた頃にお願い状を送って，返送の確認を連絡したりするが，それでもいろいろな調査の中で回収率は最も低い．

郵送質問紙調査の手順
---
1. 調査の挨拶文，依頼文を同封する．
2. 調査の目的，有用性，調査結果の使用範囲およびプライバシーの保護などを明記する．
3. 調査回答者を指名する．
4. 回答期日を明記する．
5. 調査者の連絡先を明記(住所，電話番号，責任者指名)する．
6. 調査項目は回答しやすいように順序よく並べる．
7. 調査票そのものへの記入か，回答用紙への記入かをわかりやすく書く．
8. 回答の方法などを間違えないように明記する．
9. 返信用の切手を貼り，送付先を記述した封筒を同封する．
10. 一定期間が経過したら，お願い状(督促状)を送る．

(3) 留置質問紙調査

調査対象者に前もって郵送などで配布された調査票を，1～2週間後に調査員が訪問して回収する方法である．郵送調査よりも回収率は高く，回収時に記入漏れなどのチェックをすることができるため，郵送調査よりも回答の質を高めることができる．しかし，指定された記入者が回答したかどうかの確認や，質問項目の内容の取り違えなどがあっても，面接調査と違ってチェックすることができない．

調査項目は郵送調査と同様できるだけ簡単にして，調査対象者が読んだだけで意味が把握できるようなものにする．訪問回数を繰り返すことによって，回収率をかなりあげることができる．

留置質問紙調査の手順
---
1. 調査票とともに次のものを同封し郵送する．
   - 調査の挨拶文，依頼文
   - 調査の目的，有用性，調査結果の使用範囲およびプライバシーの保護などを明記したもの．
   - 調査対象に選択された経緯を明記したもの．
   - 調査回答者の指名を明記したもの．
   - 回収方法と回収期日を明記したもの．
   - 調査者の連絡先を明記(住所，電話番号，責任者指名)したもの．
   - 調査票に直接記入するのか，あるいは回答用紙へ記入するのかをわかりやすく書く．
2. 調査項目は回答しやすいように順序よく並べる．
3. 指定した回収日に訪問し，調査票を回収し，記入漏れのチェックをする．
4. 謝辞を述べる．
5. もし，本人に会えなかった場合は，日時を変えて再度訪問する．

(4) 集合質問紙調査

調査対象者を一同に集め，調査票を配布し一斉に調査を実施する方法である．学校や職場あるいは地域活動をしている人々などを対象に，実施する調査の多くはこの方法を用いている．

この方法は一度に多数の人に調査をすることができ，質問がある場合もその場で対応できるので，調査票の回収率も非常に高い．この方法では本人

が記入するという利点があるが，調査項目に対して果たしてどこまで本心を記入しているかなどの問題点はやはり残る．

この調査法を実施するときに調査者が誰であるのか，例えば調査対象者が子供で調査者が担任教師であるとか，職場調査で調査者が職場の上司などの場合は，調査結果に影響が出る場合もある．また，調査対象者が老人大学受講生のような集団の場合に，その結果を高齢者一般の特性として一般化するにはデータの偏りがある．このように調査対象者が決まった一定の階層や年齢構成などに限定されることもあるので，結果がその範囲内に限定されてしまうことも知っておかねばならない．

集合質問紙調査の手順

1. 前もって調査を実施する集団の責任者の許可を必ず得ること．
2. 調査する当日，調査票の配布前に調査対象者に調査の協力依頼をする．その際，調査者の服装や態度などが調査対象者に先入観を与え調査に影響しないように注意する．
3. 調査票の表紙に記載してある調査の目的，調査主体，結果の利用範囲およびプライバシーの保護などについて説明する．
4. 調査時に集団の上司や教師など，調査対象者にとって影響力のある人の同席を避ける．
5. 回答記入方法を説明する．
6. 記入時に個人の回答が周囲に見えないような工夫をしておく．
7. 質問に対しては回答に影響しないように注意して説明する．
8. 配布した質問紙の数と回収された質問紙の数をチェックする．
9. 謝辞を述べて退出する．
---

(5) 電話調査

調査員が電話で質問項目を読みあげて調査対象者に回答してもらい，それを調査員が調査票に記入していく方法である．多くの調査員を動員して短期間に調査を終了でき，費用もあまりかからない．この方法は電話台帳からサンプリングするので，調査対象者の抽出は限られた範囲内で行なわれるという欠点をもつ．また，電話での応答では本人が回答しているのか確認しにくく，また調査項目を電話で聞いただけで回答を求めるので，複雑な質問や選択肢がある項目，長時間かかる調査，あるいは調査対象者の内面に踏み込んだような質問はできない．

電話ではお互いの様子が見えないので，ちょっとしたことから相手が調査者に不信感や疑惑を感じるようなことになると，調査への協力が得られにくくなるので，気をつけて対応する．

電話調査の手順

1. 調査対象者であることを確認する．
2. 調査の依頼をする．
3. 調査の目的，調査の責任者，結果の使用法およびプライバシーの保護について説明をする．
4. 調査対象者に選出された経緯を説明する．
5. 調査の了解をとり，質問項目をゆっくりと読みあげる．
6. 回答を調査票に書き取る．
7. 質問についての応答をあらかじめ統一しておく．
8. 謝辞を述べて終了する．

このように，調査にはいろいろな方法があるが，結果の信頼性や回収率のことを考えると，最も望ましいのは個別面接調査であることがわかる．しかし，経費や日時などがかなりかかるので，現在最も頻繁に使用されているのは郵送調査と集合調査である．

以上述べてきたように，それぞれの調査法の特徴をよく把握して，そのケースに応じて最も有効な調査方法を選択することが大切である．

★ 質問紙の豆知識：

1）質問紙法の歴史

　質問紙法は心理尺度法と社会調査法に大別される．人間の感覚や態度，認知など従来客観的に測定できなかったものを測定する方法として質問紙法が開発された．1883年にホールが質問紙法で児童に研究を行ない，1905年にはビネーが知能検査を開発し，その後，適性検査，性格検査，価値・態度測定検査などが開発された．現在では心理検査，心理尺度，世論調査などの社会調査や意識調査など，社会科学での人間の心や行動を知る重要な研究方法の1つとして位置づけられている．

2）選択肢の等間隔性

　間隔尺度の程度や頻度を測定する表現には色々あるが，そこにできるだけ等間隔であること，すなわち弁別性があることが望まれる．物理的に測定できる尺度に対して感覚的にそれに対応する尺度を作成することから間隔尺度での測定が行なわれるようになった．織田（1970）は10歳から大学生までを対象に選択肢間の等間隔性を保つ尺度値図を作成し，小学生では形容詞間の認知の差が少ないため評定段階をあまり多くしないほうがよいことを明らかにした．

3）看護研究にしばしば用いられる心理・社会的尺度

　心理・社会科学で作成され，信頼性・妥当性が検証され，色々な分野でよく用いられる測定尺度をいくつか紹介しよう．

概念	測定用具
不安	STAI（State Trait Anxiety Inventory）（Spielberger, 1970, 清水・他訳, 1981）
バーンアウト	Maslach burnout Inventory（Maslach & Jackson, 1981, 田尾訳, 1989）
Locus of Control	Locus of Control 尺度（Lotter, 1966, 鎌原・他訳, 1982）
抑うつ	Hopkins Symptom Checklist（渡辺訳, 1986）
リーダーシップ	リーダーシップPM尺度（三隅, 1974）
勤労モラール	勤労意欲測定尺度（三隅, 1976）
自尊感情	Self-Esteem Scale（Rosenberg, 1965, 山本・他訳, 1982）
セルフ・モニタリング	Self-Monitoring Scale（Synder, 1974, 岩淵・他, 1982）
セルフ・エフィカシー	セルフ・エフィカシー尺度（坂野・他, 1993, 成田・他, 1995）
自我同一性	REIS（Rasmussen's Ego Identity Scale）（Rasmussen, 1961, 宮下訳, 1987）
親和動機	IOS（Interpersonal Orientation Scale）（Hill, 1987, 岡島訳, 1988）
達成動機	達成動機測定尺度（堀野, 1987）
孤独感	UCLA（Loneliness Scale）（Russel et al, 1980, 工藤・他訳, 1983）
自己開示	自己開示状況質問紙（遠藤, 1989）
職業レディネス	職業レディネス尺度（若林・他, 1983）

文献

鎌原雅彦・他：心理学マニュアル質問紙法，北大路書房，1998

織田揮準：日本語の程度量表現用語に関する研究．教育心理学研究，18：166-176, 1970

4

回収した調査票の整理

I ローデータの処理

　調査票を回収したら，調査票の整理→集計→分析に取りかかる．

　調査票を整理し得られたデータ（これをローデータという）を処理することは次の2つの意味がある．1つは簡潔に集約された数値データに変換することで，説得できる解釈がしやすくなり，仮説の検証がより容易になることである．2つ目はデータ処理によって，その結果から法則性や一般性が導きやすくなることである．

　整理の方法は，まず調査票を1枚ずつ点検し，統計分析ができるデータに変換する．その後，分析に便利なようにコーディングシートへデータを転記する．コンピュータを使用する場合はこのシートを作成しておくと，入力に間違いが少なく分析処理をしやすくなる．

1. 調査票のエディティング

　回収された調査票を1枚ずつ点検し，誤りや記入漏れなどの不備を見つけ出し，それを訂正したり，データを集計できるように整える．この作業を**エディティング**という．

　エディティングは回収された調査票を有効に使用できるように，見直しをする作業である．まず，回収された調査票（原票という）をチェックすることから始める．個別面接調査の場合は，特に調査員の記憶の新しいうちに調査票の点検をし，記入の不備な個所や内容の意味のわかりにくい個所を訂正する．

　郵送質問紙調査や留置質問紙調査を無記名で実施した場合は，回答者が誰であるかがわからないので，無記入の個所を訂正することは困難である．しかし，その場合でも可能な限り誤りの訂正や無記入の回答部分を修正する．

エディティングの手順
●手順ー1
　調査票が確実に回収されているかを確認する．
　サンプリングされた本人の調査票であることを確認する．その際，次のような調査回収の一覧表

表 4-1　調査票回収一覧表の例

調査対象者番号	回収	調査不能	調査拒否	不明	有効票
001	○				○
002		○			×
003			○		×
⋮					
合計	50	2	1	1	46

（表 4-1）を作成しておくと，確実に回収されたか，調査不能であるか，あるいは調査対象者が調査拒否をしているのか，などが明らかになり，有効回答数も把握できる．

● 手順―2

最初に回収された数（原票）と回収率をチェックする．

● 手順―3

無効調査票を選別する．

白紙の調査票とか，性，年齢などの属性だけしか記入していないもの，あるいは明らかに不真面目であるとか，でたらめな回答であるという作為の認められるものなどを見つけ出し，それをはずす．

● 手順―4

記入の不完全なものについては，調査票を読み返し，前後の質問から判断して補足したり訂正できるものについては修正する．それでも修正できないものは NA（No Answer 無回答）と赤で記入する．

修正の例として

> 例
>
> 当てはまるところに ○ 印をつけてください．
> ● あなたの性　　　　1．男　　2．女
> ● 同居家族に全て ○ 印をつけてください．
> 　①．夫　　　　　2．妻　　　③．（義）父母
> 　4．（義）祖父母　⑤．子供　　6．（義）兄弟
> 　7．その他（　　　　）
> 性別が未記入であっても，同居家族の項目に「夫」に ○ 印をつけていたら，調査対象者の性別を女にする．

● 手順―5

応答が一貫性をもっているかを点検する．

質問に対して応答に一貫性がないと判断されたものは，回答の信憑性が薄いので無効回答とする．そのために調査票の中で正確に判断できるデータ，例えば性，年齢，家族構成および職業などと質問項目の一貫性を照合し慎重に突き合わせる．

> 例
>
> 当てはまるところに ○ 印をつけてください．
> ● 在宅介護の経験がありますか．
> 　1．はい　　②．いいえ
> ● 主に介護をなさったのはどなたですか．
> 　1．配偶者　②．嫁　　3．娘
> 　4．息子　　5．子供　　6．その他
> ● 在宅介護負担はどの程度ありましたか．
> 　①．非常に　2．かなり　3．すこし
> 　4．あまりない
> このように「在宅介護の経験がありますか」という質問に「いいえ」と回答しながら，次の質問の在宅介護項目のところに記入しているとすれば，論理的に適切でない回答であるから，全体的に検討したあとで訂正をする．

● 手順―6

計算が必要な質問項目はこのときに変換をする．

> 例
>
> ● 通算勤務年数　　3 年 5 か月 → 41 か月
> ● 生年月日　　　　昭和 35 年 → 54 歳

● 手順―7

文字，数字の誤りや，回答内容が理解しにくいものを修正する．

● 手順―8

最終の有効回答数をチェックする．

● 手順―9

有効調査票に一連番号づけをする．

このように，エディティングをして原票のデータを極力生かしながら，訂正，修正および削除し

たりすると，データがさらに有効に活用できるようになる．

2. 欠損値の処理

エディティングをする際に問題になるのが，無回答や非該当の処理である．

無回答がある程度多いときは，回答全体の信頼性が疑われるので，そのようなデータは削除したほうがよい．しかし，データ数が少ないと1枚でも削除するのが忍びないので，無回答をそのままにしておき，集計が可能な部分だけを使用する場合もある．

無回答はこのようにデータとしては問題であるが，その回答の背景を考えるといろいろな場合があるので，それぞれに最も合った対処方法を取ることが大切である．

無回答は次のように分けられる．

1）回答拒否の場合

回答することが調査対象者に何らかの苦痛を与えたり，回答結果によって不利益なことになると思う場合や，調査そのものに対して反対する場合などに出てくる．また，信念や政治問題あるいは宗教に対する質問も，拒否されることが多い．

拒否を少なくするためには，調査目的や結果の利用範囲について調査実施前に十分に説明することである．あるいは無記名調査にしたり，調査票を密封して回収したり，調査対象者と直接関係のない者が調査をしたりするとよい．

> **例**
> 職場の意識調査をする場合に調査者が直属の上役などであると，調査対象者は回答がしにくい．調査者を関係のない人と替えたり，調査票の記入後，各自で密封するなど回収方法を工夫する．

2）回答不能の場合－1

質問項目に該当する選択肢がない場合や，質問項目そのものが調査対象者に該当しないようなときに回答ができない．これは，他の無回答と区別して非該当として取り扱うほうがよい．

質問項目の作成段階で非該当の回答が出ると予測されるときには，前もって選択肢に非該当を加えておくと曖昧にならなくてよい．

> **例**
> 別居している子供との接触頻度はどのくらいですか．
> 1．ほぼ毎日　2．週数回　3．月数回
> 4．年数回　　5．ほとんど会わない
> 6．子供なし
> この場合，6の回答が非該当回答である．

また，遠い過去に関する質問や，未経験の事柄についての質問なども回答が得られにくく，無回答になりやすい．

> **例**
> ● 小学校のとき，あなたの先生は次のようなことをしましたか．
> ● あなたが，看護師になったらどんなことをしたいですか．

3）回答不能の場合－2

質問の意味が専門的であったり，経験していないと回答ができない場合や，また調査対象者に質問が十分に理解できなくて回答できない場合などがある．

4）回答不能の場合－3

無関心，意見がない，および判断がつかないということから無回答になる場合などがある．

5）記入漏れの場合

単に読みとばしてしまって無記入になる場合も

ある．

このように，無回答の背景にもいろいろあるので，無回答にならないように，質問項目を作るときから調査を実施するまで，細心の注意を払うことが大切である．また，無回答と非該当による無記入の回答は，その意味している内容が違うので，分析のときに分けて扱う．

その他，エディティングである程度の修正はできても，まだまだわからないものも多い．それらについては，勝手に推量しないで，回答しないということも1つの意思表示であるととらえ，それを1つの回答として扱ったほうがよい．

コーディングの際は無回答は空白にしておく．しかし，統計ソフトによっては空白の扱いが異なるので，あらかじめよく調べて使用するソフトに合わせて対処する．

え方で処理したかを説明できるようにしておかなければならない．

> **例**
> 当てはまるところに○印をつけてください．
> 問1．看護師の給料は普通の事務職員より上ですが，給料がどれくらいになったら看護師になりたいと思いますか．1つ選んでください．
> 　　1．給料の額に関係なく看護師になりたい
> 　　2．月給30万円ぐらいなら，看護師になりたい
> 　　③．給料がいくら高くても看護師にはなりたくない
> 問2．実際にあなたは看護師になってみたいと思いますか．1つだけ選んでください．
> 　　①．なってみたい
> 　　2．なってもよい
> 　　3．なりたくない
> 問1で③に回答しながら，問2で①か②のいずれかの選択をした場合は，明らかに回答の非一貫性が認められる．

3. 不適合回答の取り扱い

不適合回答とは，答え方に筋が通っていない非一貫性回答の場合や，不真面目な回答（男性集団の調査にもかかわらず，性別を女性と回答しているなど），でたらめな回答と思われる場合などである．その場合，調査票そのものに対する信憑性が疑われるので，そのデータは削除したほうがよい．

また，質問項目の選択肢に全て「はい」とか，「どちらとも言えない」という同じ回答ばかりを並べていたり，「はい」「いいえ」が交互に選択されているような，ある特異なパターンで回答している場合も，その内容を確かめたあとででたらめな回答であると判断し削除する．

また，質問事項について調査者が要求している回答とは別の回答をした場合や，文字が判読できないとか，あるいは書かれていることの内容がわかりにくい場合などは「不明」として処理する．

しかし，この処理は調査者個人の判断ですると危険なので，どのような立場から，どのような考

4. データのコーディング

回収された調査票の回答欄には，次のような4種類のデータがある．
① 年齢のような数量データ
② 選択肢の番号のように便宜的に数字に変換したデータ
③ 性別のように元来数量化できないが，記号として数字を当てはめたデータ
④ 自由回答のような文字や文章

次にこれらのデータをできるだけ数値データに変換していく作業を行なう．

1）データのカテゴリー化

年齢のような連続量の場合，そのまま平均値などを求めることもできるが，いくつかの段階に分けることもできる．また，自由記述の内容はそのままでは使用できないので特徴をいくつかのまとまりにし，数値に置き換える．

このように内容をいくつかの数値段階に分ける階級をカテゴリーといい，段階に分けることをデータをカテゴリー化するという．データをカテゴリー化すると調査対象者の特徴を把握しやすく，集計作業も簡単になる．特に，コンピュータの利用が一般化してきた今日，データを全てカテゴリー化して数値でコンピュータに入力しておけば何度でも使用でき，仮説の検証を短時間に行なうこともできる．

このようにデータの中で意見や態度のように量的に表現することが困難なものを数量化したり，いくつかのカテゴリーにまとめて数量で段階に分けたりすることを**コーディング**（符号化）という．

2）プリ・コーディング

調査票作成の時点で，質問項目の回答をカテゴリーに直しておく場合がある．例えば職業，学歴など回答の枠組がすでにできている場合には，回答の選択肢に番号をつけておくだけで，回収後の作業を簡略化することができる．このような作業をプリ・コーディングという．このとき，指標が作成されている研究分野で，すでに標準分類ができていれば，できるだけそれと同一のカテゴリー化をすると，結果のまとめや考察をするときに先行研究と比較検討をすることができる．

> **例**
>
> ● 世帯区分
>   1．夫婦のみの世帯
>   2．夫婦と子供の世帯
>   3．3世代世帯
>   4．夫婦と親世帯
>   5．独り暮らし世帯
>   6．その他（　　　　　）
>
> ● 寝たきり度判定基準
>   1．ランクJ
>   2．ランクA
>   3．ランクB
>   4．ランクC

3）アフター・コーディング

それに対して調査票を回収したあとで，データを数量化したり連続数量をカテゴリーにまとめたりするコーディングをアフター・コーディングと呼ぶ．一般にいわれているコーディングとはこの作業を指す場合が多い．

(1) 定量的データの分類の仕方

カテゴリー化は定性的データのみならず，定量的データについても行なわれる．しかし，データによっては調査対象者に偏りや，ばらつきもあるので，その場合はデータを段階に区切ってカテゴリー化をすることが必要になる．

> **例** 連続数量の分類
>
> ● 年齢の分類
>   1 － 20〜29歳
>   2 － 30〜39歳
>   3 － 40〜49歳
>   4 － 50〜59歳
>   5 － 60歳〜
>
> ● 年収の分類
>   1 － 〜300万円
>   2 － 301〜500万円
>   3 － 501〜800万円
>   4 － 801〜1,000万円
>   5 － 1,001万円以上

(2) 定性的データの分類の仕方

自由記述法による回答や，選択的回答形式の中で「その他」という回答を定性的データという．この場合はまず，回答に一通り目を通してから項目をまとめカテゴリー化をする．そのとき，全ての回答がいずれかのカテゴリーに入っていること，また分類の単位を統一することなどに注意する．

> **例**
>
> あなたが受けた血液検査について，困ったことがあれば書いてください．
> これは，患者が検査を受けたときに感じた問題点

などを自由に書いたもので，記述データである．この回答を読むと次の5項目に大別できた．

1. 検査の場所に関すること
2. 看護師の説明不足に関すること
3. 病院側の手順に関すること
4. 検査結果に対する要望
5. その他

例

あなたは1週間におよそどのくらいアルコールを飲みますか．

1. 常時飲酒する習慣になっている
2. ほぼ毎日
3. 週に3～4回
4. 週に1～2回
5. ほとんど飲まない
6. 飲まない

4）コーディングシートへ転記する

次に質問紙の数量化したデータを，コーディングシートといわれるシートに書き移すことにする．これはコンピュータに入力するために開発されたもので，集計がしやすく，またデータ入力を間違わないようにするものである．

手集計の場合でも，このような一覧表になったコーディングシートを用いると，質問紙からそのまま集計するよりも計算ミスが少なくなり便利である．また，一度シートを作成しておくといろいろな集計のたびに何回でも使用できるので有用である．

コーディングシートは各質問項目の全ての回答に記入する欄を決めておき，調査対象者ごとにこれを作成する．この記入欄はコンピュータ上のデータ欄（カラム）と一致しており，回答形式によってカラム数が決まっている．例えば回答を2つ選ぶような場合はカラムは2つ用意する．

シートへの記入が終わったら，必ずコーディングシートと調査票データとを突き合わせ，正しく記入されているかをチェックする．今後はこのシートを使用するので，この突き合わせ作業は慎重に行なう．その際，2人で読み合わせるようにすると間違いを発見しやすい．

―― コーディングをするときに一般に留意する点 ――

- 全体のデータの分布をあまり損なわないようにする．
- できるだけ等間隔にするが，両端の人数が極端に少ない場合などは調整する．
- 状態を十分に説明できるような間隔にカテゴリー分けをする．
- 先行研究や他の資料との比較が可能であるようにカテゴリー化を図る．
- ほかへも適用できるような拡張性をもつようにカテゴリー化を図る．

―― コーディングマニュアルの例 ――

- 記入上の注意事項－無回答は空白にする．

項目	カラム数	カテゴリー
1－サンプルナンバー	3	1～n人
2－性別	1	1. 男　2. 女
3－年齢	2 または 1	数量のまま， 1. 20～29歳 2. 30～39歳 3. 40～49歳 4. 50～59歳 5. 60歳以上 6. 無回答
4－職業	1	1. 常勤 2. パートタイマー 3. 内職 4. 無職 5. 無回答
5－Q1（喫煙）	1	1. 吸う 2. 吸わない 3. 以前吸っていたがやめた
6－Q2（喫煙量）	2	数量のまま
7－Q3（満足度）	1	5－満足 4－まあ満足 3－どちらともいえない 2－やや不満足 1－不満足

コーディングをするときには，面倒でもコーディングマニュアルを作り，コードの内容を記入しておくと，あとで間違いが見つかったり，記憶違いで問題を起こしたりすることが少なくなる．特にグループで共同研究をする場合は，全員が同じシートをもつようにしたほうが都合がよい．

―― コーディングシートの例 ――

コード	1	2	3	4	5	6	7	8	9	10
内容	氏名	性	年齢	職業	Q1	Q2	Q3	Q4	Q5	Q6
サンプル	001	2	24	4	3	12	4		4	1
	002	1	20	1	1	15	2	2		3
	003	2	36	1	3	20	2	3	4	2

II データ整理にあたって必要な基本的事柄

1. データの種類

調査票を回収し，エディティングされたデータ総数をデータ数という．また，調査項目―性別，年齢および職業などを**変数**という．データとは各質問項目に対する調査対象者の選択された回答の集まりといえる．

これらの変数（項目）データの種類，データ数などによって分析できる統計処理の方法も変わってくる．

調査票に記入されたものがすでにデータであるが，この調査票から集計される「性別」とか，「はい」・「いいえ」の回答について，それぞれの人数を数えることができる．例えば，ある質問について「はい」という回答が男 52 人，女 48 人であったとすると，この 52 あるいは 48 の数を質的データ（計数データ）という．集計されたデータが名義尺度や順序尺度の場合，人数や個数に代表されるようなデータは，数えられる数値なので，身長や体重などの連続変量（連続値）に対して離散変量（離散値）ともいう．

それに対して，身長や血圧のような本質的に連続した数値をとり，それぞれ独自の計量単位をもっている数量を量的データ（計量データ）という．量的データはそのまま集計して平均値などを求め統計処理にかけることができる．また，離散変量としていくつかの段階をつけた値に替えて処理することもできる．その場合，連続変量はいくらでも区分が可能であるが，分析結果を理解しやすくするためにある程度の数にまとめて，離散変量的な取り扱いをすることが多い．

> **例** 連続変量を離散変量に分類する
>
> 身長の分類
> 150 cm 未満　　　　　　　　　→ 1（低い）
> 150 cm 以上　155 cm 未満　→ 2（やや低い）
> 155 cm 以上　160 cm 未満　→ 3（普通）
> 160 cm 以上　165 cm 未満　→ 4（やや高い）
> 165 cm 以上　　　　　　　　　→ 5（高い）

評定尺度法による回答形式の場合，調査対象者は 5，4，3，2，1 のいずれかの数値を選んで回答するが，これを 5～1 までの連続量として集計する場合は，これも量的データとして取り扱うことができる．5～1 までのそれぞれに回答した人数をそのまま使用して分析したり，また，5，4 に回答した人を高（得点）群，3，2，1 に回答した人を低（得点）群として扱う場合は質的データとしての扱いになる．

このように，データは質的データと量的データに大別されるが，一般的には量的データ形式のほ

うが，いろいろな統計分析処理をすることができる．

> **例** 評定法によるデータの取扱い（5段階評定）
> - あなたはいまの職場に満足していますか．
>   5．あてはまる
>   4．かなりあてはまる
>   3．どちらともいえない
>   2．あまりあてはまらない
>   1．あてはまらない
> - 量的データとする場合は1～5は連続量として扱い，平均値などを求めることができる．
> - 質的データの場合はそのまま5群，あるいは高得点群・低得点群・中間群にまとめ，人数の分布の差を求めることができる．

2. データの性質

データの分析をするうえで大切なことは，データのもつ性質をよく知っておくことである．

データは第3章IV-4（27頁）で述べたように，4つの尺度のどれかの形態をとっている．

この4つの尺度は，

名義尺度 → 順序尺度 → 間隔尺度 → 比率尺度のように，矢印の方向に順に精度が上がっている．そのため，上位の尺度ではそれ以下の尺度で使用できる全ての統計分析処理ができるが，下位尺度になるほど使用できる統計処理は制限される．

2つの変数を使う分析では，下位の尺度に合わせることが必要になる．例えば，順序尺度と間隔尺度のデータ間の関係をみようとするときには，間隔尺度のデータを順序尺度のデータとして扱うことはできる．しかし，その逆の下位尺度のデータを上位尺度のデータに変換して使用することはできない．

また，名義尺度や順序尺度の数値に対して，平均値や標準偏差を求めることはできない．

> **例**
> - あなたは職場でストレスを感じますか．
>   5．そうである
>   4．かなりそうである
>   3．どちらともいえない
>   2．あまりそうでない
>   1．そうでない
>
> - あなたは仕事を辞めたいと思いますか．
>   1．はい
>   2．いいえ
>
> 分析として辞めたいと思うかどうかの2群によるストレス認知度の差を分析する場合に，ストレス度を次のいずれかの方法で分析する．
> ・間隔尺度として用いるときは，1～5の連続量として扱い，平均点などを求める．
> ・名義尺度として用いるときには，そのまま5群として，あるいは1～3をストレス低群，4～5をストレス高群として扱い，人数のばらつきを分析する．

3. 結果をまとめる

質問紙調査で収集したデータは，調査者が明らかにしたいと思っている事柄（従属変数，あるいは目的変数，基準変数ともいう）を，いろいろな変数（独立変数あるいは説明変数ともいう）で分けて，互いの事柄の関係に最も適切な解釈を行なうことを目指している．

そのため，調査を実施するときには従属変数は何であるのか，独立変数を何個入れたのか，またその変数は質的変数か，量的変数かなどによって，今後の分析の方法が異なり仮説の検証にも影響する．

データの種類とレベルとは5章IV（73頁）で述べる名義尺度や順序尺度による質的データか，間隔尺度や比率尺度の量的データかということである．

変数の数とは一度に処理する変数がいくつであるかということである．変数が1つであれば質的データでは調査対象者の特徴をわかりやすく表す

```
―― データの整理をする際に注意するのは ――
● データの種類とレベル
● 変数の数
● 変数間の関連
```

度数分布や棒グラフ，パイグラフなどである．量的データでは度数分布やヒストグラム，標準偏差あるいは平均などを求めることができる．変数が2つになると調査対象者の変数間の違いや関連性を明らかにすることができる．さらに変数が3つ以上になると，変数間の違いや関連性に加えて，変数の多種類の側面を同時に全体的に分析する多変量解析を用いて，調査対象者の特徴を明らかにすることができる．

変数間の関連とは変数間に関係があるのかどうかということである．一般にはデータは異なった調査対象者から得られたものという前提がある．しかし，場合によっては，同じ対象に繰り返し同一調査をしたり，服薬の前後に同じ調査対象者に調査をするような縦断的調査（パネル調査）の場合もある．このときは対応のある調査対象者の調査として分析をする．

> **例** 対応がない調査
>
> Aクラスの子供に学習意欲テストを実施し，Bクラスの子供の学習意欲テストのデータと比較した．
>
> 対応がある調査
> ● Aクラスの子供に入学時と1学期終了時の2回，同じ学習意欲テストを行ない，2回の結果を比較した．
> ● 10人の患者にある薬を投与して，薬の投与前とあとで患者の要因（例えば血圧とか心拍数など）を比較し，薬の効果があったかどうかをみた．

4. データ処理はなぜ必要なのか

データを収集したらデータの整理をし，データ処理（統計処理）をする．このデータ処理によって，客観化された調査対象者のもつ特徴が明らかになり，調査仮説の検証がなされ一般法則性を引き出すことができるようになる．

このように整理してまとめられたデータを，現在統計学の2本柱である

① 記述（一次）統計
② 推測（二次）統計

を使って処理し，調査対象者の特徴を述べ，変数間の違いや関連を明らかにし仮説の検証を行なうのである．

記述統計は取り扱われる集団が既知のもので，言い換えれば一定の場所と時間を問題とする集団の特徴を記述するものである．推測統計は観察や調査する母集団が未知のときで，そこからランダムサンプリングした調査対象者（標本）から母集団の性質を推測しようとするものである．記述統計の知識なくして推測統計に進むことは不可能である．体系的にみて両者の区別は困難であるが，おおかた2つに分けるとすると記述統計の方法としては，データを整理・分類し，棒グラフやパイグラフなどで表したり，度数分布表を作成してヒストグラムを書いて分布の特徴をみる．次いでデータの代表値（平均値や中央値），標準偏差などを求めて分布の状態をみる．さらに，2変数間では連関や相関を通じて関係の分析を行なう（表4-2, 4-3）．

推測統計では未知なる母集団の母数の推定をはじめとして，それぞれ研究対象となる集団同士の代表値の差の有意性の検定を行ない比較をする．記述統計における関係の分析をさらに深めて連関，回帰および相関係数の有意性の検定をしたり，論理的にデータ解析をするのである．

5. コンピュータによるデータ処理

1）コンピュータの利用

最近はコンピュータのアプリケーションソフト

表 4-2 尺度別分析方法一覧表（関係の分析）

種別 変数 尺度水準	係数による分析		検定による分析		
	2変数	3変数以上	1変数	2変数	3変数以上
名義尺度	連関 　ϕ 係数(110頁) 　独立係数 　クラメール関連係数 　ユール関連係数		2項検定 (115頁)	χ^2 検定 　　(95, 115頁) 直接確率計算 　　(117頁)	
順序尺度	相関 　スピアマンの順位 　相関係数(111頁) 　ケンドールの順位 　相関係数	偏順位相関 一致係数		スピアマン順位相関 係数の有意性検定 　　(111頁) χ^2 検定 直接確率計算	
間隔尺度	相関 　ピアソンの積率相 　関係数(直線関係) 　　(112頁) 回帰係数(113頁)	重相関係数 偏相関係数		ピアソンの相関係数 の有意性の検定 　　(113頁)	重回帰分析 正準相関分析 判別分析 共分散構造分析

を利用して，データ処理をすることが一般的である．コンピュータには企業体や研究機関，あるいは大学などに設置された大型コンピュータと，各個人所有のパーソナル・コンピュータとがある．どちらのコンピュータについても，統計分析のためのプログラムパッケージが整備されてきており，簡単なコマンド（実行命令文）を入れるだけで様々な処理ができるようになっている．このパーソナル・コンピュータの普及と市販ソフト開発のおかげで，簡単にデータ分析や統計処理ができるようになっている．今後は少量のデータであっても，コンピュータを使って，手集計でかかっていた時間を節約したり複雑な統計処理の計算も簡単にできる．

その他，コンピュータを利用することの利点は，データの保存がきき，いつでも必要なときに利用できることがあげられる．データも簡単に修正することができる．

また，これまでは手集計ではできなかったような大量のデータでも，短時間で処理でき，多様な分析もできる．最近はそのまま報告書に使用できるような図表も印刷されるので，結果のまとめの時間も節約できる．

しかし，コンピュータを使用するときに気をつけなければならないことは，データミスがあってもそれをコンピュータは検索することはできないので，間違った結果を出すこともある．正しい分析結果を得るためには，データ入力には十分に気を配り，コーディングシートとの入力データチェックを入念にしなければならない．

また，コンピュータは指令されたことをそのまま計算するだけで，無意味な分析をすることもある．やはり統計処理の基本的な意味や算出方法については，前もって勉強しておかねばならない．

2）データ入力

コンピュータでデータを分析するためには，まずデータをコンピュータに入力しなければならない．

データ入力の際に気をつけなければならないこ

表 4-3 尺度別分析方法一覧表（差の分析）

尺度水準＼変数対応	1変数	2変数 独立	2変数 関連	3変数以上 独立	3変数以上 関連
名義尺度	2項検定（115頁） χ^2検定（98頁）	Z検定 χ^2検定 （95, 115, 120頁）	マクネマー検定 （122頁）	χ^2検定（123頁）	χ^2検定（124頁）
順序尺度	コルモゴロフ・スミルノフ検定※ （148頁） χ^2検定（120頁）	χ^2検定（122頁） コルモゴロフ・スミルノフ検定※ （149頁） U：マン・ホイットニー検定※ （150頁） T：ウィルコクソン検定※（151頁） 中央値検定※ （152頁）	サイン検定※ （153頁） T：ウィルコクソン・符号順位検定※（154頁）	χ^2検定 H：クルスカル・ワリス検定※ （156頁）	フリードマン検定※（157頁）
間隔尺度	スミルノフ・グラッブス棄却検定 （128頁）	t検定（99, 129頁） F検定 （103, 131頁） ウェルチの検定 （106, 132頁）	t検定（133頁）	バートレット検定 （135頁） F検定 1要因分散分析 （137頁） 多重比較（138頁）	F検定 2要因分散分析 （交互作用） （139頁） 多変量分散分析

※ノンパラメトリック検定法

とは，全調査対象者の同じ項目番号のデータを，同じカラムに入力することである．そこで，入力前に例えば性別であれば1カラム，年齢は2カラムというように項目ごとにカラムを決定しておき，その指定されたカラムにコーディングシートに転記されたデータを入力する．

入力が終了したらデータをプリントアウトして，データが正しく入力されたかをコーディングシートと突き合わせてチェックする．

さらに，度数分布表などを作成して，論理的に異常な数値が出ていないかなど調べる．そして，もし異常値があった場合は，必ず原票に立ち戻ってチェックする．これを入力データを用いてのデータクリーニングというが，これがデータ整理の最終段階であるので入念に行ないたい．

調査結果の回収からコンピュータ入力までの流れ

- 調査票を回収する．
  ⇩
- エディティングをする．
  ⇩
- コーディングをする．
  ⇩
- コーディングシートへの転記をする．
  ⇩
- コーディングシートへの転記チェックをする．
  ⇩
- データを入力する．
  ⇩
- プリントアウトして入力データのチェックをする．

こうして一度コンピュータに入力しておくと，今後何回も集計や分析を行なうことができる．また，データは必ずバックアップを取っておくことも忘れてはならない．

III 調査票の実例

1）調査票例-1

【目的】 看護師の職場の異動は他職種のそれと比較するとかなり多いと思われる．その原因は3交替勤務などの職場の特殊性や職務上のストレスにかかわる問題にあるといわれている．

そこで職場のストレスにはどのようなものがあるのかを明らかにし，ストレスにかかわる問題を緩衝する効果があるといわれているサポートが，ストレスの認知にどのように影響するのか，さらにそのストレス認知が退職にどのように影響を及ぼすかを明らかにすることを試みる．

【仮説】
① 有効なサポートはストレスの認知を低めるのに効果をもつであろう．
② 有効なサポートは退職希望を少なくすることに効果があるであろう．

【調査対象者】 A病院全看護師○○○名

【調査方法】 質問紙による集合調査（病棟ごとに会議室で行なう）
B調査者が一斉に調査票を配布し，調査対象者が記入したあと，各自が封筒に入れたものを回収する．

【調査日時】 2001年○月○〜○日

調査のお願い

謹啓　看護師として日々お忙しいことと存じます．私たちは看護師にかかる多くのストレスとその解消方法について模索しております．そこで，みなさまが実際の職場で感じられている事柄を調査させて頂き，問題点などを明らかにしたいと思っております．ご多忙中と存じますがよろしくご協力いただきますようお願いいたします．

調査は無記名でご記入後，封筒に入れ封をしてご提出ください．調査結果は全体での統計処理をいたしますので，個人の結果が明らかになることはございません．また，調査以外の目的には使用いたしませんので自由にご回答ください．よろしくお願いいたします．

なお，調査につきましてご不審な点などがございましたら，下記迄ご連絡ください．

　　　　　　　　　　　　　　　　　　研究代表者　　＿＿＿＿＿＿＿
　　　　　　　　　　　　　　　　　　所属　　　　　＿＿＿＿＿＿＿
　　　　　　　　　　　　　　　　　　連絡先　　　　＿＿＿＿＿＿＿

調査票

次の文を読んで当てはまるところに○印，またはご記入ください．
1．あなたの性，年齢は（1．男　2．女）　　（　　　）歳
2．あなたの家族は（　）人
　1．配偶者　2．（義）父母　3．子供　4．兄弟　5．その他（　　　）

3．勤務場所　　1．内科病棟　2．外科病棟　3．＿＿＿＿＿　4．＿＿＿＿＿
4．勤務年数　（　　）年
　職位　1．師長　2．主任　3．副主任　4．係長　5．その他（　　）
5．あなたは職場でストレスを感じますか．
　　1．いつも　2．かなり　3．どちらともいえない　4．あまりない　5．ない
6．あなたに職場を替わったことがありますか．
　　1．はい　　2．いいえ
7．職場で困ったことがあったとき，上役は相談にのってくれますか．
　　1．いつも　2．かなり　3．どちらともいえない　4．あまりない　5．ない
8．職場で困ったことがあったとき，同僚は相談にのってくれますか．
　　1．いつも　2．かなり　3．どちらともいえない　4．あまりない　5．ない
9．職場で困ったことがあったとき，家族は相談にのってくれますか．
　　1．いつも　2．かなり　3．どちらともいえない　4．あまりない　5．ない
10．以下の質問はあなたの職場のことを尋ねています．ここでの上役とはあなたの直属の指示命令を下す人を示しています．

	いつも	かなり	ときどき	あまりない	ない
① 上役は指示命令を与える．					
② 上役は仕事量のことをやかましく言う．					
③ 上役は仕事の計画を綿密に立てる．					
④ 上役はあなたを信頼してくれる．					
⑤ 職場のチームワークはとれている．					
⑥ 会合での話し合いは役に立っている．					
⑦ 患者が苦しんでいるのを見ることがある．					
⑧ 患者の対応に困ることがある．					
⑨ 家族への対応が十分でないと感じる．					
⑩ 医師と意見が食い違うことがある．					

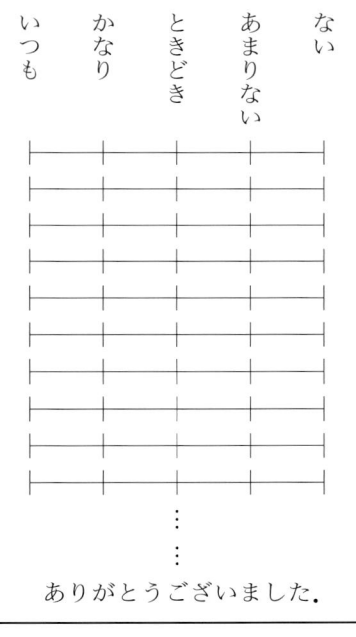

　　　　　　　　　　　　　　　　　　　　　　　ありがとうございました．

●分析方法
① 質問10より職場におけるストレスの内容を分析する．
　項目内容により文献による分類などを参考にして任意にいくつかの要因に分け，集計する．または，因子分析により要因を明らかにし，要因ごとに集計する．
　例えば，
・ストレス1．職場の上司との対人関係
・ストレス2．職務内容
・ストレス3．患者との対人関係
・ストレス4．家族との対人関係
・ストレス5．職場環境　　　　　など．

② この要因を質問5とクロス集計をし，どの要因が職場ストレスを引き起こしているのかを明らかにする（関連を分析する115頁）．
　まず，ストレス度により対象を2群に分け，諸ストレス要因との関係を分析する（尺度によってχ^2検定，t検定）
　ストレス度2群によるストレス内容をクロス集

計する．

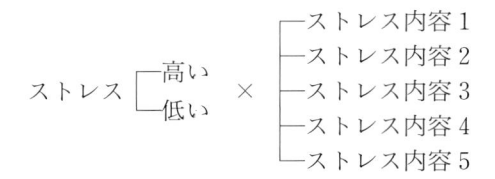

```
ストレス ─┬─高い  × ┬─ ストレス内容1
          └─低い     ├─ ストレス内容2
                     ├─ ストレス内容3
                     ├─ ストレス内容4
                     └─ ストレス内容5
```

③ 質問7〜9 サポートの有無により対象を2群に分け諸要因を分析し，ストレス内容により有効なサポートがあることを明らかにする（χ^2検定，t検定）．

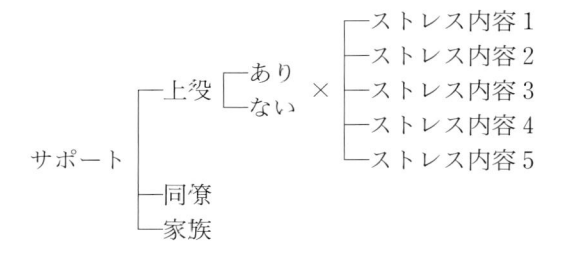

```
サポート ─┬─上役 ─┬─あり × ┬─ ストレス内容1
          │       └─ない    ├─ ストレス内容2
          ├─同僚             ├─ ストレス内容3
          └─家族             ├─ ストレス内容4
                             └─ ストレス内容5
```

④ 質問6 退職の有無により対象を2群に分け，諸要因を分析する（χ^2検定，t検定，F検定）．

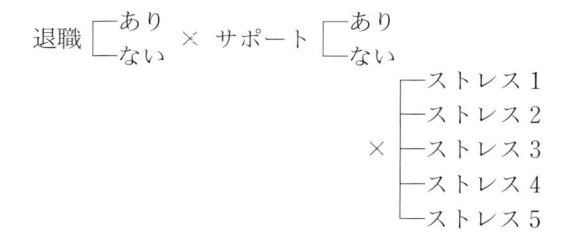

```
退職 ┬─あり × サポート ┬─あり × ┬─ ストレス1
     └─ない              └─ない    ├─ ストレス2
                                   ├─ ストレス3
                                   ├─ ストレス4
                                   └─ ストレス5
```

2）調査票例 −2

【目的】 心身に障害をもった人の場合，一般に自尊感情を発達させにくいといわれている．特に，肢体不自由児の場合は，子供が感じている親の愛情・信頼感と自尊感情との間に正の関係があり，親子関係の重要性が指摘されている．今回は，このような親子の関係としての親子相互の交渉行動が，子供の自尊感情の形成や物事の結果に対する原因のとらえ方に，どのような影響を与えるのかを明らかにする．

【仮説】
① 親と行動的また心理的にも，相互交渉が多くあると認知している子供のほうが，自尊感情は形成されやすいだろう．
② 自尊感情を高くもっている子供のほうが，物事の原因帰属を自分に返しやすいだろう．

【調査対象者】 A養護学校高等部在学生○名
【調査方法】 調査票による集合調査
　教室でB調査者が1問ずつ読みあげて，調査票へ記入してもらう．
　なお，障害程度を小西（参考文献参照）による基準で評定し，自分で記入できる者，および選択肢に意思表示のできる者のみに実施した（調査補助者が1対1で代筆する）．

調査のお願い

　みなさんは高校生として毎日，いろいろなことを学習したり経験したりしていると思います．

　この調査は日頃みなさんが，ご自分の生活についてどのように考えておられるのかを教えていただきたいと思って，計画したものです．よろしくご協力ください．

　調査の結果は全て全体の人数を合わせた処理をしますので，あなた方の個人名や個人の回答が，外に明かるみになることはありません．思ったままをご回答ください．

　　　　　　　　　　　　　　　　　　　　調査者 ＿＿＿＿＿＿＿＿
　　　　　　　　　　　　　　　　　　　　所属　 ＿＿＿＿＿＿＿＿
　　　　　　　　　　　　　　　　　　　　連絡先 ＿＿＿＿＿＿＿＿

調査票

次の項目に当てはまるところに1つだけ○印をつけてください．
あなたの性　（1．男　2．女）
　　　　　　　　　年齢　（　　　）歳

あてはまる	すこしあてはまる	あまりあてはまらない	あてはまらない

1．いまの自分についてどう思いますか
　　1．私は全ての点で自分に満足している．
　　2．私はときどき自分がまるで駄目だと思う．
　　3．私は自分にはいくつかの見どころがあると思っている．
　　4．
　　　：
　　　：
　　10．
2．学習意欲について
　　1．あなたは一生懸命勉強をしようと思いますか．
　　2．あなたは計画を立てて勉強していますか．
　　3．
　　4．
3．親との話し合いの程度について
　　1．あなたは自分のことで，お父さんと話をしますか．
　　2．あなたは将来のことで，お父さんと話をしますか．
　　3．あなたは自分のことで，お母さんと話をしますか．
　　4．あなたは将来のことで，お母さんと話をしますか．
4．親の心理的受容の程度について
　　1．お父さんお母さんは，あなたに満足していると思いますか．
　　2．あなたを1人の人間として，扱っていると思いますか．
　　3．あなたを尊重してくれますか．
5．原因帰属について
　　1．あなたは試験の成績がよかったときその理由は何だと思いますか．
　　　　（努力　能力　運　先生　課題）
　　2．あなたは試験の成績が悪かったときその理由は何だと思いますか．
　　　　（努力不足　能力　運　先生　課題）
　　　　　　　：
　　　　　　　：

　　　　　　　　　　　　　　　　ありがとうございました．

●分析方法
① 親子関係の認知から子供の自尊感情を分析する（99頁）．

質問3の父親・母親と話をすることについて，平均点で2群に分け，父親・母親別に質問1の自尊感情得点を求め t 検定を行なう．同様に学習意

欲の発達得点を分析する．

父親と ┌よく話す   ┌自尊感情
       └あまり話さない × ├学習意欲
                         └心理的受容

② 親からの心理的受容認知による自尊感情分析

　質問4の親からの心理的受容認知を平均点で2群に分け，両群の自尊感情，学習意欲，原因帰属を分析する（尺度によってχ^2検定，t検定，F検定など）．

③ 自尊感情を平均点で2群に分け，自尊感情の高低群の原因帰属の選択数から考える（グラフ化，χ^2検定）．

自尊感情	原因帰属		
	努力	能力	運
高い	○	△	○
低い	□	▽	▽

心理的   ┌高い   ┌自尊感情
受容認知   └低い × ├学習意欲
                     └原因帰属

5

一次集計について分布の特徴を記述する

I 調査結果の集計

　調査結果を集計するということは，質問紙の回答結果からどういった傾向になっているかということを把握したり，また表面に出てきた問題点に気づいたりして，状況を読み取るために行なうものである．これは，研究の目的に応じて最初に設計された計画とか，追加された計画に従って集計分析を進めていくのである．その順序としてまず一次集計が行なわれる．

1．一次集計

　一次集計は別に単純集計ともいう．調査データをグループ別，また全体について全ての調査項目ごとに集計して，度数や百分率を求める．これは全体のおよその傾向を知るために行なうものである．しかし，この一次集計から得られる結果は，全体的な傾向とか，調査対象者の属性，年齢，経験年数，グループおよび質問項目別の傾向の違いを知るだけにとどまり，そこからもう少し追求した情報を得ることはできない．そこで二次集計に進む必要がある．

2．二次集計

　二次集計は，一次集計の分析結果をもとにして，関連しているいくつかの質問項目を組み合わせて，その相互間の関係の状況などを追求するために行なうものである．質問項目の組み合わせを考えて分析するので，二次集計のことをクロス集計ともいう．二次集計については 6～9 章で述べることにする．
　こうして統計処理が進んでいくのである．

II 何のために統計処理が必要なのか

　質問紙調査法によって集められたデータは，実験や観察する母集団があらかじめ枠に規定されていて，そこからランダムに取り出された標本である．統計処理法は，このデータに含まれる情報をできるだけわかりやすく効率的にまとめる手法である．さらに，職場などで発生した問題について解明していきたいこと，調査集団について知りたいこと，あるいはこうであろうと立てる仮説について解答を出す手段である．

　われわれが苦労して得たデータは，できるだけわかりやすくまとめ，世に問い，それを皆に利用されるようにならなければ研究の成果はないわけである．このことが研究の普遍性といわれるものであって，得られたデータをより普遍的な結果として今後に利用したいわけである．そこで，この普遍性をもたせるために，データを統計処理してわかりやすい形に加工し，データのもつ意味を解読することが必要となるのである．こうすることによってデータに含まれる情報を，客観的に，的確に伝えることができるのである．

1. 統計処理の手順を知る

　データの統計処理をするということは，決してデータから出発するものではない．統計処理の前にもちろんデータがあるが，さらにそのデータの前に問題がある．とにかくデータを集めておけば何かが出てくるだろうといったやり方ではまったく意味がなく，二次集計に連なったよい研究にまで至らない．現場で提起される問題や，自分の知りたいことが研究の目標となり，この課題のもとにデータが集められ，それを検証するために統計処理が行なわれるのだということを明確に認識しておくべきである．

　調査＝研究とか，調査＝統計処理というように思い込んで扱われていることが多い．また，統計＝コンピュータ，コンピュータはどんな統計処理もやってくれる，とも思っている．そもそもコンピュータは賢い計算機なのであって，これを使う以前に何としても基本的調査の知識，研究方法論の知識，質問紙作成の技術，および統計処理のための技術をしっかり習得しておかなくてはならない．どうか，コンピュータが本質的に統計処理をしてくれるものと思わないでほしい．あくまでもわれわれが，われわれの頭で理論を作成し，またその理論の検証プロセスを思考するのであり，統計学やコンピュータはこれを援助する道具にほかならないのである．

表 5-1 統計処理の手順

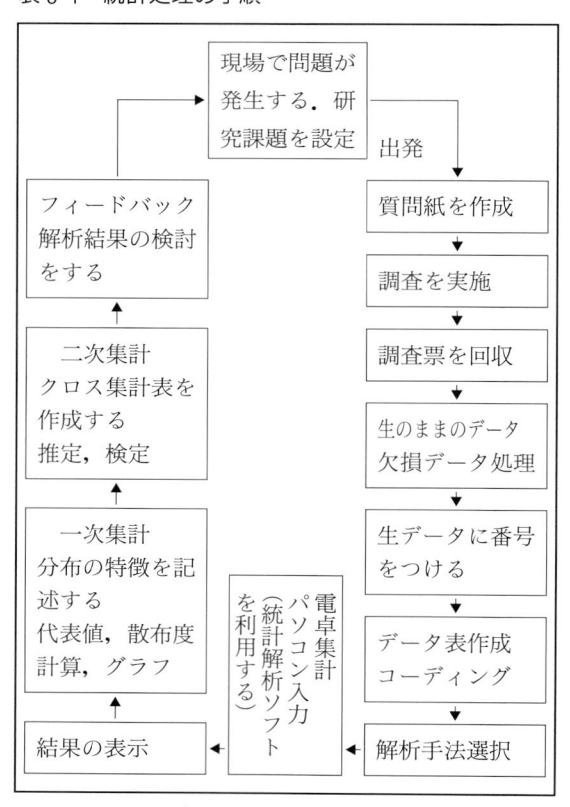

```
          現場で問題が
          発生する．研
          究課題を設定 → 出発
              ↑              ↓
    フィードバック          質問紙を作成
    解析結果の検討             ↓
    をする                  調査を実施
       ↑                      ↓
    二次集計              調査票を回収
    クロス集計表を             ↓
    作成する              生のままのデータ
    推定，検定            欠損データ処理
       ↑                      ↓
    一次集計              生データに番号
    分布の特徴を記   電     をつける
    述する          卓          ↓
    代表値，散布度  集     データ表作成
    計算，グラフ   計     コーディング
       ↑         パソコン入力     ↓
    結果の表示   （統計解析ソフト  解析手法選択
                 を利用する）
```

これからわれわれが，どのような統計処理を行なうかについては，しっかり勉強しなければならない．データの統計処理は1つの流れをもっているものなので，その手順を表5-1に表現しておく．

III 分布とは何か

ある範囲内に散らばるデータをグラフの形にしたものを分布という．分布についての形の種類とか性質，またその特徴の記述方法は統計処理の第1段階である．

データの分布を記述するということは，ある問題が起こった現場に居なかった人々に対して，その状況を適切に説明するために行なうものである．

現場に居合わせなかった人々が，できるだけその出来事の本質に迫ることができるようにするために，科学の世界ではその説明方法をできるだけ客観化して，誰でも同じように記述するように取り決めてある．測定に関する定義がそれである．これから述べる分布の特徴を記述する統計処理も，この同じ考え方で進んでいくのである．

1. 分布の特徴を記述する手法

分布の特徴を記述するのは，次の3つの観点から述べられる．
(1) 代表値
最頻値，中央値および平均値といった分布を代表する値で，それぞれ具体的な指標が作られている．
(2) 散布度
分布のちらばりの度合を表現するもので，範囲，分散，標準偏差などの指標で表される．
(3) 分布の形状
分布の形を表現する数値的指標として歪度と尖度がある．歪度は，分布が全体として左か右のどちら側に歪んでいるかを示すものである．尖度は，正規分布と比較して，分布が全体として尖っているか，扁平であるかを示すものである．

2. 代表値と散布度の指標の表現の仕方

データが得られたら，まず何よりも分布を書いて，眺めることが大切である．そしてできるだけ分布そのものもデータとして出す習慣をつけるとよい．代表値と散布度のいろいろな指標を尺度の水準で整理しておく（表5-2）．

IV データの分布をみる

1. 質的データ

データが名義尺度や順序尺度で分類されている場合，項目別にデータを集計し，グラフを書く．度数分布や相対度数分布などである．相対度数分布は全体に対する項目（変数）の割合を百分率で表し，棒グラフ，パイグラフ，内訳図表で表す．これらを度数分布という．そして分布の形をみて，

表 5-2 分布を記述する指標表現 　　　　　　　　　　　　　　　　　　　　　　　　　　　　　　　(n：標本データ数)

	尺度	指標	記号	定義
代表値	名義	最頻値（mode）	Mo	度数が最大の階級の中央の値
	順序	中央値（median）	Mdn	度数分布の面積の2分点 度数 n が奇数のとき $\frac{n+1}{2}$ 番目の値 度数 n が偶数のとき $\frac{n}{2}$, $\frac{n}{2}+1$ 番目の値の平均
		最大値（maximum）	Max	データの最大の値
	間隔	平均値（mean）	Me $\bar{x}$	$\bar{x}=\frac{\Sigma x_i}{n}$
散布度	順序	範囲（range）	R	$R=$最大値$-$最小値
		四分位偏差 （quartile deviation）	Q	$Q=\frac{1}{2}(Q_3-Q_1)$ Q_1 は分布を下 25% に分ける点 Q_3 は分布を上 25% に分ける点
	間隔	分散（variance）	σ^2 s^2	母集団の分散 $\sigma^2=\frac{1}{n}\Sigma(x_i-\bar{x})^2$ 標本の分散
		標準偏差 （standard deviation）	σ s, SD	母標準偏差 $\sigma=\sqrt{\sigma^2}$ 標本標準偏差
	比率	変動係数 （coefficient of variation）	CV	$CV=\frac{SD}{\bar{x}}\times 100$（%）

（海保博之 1984）

その特徴を記録しておく．例えば，分布の形は左右対称であるか，回答に偏りがないか，データを分けたほうがよいのかあるいは一緒にしておいたほうがよいかなどである．

例　「医療に関する本社全国世論調査」

1996（平成8）年4月11日（木），読売新聞掲載の「医療」に関する本社全国世論調査の一部を利用する．
調査方法：調査日＝1996（平成8）年3月23日
　　　　　　対象者＝全国有権者 3,000 人
　　　　　　（250 地点，層化 2 段階無作為抽出法）
　　　　　　実施法＝個別訪問面接聴取法
　　　　　　有効回収数＝2,039 人（回収率 68%）
以下に調査内容を報告する．

質問1　満足度

あなたはいまの日本の医療に満足していますか．

- 非常に満足している　　　　　　6.9（%）
- 多少は満足している　　　　　　40.6
- やや不満足だ　　　　　　　　　37.8
- 非常に不満足だ　　　　　　　　12.8
- 答えない　　　　　　　　　　　1.9

●パイ図表（図 5-1）

時計の 12 時のところから始め，針の進む方向に内訳を並べる．説明はなるべく一定の方向に書くと読みやすい．

質問2　医療で不満に思うこと，改革が必要なこと

あなたが，いまの日本の医療に対して，不満に思うこと，あるいは改革が必要だと思うことは何

Ⅳ データの分布をみる   75

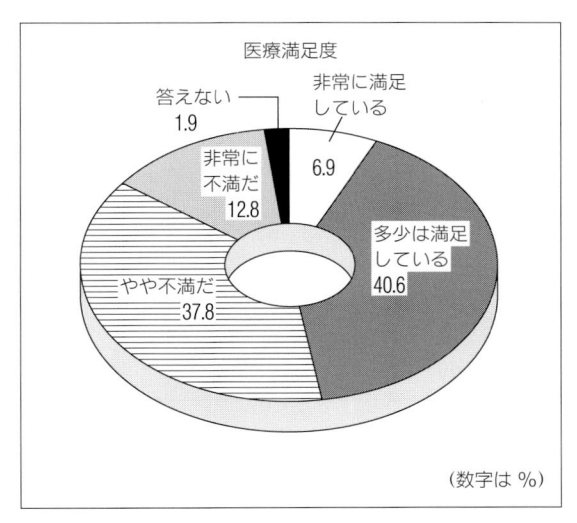

図5-1　パイ図表

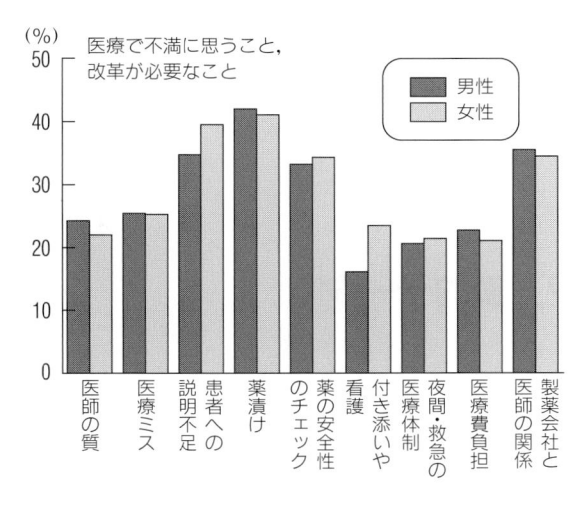

図5-2　棒図表

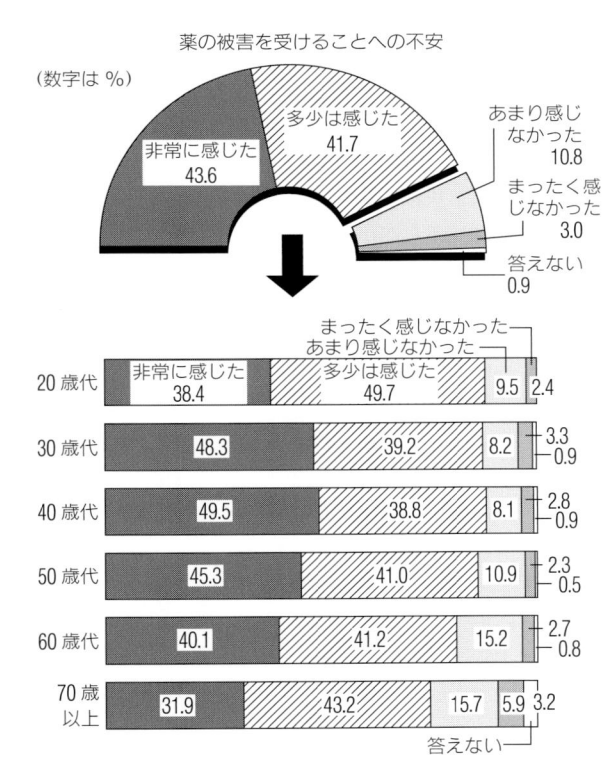

図5-3　内訳図表

ですか．次の中から，該当するものがあれば，いくつでもあげてください．

- 医師の質　　　　　　　　　　　23.2（%）
- 医学の教育のあり方　　　　　　 7.8
- 医療ミス　　　　　　　　　　　25.6
- 患者への説明不足　　　　　　　37.4
- 薬漬け　　　　　　　　　　　　41.6
- 薬の安全性のチェック　　　　　34.2
- 付き添いや看護の体制　　　　　20.3
- 患者への対応　　　　　　　　　14.9
- 病院の不足　　　　　　　　　　 8.7
- 病院の医療設備　　　　　　　　 9.4
- 病院に関する情報不足　　　　　14.5
- 夜間や救急の医療体制　　　　　21.3
- 患者の医療費の負担額　　　　　22.2
- 患者不在の医療行政　　　　　　 9.2
- 製薬会社と医師の不透明な関係　35.2
- その他　　　　　　　　　　　　 1.6
- 特にない　　　　　　　　　　　 9.9
- 答えない　　　　　　　　　　　 0.6

● 棒図表（百分率棒図表）（図5-2）

棒の長さで度数や相対度数（%）を表す．棒の幅は等しくする．棒と棒の間隔も等しくする．

質問3　薬の被害を受けることへの不安

あなたは，「薬害エイズ」問題をきっかけに，将来，自分も何らかの薬の被害を受けるかも知れないという不安を感じましたか．

- 非常に感じた　　　　　　　　　43.6（%）
- 多少は感じた　　　　　　　　　41.7
- あまり感じなかった　　　　　　10.8
- まったく感じなかった　　　　　 3.0

・答えない　　　　　　　　　　　　　　0.9
● 内訳図表（内訳百分率横棒図表）（図 5-3）
　内訳項目の説明も同じ方向に書くと読みやすい．

2. 量的データ

データが間隔尺度以上の場合，次のような方法で行なう．1 項目（1 変数）について述べることにする．

例

20～30 歳までの女子 100 人にタバコの害について質問した．完全回答を 100 点満点とする．質問項目とは次のようなものである．
　次の質問に当てはまる記号を○印で囲んでください（項目抜粋）．
1. 喫煙すると血圧は
　1. 上昇する　2. 変らない　3. 下降する
2. 喫煙が関係すると思われるがんは，次のうちどれとどれでしょうか
　1. 乳がん　　2. 子宮がん　3. 胃がん
　4. 咽頭がん　5. 食道がん　6. 肺がん
　7. 大腸がん　8. 膀胱がん　9. 肝がん
　10. 皮膚がん
3. 妊娠や胎児への影響としてどのようなことが考えられますか
　1. 関係しない　2. 胎児の発育不良
　3. 流産　　　　4. 早産　　　5. 死産
　6. 胎児の奇形　7. その他（　　　　　）
4. ニコチンは吸っていないときに出る煙のほうに
　1. 少ない　　2. 変らない　　3. 多い
5. 国民の喫煙率は，近年
　1. 増加している　　2. 変わらない
　3. 減少している
6. 若い女性の喫煙率は，近年
　1. 増加している　　2. 変わらない
　3. 減少している
　　　　　　　　　　　　　　――以下略――

この回答結果によって次のような得点を得た（表 5-3）．

表 5-3　タバコの害についての回答得点

69	77	85	93	77	67	88	71	75	76	92	99
51	69	84	66	71	88	90	54	63	58	72	61
86	60	45	67	68	92	60	75	77	76	67	75
92	74	74	47	82	49	74	60	76	56	71	85
69	87	63	47	66	73	68	77	57	83	72	82
57	86	77	65	84	99	57	71	72	80	78	68
96	61	86	65	71	60	63	96	83	61	74	66
76	85	72	60	83	73	69	68	78	37	77	82
61	83	65	84								

表 5-4　度数分布表

得点	階級値	度数	相対度数	累積度数	累積相対度数
以上　未満					
30～40	35	1	1/100	1	1/100
			0.01		0.01
40～50	45	4	4/100	5	5/100
			0.04		0.05
50～60	55	7	0.07	12	0.12
60～70	65	29	0.29	41	0.41
70～80	75	30	0.30	71	0.71
80～90	85	20	0.20	91	0.91
90～100	95	9	0.09	100	1.00
計		100	1.00		

　このデータで，階級の間に切れ目がないように一定間隔の階級幅を作り，この階級を小さいものから大きいものへの順に並べ，これに該当する人数（度数）を求め，表 5-4 のようにまとめる．
　この一定間隔の階級を区間ともいい，階級の中央を階級値，度数の分布を表す表を度数分布表という．
　階級幅は，データ数によって区切る級の数を適当に決めたらよいが，その目安としては，
● データ数：50～100，100～300，300 以上
　に対して
● 階級の数：6～10，7～15，10～25
にするとよい．階級数を K，データ数を n として，$K = 1 + 3.3 \log_{10} n$ を用いると便利である．
　このデータの中で 56 点を取れた人は低いほうから何番目ぐらいにいるか，また真中にあたる中央値を求めるために累積度数を作る．各度数の全

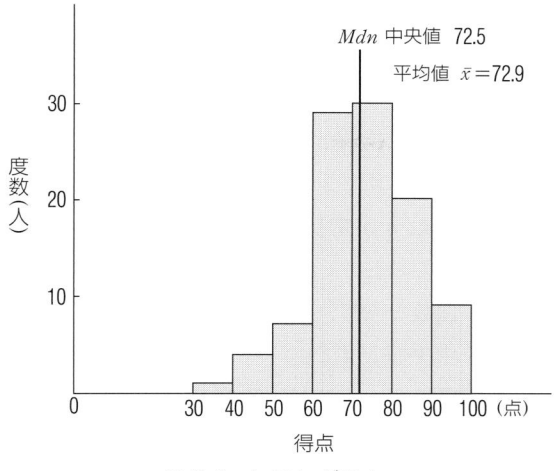

図 5-4 ヒストグラム

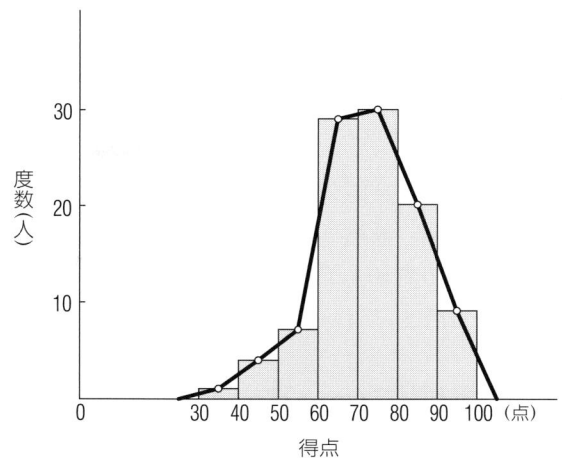

図 5-5 ポリゴン（度数分布多角形）

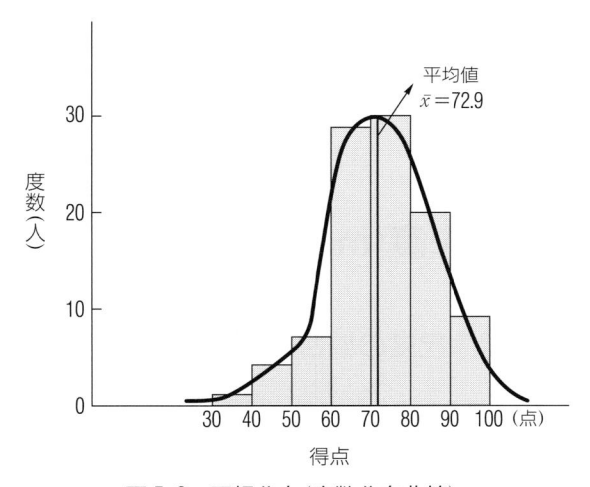

図 5-6 正規分布（度数分布曲線）

体に対する割合を相対度数，累積度数の全体に対する割合を累積相対度数という．これは百分率（％）でも表す．この累積相対度数は，中央値，四分位偏差，パーセンタイル順位およびパーセンタイル得点などを求めるとき必要である．

階級幅を決めて横軸に点数を，縦軸に度数をとって書いた分布をヒストグラム（度数分布柱状図）という．ヒストグラムは長方形の面積で度数を表しているので，ヒストグラムの囲む全面積は，全度数，ここでは100とみることができる．

質的データの分布の棒図表は，棒の長さが度数を表すもので，ヒストグラムと棒図表との本質的な違いがここにある．ヒストグラムを棒グラフと同じと考えてはいけない（図5-4）．

階級値の度数をつないで折れ線を書いたものをポリゴン（度数分布折れ線グラフまたは度数分布多角形）という．この多角形の囲む全面積が度数100を表している（図5-5）．

ヒストグラムやポリゴンの上になめらかなカーブを書くことができる．このカーブの下の面積は全度数100を表している．このカーブは量的データの理論分布として代表的な正規分布である（図5-6）．左右対称でつりがね状に左右に尾を引くグラフである．人間の身長，学業成績および若年者の血圧値などはこの分布をする．

調査研究でデータの統計処理をしていくうえで，データが正規分布をしていることが都合よい．実際上は厳密に正規分布していなくても正規分布に近いような分布（あまり歪みがない）であれば差しつかえないとしている．正規分布でない分布の様子は平均値や中央値を求めてから述べることにする．

V 分布の代表値を求める

データの値全体を代表する値を代表値という．代表値には，最頻値，中央値および平均値などがある．先の表5-4（76頁）よりさらに次のような表5-5を作り，それぞれの値を求めることにする．

1. 最頻値（mode）*Mo*

流行値ともいう．度数が最も多いところのデータ（階級値）をとる．度数30が最も多いので，階級値75をモードとする．$Mo=75$と書く．最頻値の使い方は，平均値，中央値の使い方とともに後述する．

2. 中央値（median）*Mdn*

1）順序尺度の場合

データを小さい順に並べて丁度中央に出てくる値をいう．

- データ数nが奇数ならば$\frac{n+1}{2}$番目の値が中央値である．
- nが偶数ならば，$\frac{n}{2}$番目と$\frac{n}{2}+1$番目の値の平均を中央値とする．

表5-3のデータでは，50番目は，表5-4より累積度数71のところの得点70〜80の中にある．41番目までが60点台だから，70点台で9番目のデータが全体の50番目に当たる．すなわち，それを表5-3からそのデータを探すと72, そして51番目が73となるから，

$$中央値=\frac{72+73}{2}=72.5 \qquad (Mdn=72.5)$$

となる．

表5-4の累積相対度数のグラフを用いると簡単に25, 50, 75パーセンタイル値が求められる（図5-7）．これによると中央値は50パーセンタイル値であるから約69点になる．これは度数分布表から求めた中央値より少し小さい．

2）間隔尺度以上の場合

表5-4（76頁）の度数分布表から中央値を求め

表5-5 データの代表値を求める表

得点	階級値	度数	仮平均との差/階級幅	
	x	f	u	$u \times f$
以上 未満 30〜40	⌈35	1	$\frac{35-75}{10}$ −4	−4
40〜50	C ⌊45	4	−3	−12
50〜60	55	7	−2	−14
60〜70	65	29	−1	−29
70〜80	75	30	0	0
80〜90	85	20	1	20
90〜100	95	9	2	18
計（Σ）		100		−21

階級幅 Σf_i $\Sigma u_i f_i$
C=10
仮平均 75（最頻値）

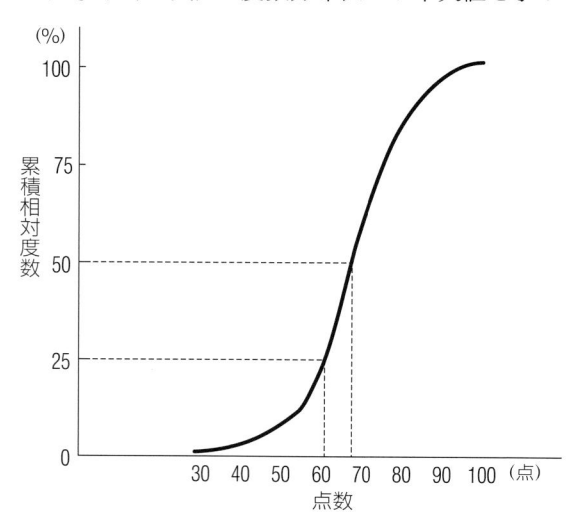

図5-7 累積相対度数グラフ（表5-4より）

るには次のような方法に従う．

　全部で 100 人だから真中の 50 番目と 51 番目は累積度数の 42 番から 71 番に入る．この間の 30 人はクラスに平等に分布していると考える．

　上図では順位が 1 番上るごとに，得点は $(80-70)\div 30 = 0.33$ 増すと考える．

　したがって $\frac{50+51}{2}=50.5$ 番目は，42 番から数

順位　42 ……… 50　51 ……… 72
得点　70　　　　　　　　　　 80

えて 8.5 番目にあたるので，
$$70+0.33\times 8.5=72.80$$
として求める（$Mdn=72.80$）．

3. 平均値（mean）Me, $\bar{x}$

　表 5-5 から平均値を求めてみよう．計算を楽にするために，仮平均と階級幅 C を用いる．仮平均はそのときの最頻値をあてる．階級の幅 C は 10 にあたる．次の式を使う．

$$平均値：\bar{x}=仮平均+C\times\frac{\Sigma u_i f_i}{n}$$

実際に数値を代入して，
$$\bar{x}=75+10\times\left(\frac{-21}{100}\right)=72.9$$

データ数：n
$\Sigma u_i f_i$　：$u\times f$ の合計
Σx_i　　：各データ x の合計
（一般に母集団の平均値は m で表す）

VI 分布のばらつき（散布度）をみる

　データの代表値を求めることができたが，分布の状態がどのようになっているかを知る必要がある．平均値が同じであっても，平均値からの「ばらつき」が違うと分布の形も変わってくる．そこで，データの「ばらつき」の度合（散布度という）を表すのに必要な分散，標準偏差，四分位偏差および範囲について述べる．

1. 標準偏差（standard deviation）SD, s

　SD は標本標準偏差を示し，一般に母集団を取り扱うときは，母分散 σ^2，母標準偏差 σ で表す．SD を二乗したものを標本分散と呼ぶ．

　記述統計（母集団が既知のとき取り扱う統計）では，一般に標準偏差として σ，SD，s を使っている．推測統計（母集団は未知）では，SD は標本分布の見地から他の散布度を示す統計量と比べて最も安定しているので，そのまま標準偏差として使う．

　標準偏差とは，それぞれのデータが平均値の周りにちらばっている様子，言い換えれば平均値からどのくらい離れているかの度合を表す数値である．標準偏差が大きければ分布の広がりは大きく，小さければ平均値の周りにデータが集まっているので分布の広がりは小さい（図 5-8）．

　標準偏差は次の方法で求める．
　n 個のデータを $x_1, x_2, \cdots\cdots x_n$ とすると，

$$平均値：\bar{x}=\frac{\Sigma x_i}{n}$$

$$標準偏差：SD=\sqrt{\frac{\Sigma(x_i-\bar{x})^2}{n}}$$
$$=\sqrt{\frac{\Sigma x_i^2}{n}-(\bar{x})^2}$$

1) データ数が多い場合

　先の例で表 5-5 と同じように仮平均を用いて次

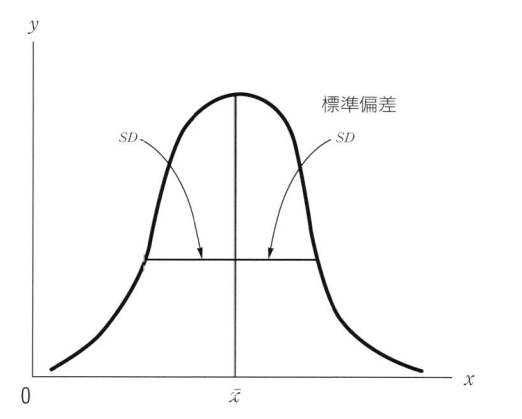

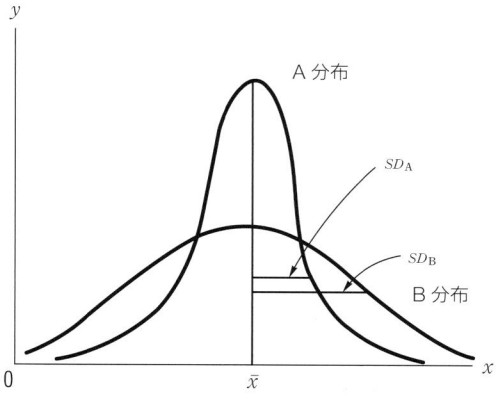

図5-8 平均値と標準偏差の関係

表5-6 標準偏差を求める表

得点	階級値	度数	偏差/階級幅		
	x	f	u	$u \times f$	$u^2 \times f$
以上 未満 30～40	35	1	−4	−4	16
40～50	45	4	−3	−12	36
50～60	55	7	−2	−14	28
60～70	65	29	−1	−29	29
70～80	75	30	0	0	0
80～90	85	20	1	20	20
90～100	95	9	2	18	36
計		100		−21	165

階級幅 C＝10　　Σf_i　　$\Sigma u_i f_i$　$\Sigma u_i^2 f_i$

の表5-6を作ると計算が楽にできる．

$$SD = C\sqrt{\frac{\Sigma u_i^2 f_i}{n} - \left(\frac{\Sigma u_i f_i}{n}\right)^2}$$

表5-6の数値を代入して求める．

$$SD = 10\sqrt{\frac{165}{100} - \left(\frac{-21}{100}\right)^2} = 12.69$$

$$\left(\bar{x} = 75 + 10\left(\frac{-21}{100}\right) = 72.9\right)$$

2) データ数が少ない場合

例

ある病棟で8人の患者が輪投げをして次の得点を得た．平均と標準偏差を求めること．
データ x：3，4，4，5，3，2，4，3．

$\Sigma x_i = 28$（データの合計）

$$\bar{x} = \frac{\Sigma x_i}{n} = \frac{28}{8} = 3.5$$

$$SD = \sqrt{\frac{\Sigma(x_i - \bar{x})^2}{n-1}}$$

$$= \sqrt{\frac{(3-3.5)^2 \times 3 + (4-3.5)^2 \times 3 + (5-3.5)^2 + (2-3.5)^2}{7}}$$

$$= \sqrt{\frac{6}{7}} = 0.93$$

標準偏差を求めるとき，データ数が多い場合と少ない場合で分母にデータ数 n を用いるのと $n-1$ を用いることに気がついたと思う．このことについて次に述べておきたい．

われわれが質問紙調査をする目的は，質問項目の回答から得たデータをもとにして，その問題とする事柄の背後にある母集団の性質を推測して実態を把握したいためである．このとき，間隔尺度以上のデータでは，特定の母集団から決められた大きさの標本をとってくると，その標本平均 $\bar{x}$ はそれぞれ違った値であるが，そのちらばりは母集団のちらばりに比べて小さく，しかも母平均 m の周りに集中することがわかっている．

平均値 m，標準偏差 σ の母集団から，復元抽出でランダムに取り出した大きさ n の標本につい

Ⅵ 分布のばらつき（散布度）をみる

ては，標本数 n が大きい（$n \geq 60$）とき標本平均 $\bar{x}$ の分布は，各 $\bar{x}$ の平均を $m_{\bar{x}}$，その標準偏差を $\sigma_{\bar{x}}$ とすると，

$$m = m_{\bar{x}}, \quad \sigma_{\bar{x}} = \frac{\sigma}{\sqrt{n}}$$

となる．これを中心極限定理（central limit theory）と呼び，この標準偏差 $\sigma_{\bar{x}} = \frac{\sigma}{\sqrt{n}}$ のことを，標準誤差（standard error of mean）SEM という．

標本だけで標本平均のばらつきの程度を表すときは，

$$SEM = \frac{SD}{\sqrt{n}}$$

として使用している．

また，母標準偏差が不明の場合が多いのでこの場合（$n \geq 60$）は母標準偏差 σ の代わりに標準偏差 SD あるいは s を代用して使用してもよい．

しかし，標本数 n が小さい（$n \leq 30$）場合は，

$$u = \sqrt{\frac{\Sigma(x_i - \bar{x})^2}{n-1}}$$

を標準偏差として使う．

これは，標本数が小さくて母標準偏差が不明の場合がしばしばあるので，母標準偏差の代わりになるものをもってこなければならない．

小さい n 個のサンプルから得られた標本平均 $\bar{x}$ が母集団の真の平均値 m と等しいことが数学的に証明されているものがあって，それを使用すればよいのである．それは，標準偏差の分母を $n-1$（標本数-1）としたものである．これを不偏分散といい，u^2 で表す．

標本数 n が大きいとき，母分散 σ^2 の代わりに標本分散 s^2 を使う．だから標本数 n のとき標準偏差 $SD(S)$ は，

$$s = \sqrt{\frac{\Sigma(x_i - \bar{x})^2}{n}} \quad \left(s^2 = \frac{\Sigma(x_i - \bar{x})^2}{n}\right)$$

使う．

標本数 n が小さい（$n \leq 30$）とき，母分散 σ^2 の代わりに不偏分散 u^2 を使う．

$$u^2 = \frac{\Sigma(x_i - \bar{x})^2}{n-1}$$

標準偏差 s を用いて計算すると，

$$u^2 = \frac{ns^2}{n-1}$$

の関係式ができる．

したがって標本数 $n-1$ のときの標準偏差 SD は，

$$SD = \sqrt{\frac{\Sigma(x_i - \bar{x})^2}{n-1}}$$

として使うとよい．

2. 四分位偏差（quartile deviation）Q

データを大きさの順に並べたとき，全体の 1/4 に位するデータを Q_1，3/4 に位するデータを Q_3 とすると，

$$Q = \frac{Q_3 - Q_1}{2}$$

を四分位偏差という．順序尺度のときに使う．

$Q_3 - Q_1$ の中には全体の 1/2 が入るから，ちらばりが大きいと $Q_3 - Q_1$ は大きくなり，ちらばりが小さいと $Q_3 - Q_1$ は小さくなる．だからちらばりの度合を表すことがわかる．中央値とまったく同じ考え方で計算することができる．

表 5-4（76 頁）の度数分布表から Q を求める方法は次のようにする．

100 人で 1/4 の順位は 25 番で，得点の 60〜70 の階級に入る．3/4 の順位は 75 番で得点の 80〜90 の階級に入る．

```
順位  13  ………  25  ………  42
得点  60                      70
```

$$Q_1 = 60 + \frac{70 - 60}{42 - 13} \times (25 - 13) = 64.14$$

同様にして，

$$Q_3 = 80 + \frac{90 - 80}{92 - 72} \times (75 - 72) = 81.5$$

したがって，

$$Q = \frac{81.5 - 64.14}{2} = 8.68$$

3. 変動係数 (coefficient of variation) CV

比率尺度水準で用いる．平均値が極めて異なるときや，比較する集団の性質が異なるときに使う．次の式で与えられる．

$$CV = \frac{SD}{\bar{x}} \times 100 \ (\%)$$

> **例**
> 20人の父親（成人男子）のグループと子供（男子10歳前後）のグループがあり，

- 父親グループの平均体重 $\bar{x}_1 = 60$ kg, $SD_1 = 6$ kg
- 子供グループの平均体重 $\bar{x}_2 = 25$ kg, $SD_2 = 3$ kg

であった．標準偏差でみると父親グループのほうは子供グループの2倍で成人個人差が大きいと考えがちであるが，変動係数は，

- 父親グループ $CV_1 = \frac{6}{60} \times 100 = 10 \ (\%)$
- 子供グループ $CV_2 = \frac{3}{25} \times 100 = 12 \ (\%)$

となり，子供のほうが大きいことがわかる．

4. 範囲 (range) R

データの（最大値）−（最小値）の値を範囲という．範囲が大きければデータのばらつきは大きく，小さければばらつきは小さい．

VII 分布の歪みによる指標の使い方

これまで述べてきたデータでは，分布が一応正規分布をなしていたが，質問紙調査法のようなデータになると，いろいろな分布状態が出てくる．このような場合，分布をよく眺めてその分布に応じて代表値や散布度の使い分けを考えなくてはならない．分布が歪んでいるというのは非対称分布のことで，歪分布といい，また形が尖っていたり扁平であったりすることを示す指標を尖度という．

1. いろいろな変わった分布

図5-9に示す．

2. 最頻値，平均値および中央値の使い分け

● 分布が歪分布をするときは，代表値として中央値を使用するとよい．また頻繁に出てくる数値があって，その値に注意すると大きな意味をもっているとわかったときは，最頻値を使用する．レディメイドの衣料品は平均値より最頻値の寸法で作ったほうが利用が多い．また，疾病対策を立てる場合も，その疾病にかかる最頻値の年齢に注目することなど，平均値との使い分けが必要である．何でも平均値を使うことはいけない．

● 分布が正規分布である場合は，平均値と中央値は非常に近い値であり，これが性質を表現する代表値となっている．しかし分布が歪んでくると平均値と中央値は違ってくる．そこで分布の形によって平均値と中央値のどちらを代表値にすればよいかを考えねばならない．

間隔尺度以上で，正規分布あるいはそれに近い形のときは，分布の中央に平均値と中央値がくるので，その値によって2つに分かれた面積は同じである（図5-10）．このときは，代表値として平均値を用いる．しかし，歪分布の場合は，左右の面

Ⅶ 分布の歪みによる指標の使い方　83

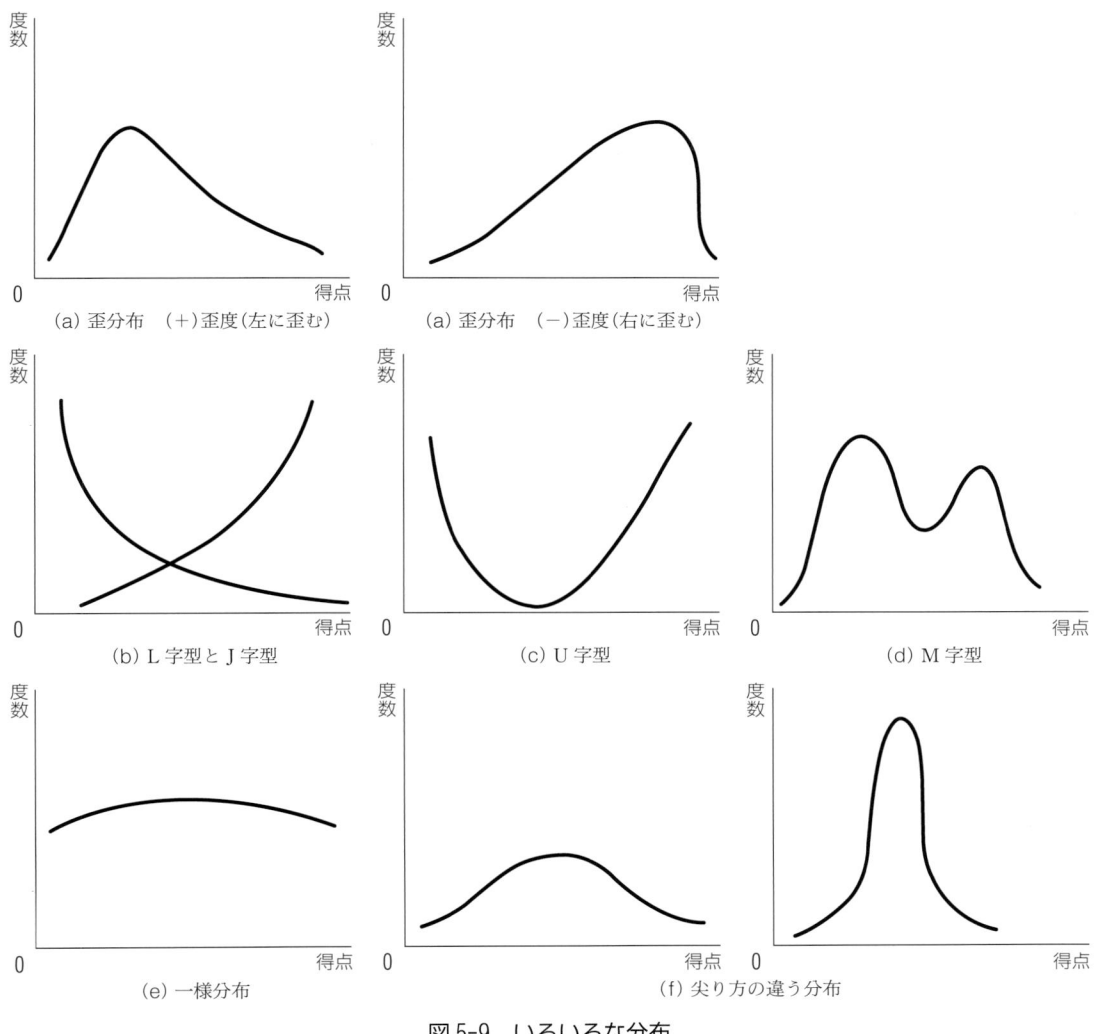

(a) 歪分布　（＋）歪度(左に歪む)

(a) 歪分布　（−）歪度(右に歪む)

(b) L字型とJ字型

(c) U字型

(d) M字型

(e) 一様分布

(f) 尖り方の違う分布

図 5-9　いろいろな分布

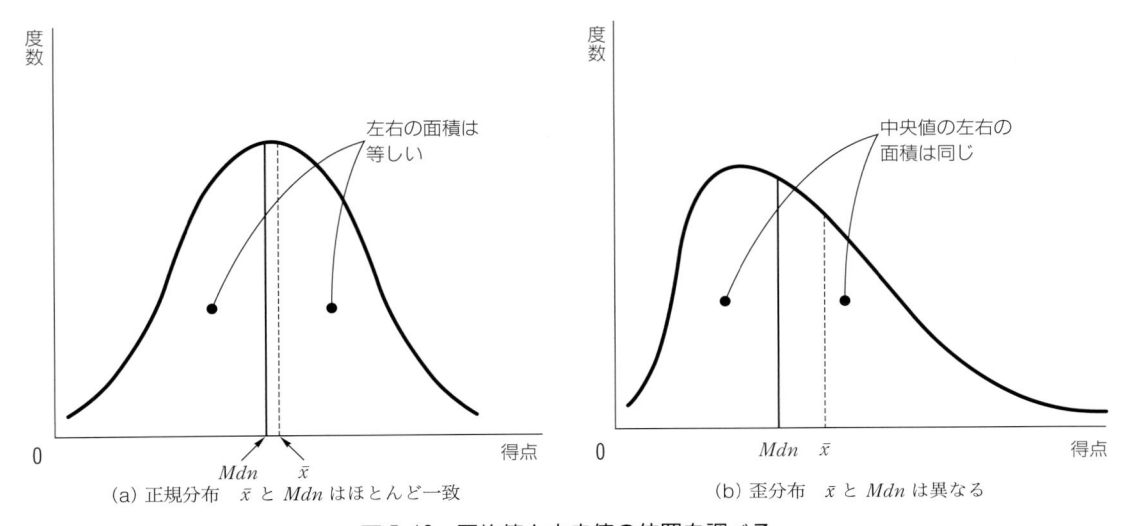

(a) 正規分布　$\bar{x}$ と Mdn はほとんど一致

左右の面積は等しい

(b) 歪分布　$\bar{x}$ と Mdn は異なる

中央値の左右の面積は同じ

図 5-10　平均値と中央値の位置を調べる

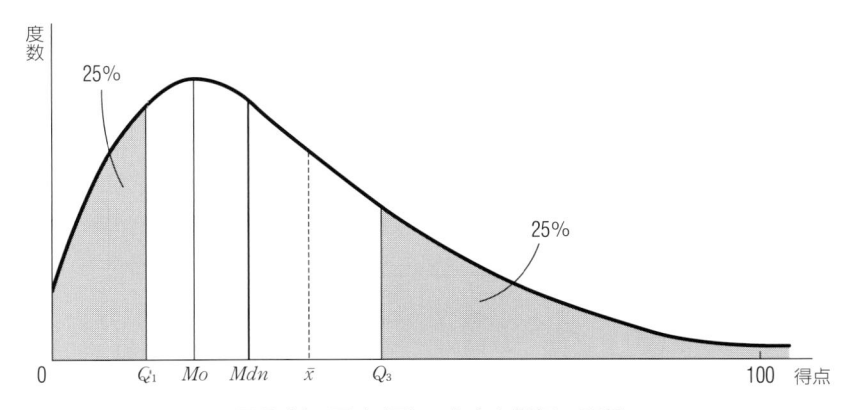

図5-11　歪度（正）の分布と指標の関係

積が等しいように真ん中を決めるのは中央値である．分布が歪んでいたり，データが不完全（どちらかでも端の数値が欠損しているようなとき）である場合には，中央値を利用したほうがよい．

順序尺度のときも中央値を使用する．

この分布（図5-11）では，平均点以下の得点を取った人は50％を超えていて，70〜80％の割合になっていることがわかると思う．だからほとんどの人が平均点以下であるということになる．このような場合は，平均点を取るということが容易ではないのである．

3. 平均値と標準偏差のもつ意味を積率（moment）の観点からみる

平均値と標準偏差はセットにして使うもので，切り離してはいけない．そこで，この2つの意味することをよく理解しておく必要がある．

平均の解釈の1つを物理学の力学から関係づけたもので力率（moment）というのがあるが，統計学ではこのことを積率といっている．平均と力率との関係は図5-12のようになる．

このような平衡秤で0のところが支点で，支点からの距離を平均からの偏差と考える．この場合左右はつり合っている．それは，距離と重さをかけたものの和が左右等しいからで，これを力率という．平均を支点とするときの力率は0となるので，統計学では平均の周り（これを第1次）の積率は0という．

定義は，積率 μ_r，平均 A，個数 n とすると，

$$\mu_r = \frac{1}{n}\Sigma(x_i - A)^r \quad (A = \bar{x})$$

r＝1，2，……，rに応じて任意 A の周りの1次積率，2次積率，……r次積率という．

このとき分布の歪度 a_3，尖度 a_4 も次のように定義される．

歪度　　$a_3 = \dfrac{\mu_3}{\sqrt{\mu_2^3}}$

尖度　　$a_4 = \dfrac{\mu_4}{\sqrt{\mu_2^2}}$

歪度 a_3 が正（＋）のときは分布の中心が左側に，負（−）のときは右側に偏っていること，$a_3 = 0$ のときは，左右対称で正規型である．

尖度 a_4 は $a_4 = 3$ のとき正規分布と同じで，3より小さいときは尖りが小さく偏平で，3より大き

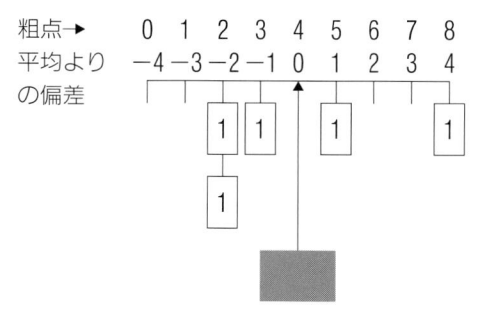

図5-12　平均と力率の関係（岩原信九郎　1985）

① 正規型 $\alpha_3=0$, $\alpha_4=3$ ②尖度大 $\alpha_4>3$

③ 歪度負 $\alpha_3<0$ ④ 歪度正 $\alpha_3>0$

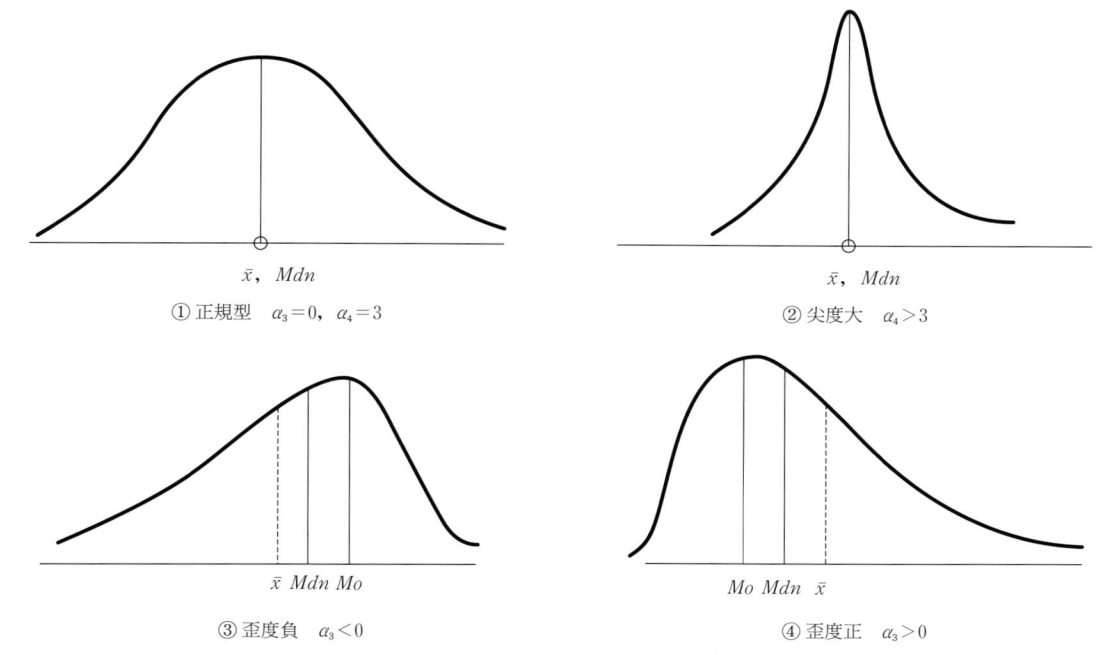

図 5-13 分布の歪度・尖度の表現の仕方

いと尖っていることを意味している（図5-13）．

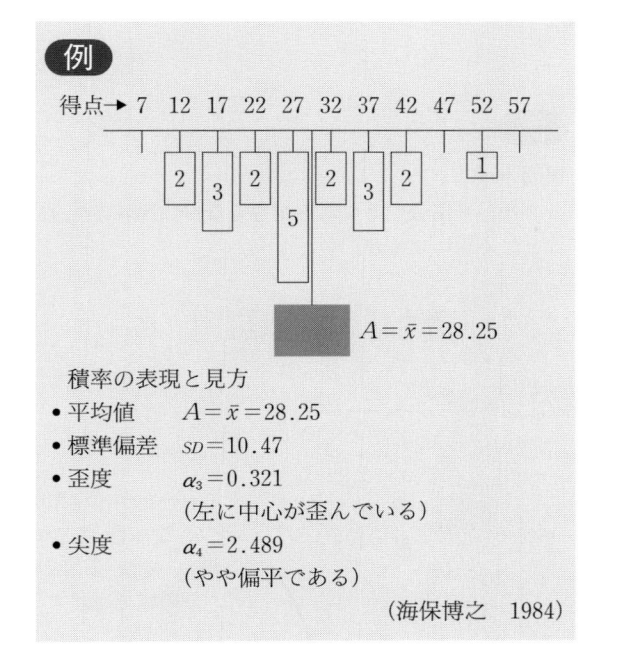

例

得点→ 7 12 17 22 27 32 37 42 47 52 57

$A=\bar{x}=28.25$

積率の表現と見方
- 平均値　　$A=\bar{x}=28.25$
- 標準偏差　$SD=10.47$
- 歪度　　　$\alpha_3=0.321$
　　　　　　（左に中心が歪んでいる）
- 尖度　　　$\alpha_4=2.489$
　　　　　　（やや偏平である）

（海保博之　1984）

4. 標準偏差と四分位偏差の使い分け

平均値が同じでもデータがどのようにばらつい

ているかによって分布の様子が変わってくる．このちらばりの度合をみるのが，標準偏差や四分位偏差である．

標準偏差は，間隔尺度以上で分布が正規分布あるいはそれに近い形をしている場合に用いること．

四分位偏差は，間隔尺度で歪分布している場合に用いる．また順序尺度のとき使用するとよい．

5. 5段階評定法の分布の見方

量的データ，例えば身長，血圧値，成績などの平均値や標準偏差は，これまで述べてきた方法で計算することができ，その分布の状態も比較的簡単に知ることができた．しかし，同じ間隔尺度であっても，評定尺度で測定した場合，平均値，中央値および標準偏差によって分布の状態を読み取ることが必要である．実際に5段階評定法の場合で考えてみよう．

例

質問1
新人の看護師に10日間の研修を行なって次のような質問紙調査をした．$n=127$

あなたは研修期間中ストレスを感じましたか（適当なところに○印をつけてください）．

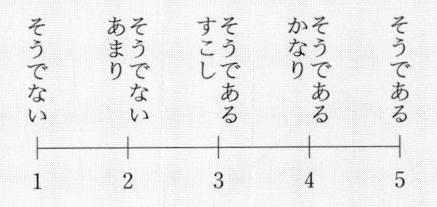

そうでない	あまりそうでない	すこしそうである	かなりそうである	そうである
1	2	3	4	5

得点 人数

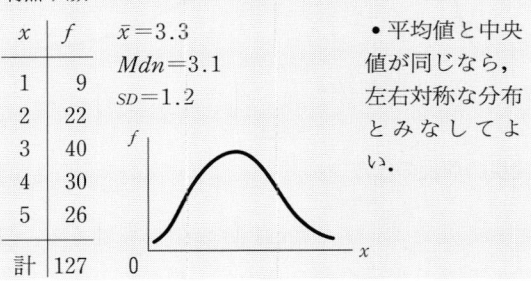

x	f
1	9
2	22
3	40
4	30
5	26
計	127

$\bar{x}=3.3$
$Mdn=3.1$
$SD=1.2$

- 平均値と中央値が同じなら，左右対称な分布とみなしてよい．

例

質問2
あなたは研修期間中，身体の具合が悪いでしたか．

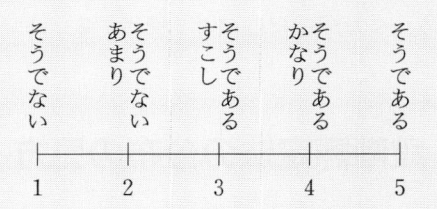

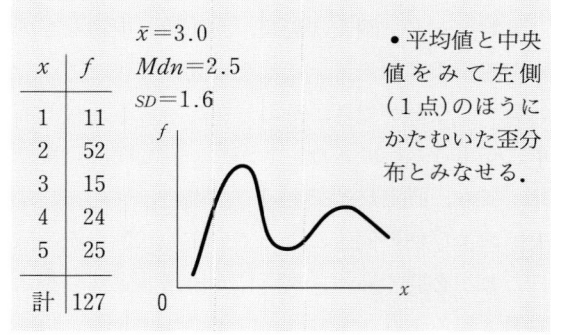

そうでない	あまりそうでない	すこしそうである	かなりそうである	そうである
1	2	3	4	5

x	f
1	11
2	52
3	15
4	24
5	25
計	127

$\bar{x}=3.0$
$Mdn=2.5$
$SD=1.6$

- 平均値と中央値をみて左側（1点）のほうにかたむいた歪分布とみなせる．

例

質問3
あなたは今回の研修に満足しましたか．

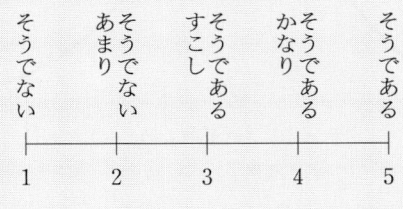

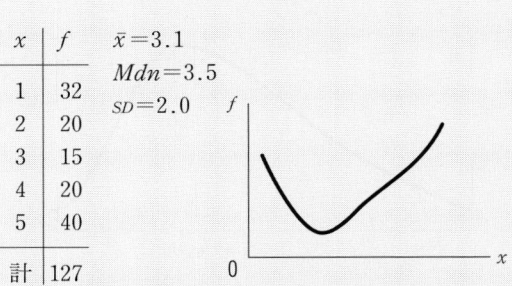

そうでない	あまりそうでない	すこしそうである	かなりそうである	そうである
1	2	3	4	5

x	f
1	32
2	20
3	15
4	20
5	40
計	127

$\bar{x}=3.1$
$Mdn=3.5$
$SD=2.0$

- 標準偏差が2.0と大きい．このような場合は，1点と5点に多く集っているのでU字形分布となる．このときは，比率（％）による分布にしてみるとよい．

例

質問4
グループ協議であなた方が考える目標達成の程度はどのくらいですか．

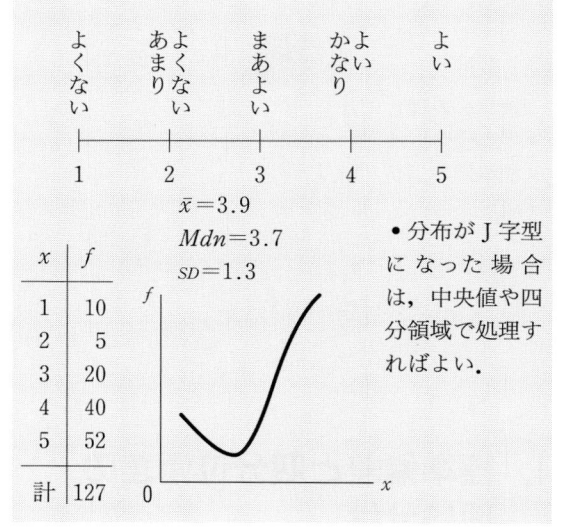

よくない	あまりよくない	まあよい	かなりよい	よい
1	2	3	4	5

x	f
1	10
2	5
3	20
4	40
5	52
計	127

$\bar{x}=3.9$
$Mdn=3.7$
$SD=1.3$

- 分布がJ字型になった場合は，中央値や四分領域で処理すればよい．

Ⅷ 正規分布の性質を知っておく

1変数の量的データの統計処理を行なうにあたって，その大半は正規分布を基礎としている．正規分布は中央に平均値をとり左右対称で，富士山のような美しい形をしている．母平均 m，母分散 σ^2 とする正規分布は $N(m, \sigma^2)$ で表す．

図5-8（80頁）で平均値と標準偏差の関係とその形をすでに述べてあるが，曲線と x 軸とで囲まれた全面積は1（100％）になり，平均値から右半分の面積は0.5（50％）となる．この面積は確率を表している（図5-14）．

- $\bar{x} \pm SD$ の範囲内の面積は0.683すなわち68.3％
- $\bar{x} \pm 2SD$ の範囲内の面積は0.955すなわち95.5％
- $\bar{x} \pm 3SD$ の範囲内の面積は0.997すなわち99.7％

となっている．

1. データを変換して比較できるようにする

理解しやすいために，学校での成績のことを例にあげる．いま，英語と数学の2教科の実力試験を受けた高校生が，自分の成績がどのような状態で，どのような位置にあるのかを知りたいとき，この2教科はそれぞれのクラスの平均と標準偏差が異なるため分布が違うので，このままでは比較することはできない．しかし，両教科の得点を同一基準に直すことによって初めて比較することができる．そこで，変数の間で平均値や中央値が異なる場合に比較できるようにデータを変換する必要がある．そこでデータの変換の仕方について述べることにする．

2. 標準正規分布と Z 値の関係

2教科の得点を比べるとき，それぞれの教科が正規分布をしているとして，この2教科の分布を，平均値0，分散1になるように変換する．これを Z 変換といい，そのときの値を Z 値（標準値）という．また変換した正規分布を標準正規分布という．標準正規分布は $N(0, 1)$ で表す．

> **例**
>
> いまA君がテストを受けて75点であった．そのとき，クラスの平均点は60点，標準偏差は10点であったので，図5-15による変換をすると，
> $$Z = \frac{75-60}{10} = 1.5$$
> Z 得点は1.5となる．このことは，A君の成績は，平均値より高いほうに標準偏差の1.5倍離れていることを示すのである．

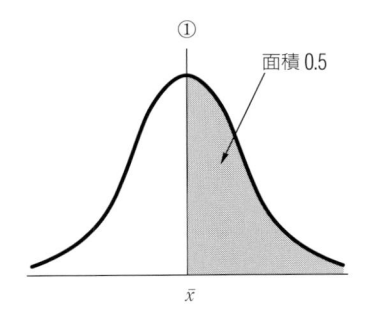

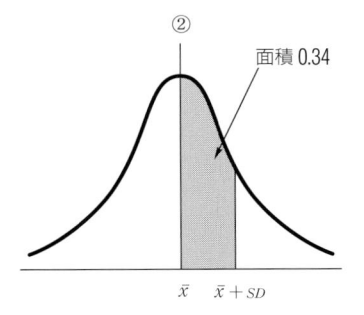

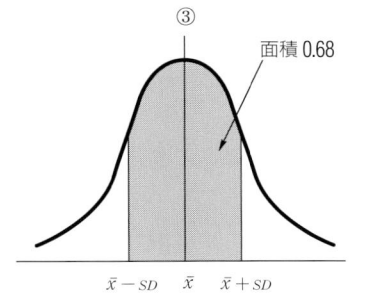

図5-14　正規分布と確率

f(x) グラフ (平均値 $\bar{x}$ 標準偏差 SD)

変換 $Z = \dfrac{x_i - \bar{x}}{SD}$

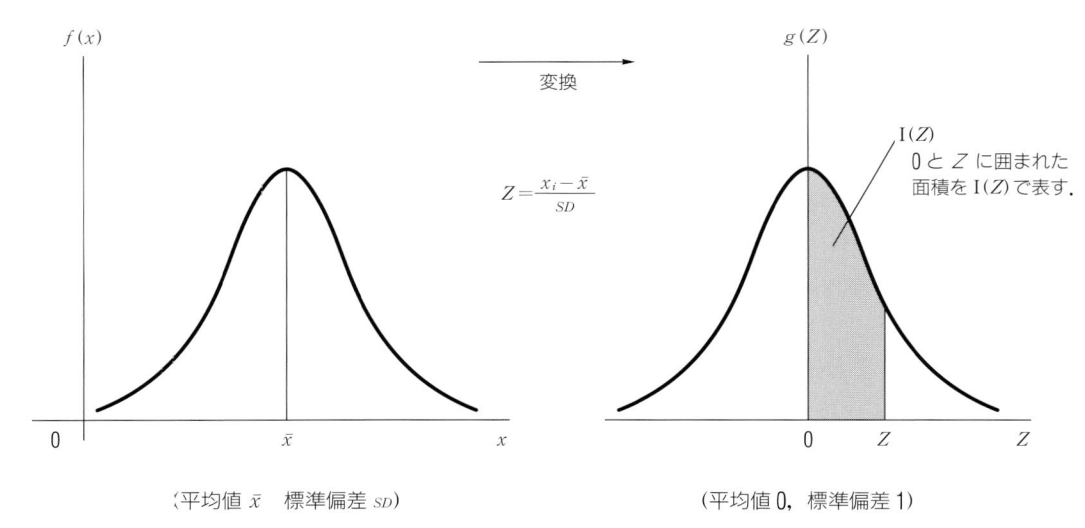

g(Z) グラフ (平均値 0, 標準偏差 1)
I(Z) 0 と Z に囲まれた面積を I(Z) で表す.

図 5-15 標準正規分布に変換する

3. 偏差値とは何か

このように求めてきた Z 得点は標準値ともいわれている．しかし，この得点は小さい値なのでこれをわかりやすくするために，平均値が 50，分散が 10^2，$N(50, 10^2)$ になるように変換する．この値を偏差値というのである．求め方は，

$$Z = \dfrac{x_i - \bar{x}}{SD} \times 10 + 50$$

とする．

例

A 君が 2 回テストを受けて次の成績であった．
- 1 回目は $x = 75$（クラス平均 $\bar{x} = 60$, $SD = 10$）
- 2 回目は $x = 80$（クラス平均 $\bar{x} = 62$, $SD = 14$）

Z 得点を求めると
- 1 回目は $Z = 1.5 \times 10 + 50 = 65$
- 2 回目は $Z = 1.3 \times 10 + 50 = 63$

となり，1 回目の成績がよかったといえる．

このように，Z 値，標準値および偏差値は意味がまったく同じものである．正規分布の中で個人の得点がどこに位置しているかを示すために，平均値からの離れている度合いを数値で求めたもので，ただ表現の仕方が違うだけである．

正規分布表（Z 表）の見方（図 5-16）を次に述べておく．

$Z = 1.96$ の影の面積は $I(1.96) = 0.475$ として求める．$(-1.96, 1.96)$ の区間に入る確率は，

$$0.475 \times 2 = 0.95 \quad (95\%)$$

であるという意味を示している．

4. 5 段階得点

小学校や中学校では成績の評価を 5 段階法や 10 段階法を用いて行なっている．5 段階法は正規分布の応用で，分布を平均値から，

$$\pm 0.5 \times SD \quad \text{と} \quad \pm 1.5 \times SD$$

で分ける（図 5-17）．10 段階法なら階級をさらに 2 つに分ければよい．

段階点	SD		含まれる(%)
①	〜 −1.57	6	5.82
②	−1.57 〜 −0.59	22	21.94
③	−0.59 〜 +0.59	45	44.88
④	+0.59 〜 +1.57	22	21.94
⑤	+1.57 〜	6	5.82
			100.00

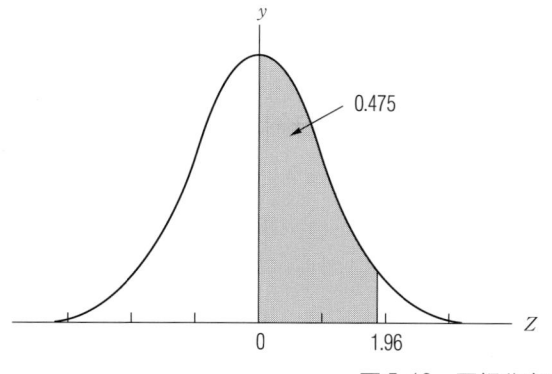

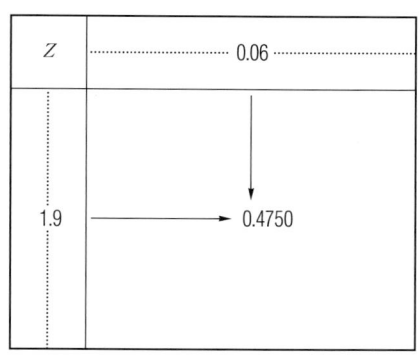

図 5-16　正規分布表の見方

5. パーセンタイル順位とパーセンタイル得点

分布の形の違いや人数の違いにかかわらず，分布の中で個人の得点の位置が100人中下から数えて何番目になるのかを表現したもので，順位をパーセンタイル順位，そのときの得点をパーセンタイル得点という．

図 5-7（78頁）で中央値は50％のところをみて約69点として求めた．表 5-4（76頁）から17％のところを求めるのであれば，累積相対度数の0.41，すなわち60～70点の階級の中にあることがわかる．次のように計算する．

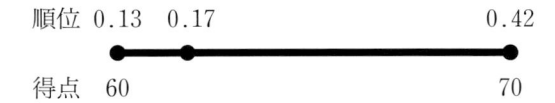

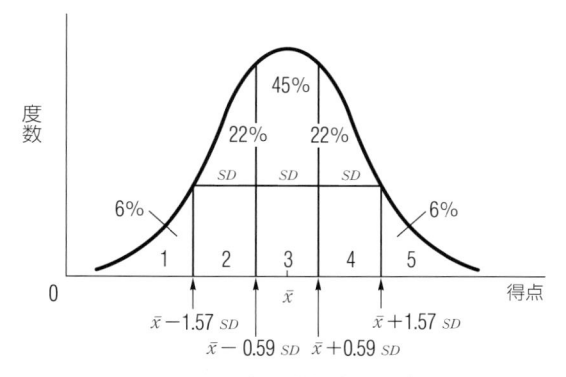

パーセンタイル
順位　0.13　0.17　　　　　　　　　　0.42
得点　　60　　　　　　　　　　　　　70

図 5-17　5段階得点の分布

$$60 + \frac{70-60}{0.42-0.13} \times (0.17-0.13) = 61.4$$

これは図 5-4（77頁）のヒストグラムの面積の下から17％のところが61.4点である．これを「17パーセンタイル得点は61.4点である」という．また約61点を取ったものは，100人中17％のところに位置するので，「61点のパーセンタイル順位は17（下から17番）である」という．

6

二次集計（1）
その概観とよく使用される検定について

I 二次集計のあらまし

　二次集計は，これまでの一次集計で分析した結果をもとにして，皆が問題点として掲げてきた研究目的や研究仮説の結果を明らかにしようとするデータ分析の作業である．
　そのデータ分析の作業とは，各種の係数を求めたり検定を行なうことで，大方次の2つの方法に分類される．それは，
① 項目間に関係があるのか，ないのかを調べること，これを関係の分析という．
② 項目間について何らかの差があるといえるかどうかを調べること，これを差の分析という．

　その方法の内容は，
① では，相関関係（関連ともいう）の程度を係数で求めて，その大小を比較する場合と，検定を行なって関係（関連）があるかどうかを判定する場合とがある．
② では，検定によって差があるかどうかを導き出す分析を行なう．
　この①，②のいずれにおいても，二次集計の作業の内容は主として検定を用いたデータ分析法である．そこで，あらかじめ検定について述べておきたいと思う．

II なぜ検定が必要か

　いま，片麻痺患者のリハビリで，前脛骨筋に低周波療法を行なっているaグループ10人と，行なっていないbグループ10人に，30日間同じ内容の歩行訓練をした．そして，10mを歩いてもら

い，歩行の速度を測り，速度の変化の平均を求めた．このaグループのデータをデータaとし，bグループのデータをデータbとする．このデータa，bは，グループa，bの背後の母集団をA，Bと考えるとき，母集団A，Bから任意に抽出した標本である．歩行速度の変化は，

- aグループ（低周波使用群） $\bar{x}=7.53$　$SD=2.8$
- bグループ（低周波非使用群）

$\bar{x}=4.02$　$SD=4.1$

であった．

このデータから，すぐにaグループのほうが歩行速度の変化が大きくて，よく歩けるようになったと断定することはできない．確かに数値に差があるけれども，この差は，低周波療法を行なったか，行なわなかったかによる差であるのか，あるいはデータを測定するときに誤差が生じたものなのか，これはわからないわけである．だからこれを検討しなければならない．

そこで，統計的仮説検定の方法を判断の基準において判定を行なうことが必要となってくるのである．

III 検定とはどういうことなのか

先の例でa，bグループの歩行速度の変化に差があるかどうかを検定してみよう．

いま，aグループとbグループの平均値に差がないと仮定してみる．この仮定を帰無仮説といい，H_0 で表し，次のように表現する．

H_0：a，bグループの平均値は同じである．

また，a，bグループの平均値に差があるという仮説を，帰無仮説に対して対立仮説といい，H_1 で表し次のように表現する．

H_1：a，bグループの平均値に差がある．

ここで，この仮説が正しいか正しくないかの判定の基準になる数値が必要となってくる．この数値のことを検定統計量という．

そこで，aとbの平均値に差がないという帰無仮説を立てて，この仮説のもとでデータの抽出の仕方によって動く検定統計量を計算し，その数値がある判定のための限界値を超えるか超えないかを調べる．それが判定の限界値を超えたとき，aとbの平均値に差がある（有意差がある）とする．

この判定をするとき，次のような2つの誤りがでてくる．

① aとbに差がないのに差があると判定した場合，これを第1種の過誤という．

② aとbに差があるのに差がないと判定した場合，これを第2種の過誤という．

この2種類の過誤をできるだけ小さくして判定することが大切であって，普通は①を小さいようにする．差がないのに差があると判定する間違いは，言い換えると，めったに起こらないことが起こるという間違いである．

そこで，その間違いが起こる確率を5％以下と決めて，この確率の大きさのことを有意水準あるいは危険率という．有意水準として1％も用いる．

抽出したサンプルから計算される検定統計量の値が有意水準の確率の中に入った場合は，帰無仮説を棄却する（捨てる）という．先の例では，検定法によって調べるとaとbの平均値に差があった．そこでは低周波を使用しているaグループのほうが歩行速度の変化が大きいと，初めていえるのである．

このように検定とはa，bグループの平均値が意味をもつほど大きな差があるかどうかを，述べてきたような統計的約束から判断するものであって，ここに測定した結果が，客観性をもつものとして示されるのである．そして測定した結果が母集団A，Bでもいえることを示すものである．

このことは，検定の大切な概念であって，今後具体的に取り扱うことになるあらゆる検定方法に共通する基本的なことである．

IV 統計的仮説はどのように立てるか

検定をする前に，まず仮説を立てる．仮説は普通，「差はない（変化はない，同じである）」と立てる．これは帰無仮説である．次に，その仮説に対して正反対の仮説，「差がある（変化している，同じでない）」を立てる．これは対立仮説である．

特に帰無仮説の立て方は，検定において極めて大切であるから，次のように理解してほしい．

> **例**
> 問いかけ　　　　　　　　　　帰無仮説 H_0
> - 同じなのか同じでないのか　＝「同じ」
> - 変わったか変わっていないのか＝「変わっていない」
> - 差に意味があるのかないのか　＝「意味がない」
> - 法則に合うのか合わないのか　＝「法則に合う」
> 　　　　　　　　　　　　（寺見春恵・他　1992）

すなわち，どんな場合も「同じ（違わない）」というように帰無仮説を立てる．「同じでない（違う）」と立てない理由は，「同じ」と立てるからこそそれをもとにして確率の計算ができるのであって，「同じでない」としたら計算の根拠がなくなってしまうからである．

> **例**
> 患者の日常生活の自立度について，入院時と8週間後に質問紙調査を行ない，5段階評定法で測定したとする．自立度は8週間後に向上したと認められるかどうかを検討したい．そのときの仮説の立て方は，
> - 帰無仮説 H_0：入院時と8週間後では自立度のテスト得点に差はない．
> - 対立仮説 H_1：8週間後には自立度テストの得点が向上した．
>
> とする．
> 　　　　　　　　　　　　（寺見春恵・他　1992）

V 標本（サンプル）を集めるときに考えること

一般に母集団が多数である場合は，そこから選んでくる標本も，これまで述べてきたようにいろいろな抽出法で選んでいくことができる．しかし，思っていたよりも調査対象者が少なかったり，また患者のADL（日常生活動作）評価の研究をしたいと思ってもいろいろな条件からそれができない場合が起こってくる．

そこで，最小限こうしておきたいという条件が考えられる．

> **例**
> 病院で，主任看護師のバーンアウトの状態を調査することになった．この病院は主任看護師が23人なので，この数年間に主任から師長になった16人を加えることになった．こうした場合は，師長になっている人たちには主任時代のことを思い出して調査に加わってもらわねばならない．そして別々に調査して，バーンアウト評価を比較して両者に違いがなければ，両者を合わせた数を標本数とする．このとき，両者のバーンアウト評価を比較して両者に違いがないことが必要条件となる．

> **例**
>
> 　病院で，片麻痺患者の ADL 評価の研究をしたいときは，まず左片麻痺と右片麻痺について ADL 評価を比較してみて，両者に違いがないということが必要条件となり，それがはっきりしたら両方の患者を合わせた数を標本数として用いる．
> - 年齢層は広くとって 40～60 歳未満の幅にあることが望ましい．
> - 男女が含まれているとしたら，男女の性差がないということも必要である．
> - 麻痺症状の程度もなるべく同程度のものを選ぶこと．
> - がん患者を選ぶにあたっては，組織への浸潤程度がいろいろ異なるので，なるべく同程度の浸潤のもの，言い換えれば重症程度やがんのタイプを同一にすること．
>
> （渡邊宗孝・他　1997）

　最近は，条件を満たしていないデータを用いて盛んに統計処理が行なわれており，しかもコンピュータを用いると簡単に結果が出るようになっている．そこで統計学の基本をしっかり学んで，統計処理をするのに必要な条件を備えたデータを用いて統計処理を行ない，統計学的に十分考えられるような，意味のある結論を導かなければならない．

　標本を集める最低の必要条件を整理すると次のようになる．
① 患者の場合は，疾患のタイプ，重症程度を同一にする．
② 年齢，性を同一にする．
③ 年齢の幅は大きくとらない．
④ 職場のことを考慮したほうがよい．例えば管理職グループを対象者とする場合は，管理職でなくても，これに近い立場，職業の人を選ぶようにする．
⑤ 患者の人数が少ないときは，標本数に達するまで期間をおいて集めるが，これはあまり長い期間であってはならない．例えば 10 年間は長いのでいけない．

VI 調査する標本数はどのくらいがよいか

　調査したとき，先に述べてきたようにできる限りの条件を満たして集めようとすると，患者の場合は，その標本数を集めるのはなかなか容易ではない．それでは，どのくらい数を集めたらよいかということが問題になってくる．特に平均値の統計処理の場合は，これが切実な問題となる．

　統計学では標本数が多い場合と少ない場合によって，統計処理の方法も違ってくる．そこで大方の目安として，標本数を考えておくことにしよう．

1. 標本数が多いとは

　標本数が多い場合は，量的データのとき，正規分布をなすことの基本条件に当てはめると，60 以上となる．

　標本数を n で表すと，十分と考えられるのは，$n \geq 100$ のことである．しかし，n が 60 になれば，その標本を母集団とみなしてよいことになっている．

2. 標本数が少ないとは

　自由度が最低 10～30 になるようにするとよい．したがって標本数は，

　　　11 か 12 $\leq n \leq$ 31 か 32

ぐらいと考えられる．

　この理由は，これからあとで述べる統計検定量

t の値から説明することができる．それは t 値は自由度（普通，標本数から 1 を引いたものである）が 5 ぐらいまでは急激に減少するが，10〜30 の間ではその減少程度は緩やかになって，それ以上となると自由度が大きくなっても t 値の減少程度は非常に緩やかになるのである．したがって，自由度が 30〜∞ になっても t 値の減少は少ないと考えられるからである．

3. 標本数が極端に少ないとは

$n<10$ を指して極端に少ないという．分割表において，1 つのセルの中に 5 より小さい数がある場合を指している．

統計処理の方法は，この標本数が多いか少ないかによって違ってくる．

VII よく使われる検定の手順とその意味

二次集計では，変数（項目）間の関係の有無を分析することと，変数（項目）間に何らかの差があるといえるかどうかを，分析することが主眼であると述べてきた．そこで，比較的よく使われる検定法の手順と意味を，先に取りあげて説明しておく．

1. χ^2 検定

例

リハビリに通院している片麻痺患者，男性 93 人，女性 130 人（1 か月集計）の中で，歩行訓練 A の方法の効果を聞いたところ，効果があったと思うと答えた人は男性では 42 人，女性では 83 人であった．男女によって訓練 A の方法の効果との関連について調べる．

これは，男女別と訓練 A 方法の効果の 2 変数（2 項目）間の関係をみることになる．
・帰無仮説 H_0：2 変数（2 項目）は独立である（2 変数間に関係がないと同じ）．
・対立仮説 H_1：2 変数（2 項目）間に関係がある．
この変数は性別も回答の有無も名義尺度であるから，名義尺度×名義尺度の検定法である．

● 手順—1

質問に対する回答を男女別に集計し，集計表を作る（表 6-1）．

この集計表で 42, 51, 83, 47 の数値のところをセルという．セルの数値が 5 以下の場合は注意しなければならない．後述（98 頁）する．

● 手順—2

表 6-1 から，次の公式を使って χ^2 値を求める．

$$\chi^2 = \frac{\Sigma(f-F)^2}{F} \quad \cdots\cdots\cdots\cdots\cdots ①$$

f：データ　　F：理論度数

F の理論度数は，データで 2 つの変数が独立（無関係）である場合の理論的な推定値のことで，次のようにして求める．

・男性で効果ありの理論度数 $= 125 \times \dfrac{93}{223} = 52.1$

・女性で効果ありの理論度数 $= 125 \times \dfrac{130}{223} = 72.9$

・男性で効果なしの理論度数 $= 98 \times \dfrac{93}{223} = 40.9$

（男性合計 93 から男性効果ありの 52.1 を引い

表 6-1　男女別の訓練 A 方法の効果

	効果あり	効果なし	計
男	42	51	93
女	83	47	130
計	125	98	223

計算のあと，理論度数の表を作る．
公式の①に当てはめると，

$$\chi^2 = \frac{(42-52.1)^2}{52.1} + \frac{(51-40.9)^2}{40.9}$$
$$+ \frac{(83-72.9)^2}{72.9} + \frac{(47-57.1)^2}{57.1}$$
$$= 1.95797 + 2.49413 + 1.39931$$
$$+ 1.78651$$
$$\fallingdotseq 7.638$$

この中でいちばん大きな値の2.49413に気づいて，表6-2のセルの数値51に注目してほしい．これが，あとで分布の傾向を解明する1つの目安となるからである．

● 手順—3

次に自由度（df：degree of freedom，分布表ではνを使用する）を求める．この例は2×2分割表であるので，

$$\nu = df = (2-1)(2-1) = 1$$

一般に，$m \times n$分割表では，

$$\nu = df = (m-1)(n-1)$$

となる．

自由度とは，標本の分布の形が自由度によって決まってくるので，検定ではデータ数の代わりに自由度を使用する．これは何度も標本抽出の実験を繰り返すと，自由度によって標本分布の形が図6-1のように変化して決まってくるためである．

名義尺度の2変数，2×2分割を例にとると，表の周辺の小計（周辺度数という）が決まっているとき，表の4つのセルのうち，1つのセルに数値を入れると残りの3つのセルの数値はすぐに決まってくる．だから2×2分割表では1つのセルが数値を自由に選ぶことができる．すなわち，

$$df = (縦のカテゴリ数 - 1)$$
$$\times (横のカテゴリ数 - 1)$$
$$= (2-1)(2-1) = 1$$

となる．表6-3を参考にしてほしい．

表6-2　（　）内が理論度数

	あり	なし	計
男	42(52.1)	51(40.9)	93
女	83(72.9)	47(57.1)	130
計	125	98	223

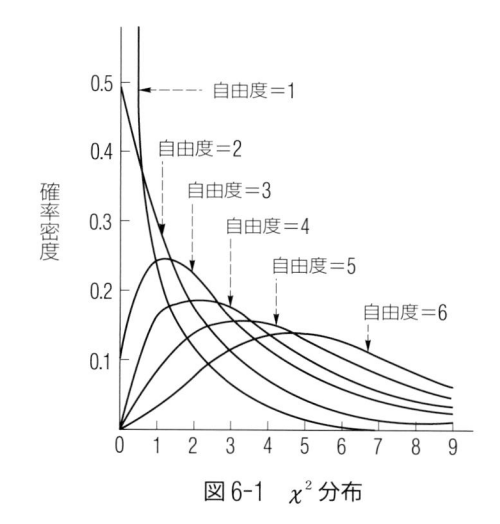

図6-1　χ^2分布

表6-3　自由度の意味

① 2×2分割表

	あり	なし	
男			15
女		○	35
	30	20	50

$(2-1)(2-1) = 1$
$df = 1$
● 自由に○印を1つとればよい．

② 2×3分割表

	満足	普通	不満足	
男		○		50
女			○	50
	68	55	77	100

$(2-1)(3-1) = 2$
$df = 2$
● 自由に○印を2つとればよい．

表6-4 χ^2分布表の見方

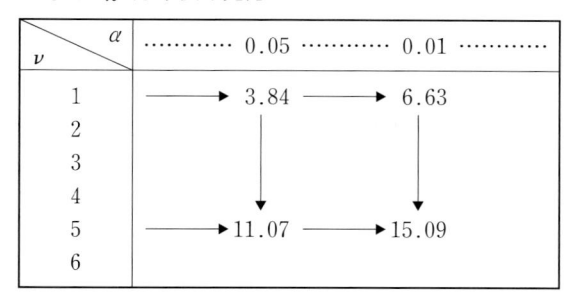

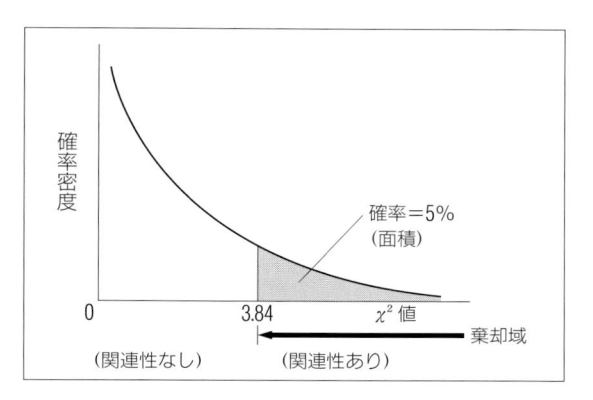

ν \ α	0.05	0.01
1	→ 3.84 →	6.63
2	↓	↓
3		
4		
5	→ 11.07 →	15.09
6		

図6-2 自由度1のχ^2分布

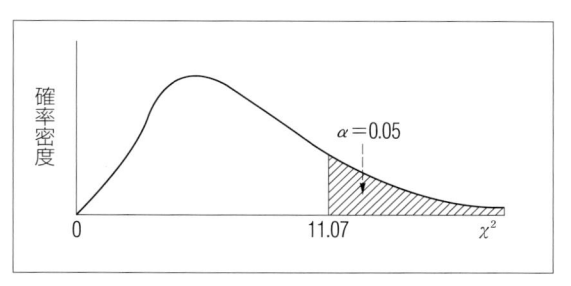

図6-3 自由度5のχ^2分布

● 手順—4

次に，先の例で求めた$\chi^2=7.638$の値から2変数が独立であるかどうかを検討する．このことは，先に立てた帰無仮説が棄却されるか，または採択されるかをみることである．

そこで，χ^2分布表(表6-4, 付表-7)を使用する．χ^2分布表では縦に自由度をとり，横に有意水準 (α) をとっている．

これらの図 (図6-2, 6-3) からわかるように，
- $df=1$のときα5%のχ^2値は3.84
- $df=5$のときα5%のχ^2値は11.07

であり，

$$\chi_1^2(0.05)=3.84, \quad \chi_5^2(0.05)=11.07$$

と書く．

● 手順—5

そこで，先に求めた$\chi^2=7.638$から2変数が独立（無関係のこと）かどうかを判定する．

$$\chi^2=7.638>\chi_1^2(0.05)=3.84$$
$$>\chi_1^2(0.01)=6.63$$

これは，有意水準5%と1%の両方の値より大きいので1%のほうをとって，仮説を棄却することになる．あるいは有意水準1%で，有意な関係にある（関連性がある）といえる．

χ^2と有意水準の判定値との大小比較をまとめると次のように表現される．

$$\chi^2=2.236<\chi_1^2(0.05)=3.84 \quad (n.s と書く)$$
関係はない ($n.s$：no significant)．

$$\chi^2=4.251>\chi_1^2(0.05)=3.84$$
($p<0.05$と書く)

有意水準5%で有意な関係がある．

$$\chi^2=7.638>\chi_1^2(0.01)=6.64$$
($p<0.01$と書く)

有意水準1%で有意な関係がある．

「有意水準（危険率）5%で帰無仮説を棄却する」とか，「有意水準5%で有意な関係がみられる」ということは，先の2つの変数（性別と効果の有無の回答）が無関係であるなら，表6-1のようなデータが実際に得られる確率は5%以下であると判断するので，最初に立てた帰無仮説を棄却し，「関係がある」と判定するという意味である．

注意：文章の中では水準に応じて有意差があることを$p<0.05, p<0.01$と書く．表中やグラフに示すときはアステリスク（*），（**）を用い，脚注に（*：$p<0.05$，**：$p<0.01$）とする．検定は標本数が多い場合に意味が出てくるものであるから，標本数が少ない場合は，論文の中に有意水準1%であるとか有意水準0.1%であるとか書かないでアステリスクを表の中につけておくとよい．

●手順—6

それでは，有意な関係がみられたと判定したとき，どの部分で関係をもたらしているかを見つけなければならない．

χ^2 値は合計の数（周辺度数）が変わらないようにしてセルのデータを5倍, 10倍としていくと大きくなり，「関係がある」の棄却域に入ってしまう．そこで，値が最も大きくなるセルを見つけて，**表6-2** で計算した χ^2 値の中で最も大きくなったセルの値 51 を見つけて，男性で効果がなかったと答える傾向が強いと判定するのである．

ここで，統計的に有意であるということは差が大きいということとは違う．

χ^2 検定では差が大きいとか差が小さいとかをみるのではなく，関係があるかないかを分析することを明確に認識して行なわねばならない．さらに，標本数が非常に多いときは，例えば周辺分布が変わらないようにしてセルのデータを変えると χ^2 値は大きな値を示し，必ず棄却域に入ってしまい有意になってしまう．だから，有意であるという意味を注意深く読み取らなければならない．

χ^2 値を求める簡便法（**表6-5**，2×2分割表）
次の公式を使用する．

$$\chi^2 = \frac{N(ad-bc)^2}{(a+b)(a+c)(c+d)(b+d)} \quad \cdots\cdots ②$$

$$= \frac{223(42\times47-83\times51)^2}{125\times93\times98\times130}$$

$$= 7.684 > 6.63 \quad p<0.01$$

$$df=1 \quad \chi^2(0.01)=6.63$$

有意水準1%で有意な関係がみられる．

標本数 N が少ない場合，特に $N<40$ のときは，式 ② でイェーツの修正が必要となる．また，各セルの中に極端に少ない数値がある場合（5以下）も同様である．

イェーツの修正式は次の式である．

$$\chi^2 = \frac{N\left(|ad-bc|-\frac{N}{2}\right)^2}{(a+b)(a+c)(c+d)(b+d)} \quad \cdots\cdots ③$$

（ただし，$|ad-bc|>\frac{N}{2}$ に限る）

注意：この条件に入らないときはイェーツの修正式は使えない．この場合，また1つの目安としていえるのは，χ^2 検定をする 2×2 分割表は，セルが4つで，1つのセルの割合は 25% である．5以下の数値が 20% 以上のセルの中にある場合は χ^2 検定はできず，代わりにフィッシャーの直接確率法を用いる（7章Ⅲ-3, 117頁参照）．

> **例** 1変数 χ^2 検定
>
> 末期がん患者やそのほかの重症の患者を受け持っているナース 90 人に対して，看護職者への心のケアは必要であるかを質問した．
> - 必要と思う　　　49人
> - どちらでもない　21人
> - 必要と思わない　20人
>
> 必要と思う人の数（比率）は多いといえるかを検定したい．これは1標本の場合の χ^2 検定を使う．

●手順—1

・帰無仮説 H_0：3つの回答率は等しい．

理論度数を求める．

3つの選択肢に対する回答に偏りがないとすると30人ずつになる．

	思う	どちらでもない	思わない	計
データ	49	21	20	90
理論値	30	30	30	90

理論値は小数になってもよい．

表6-5　表6-1より χ^2 値を求める

	効果あり	効果なし	計
男	42(a)	51(c)	93($a+c$)
女	83(b)	47(d)	130($b+d$)
計	125($a+b$)	98($c+d$)	223(N)

$$N = a+b+c+d$$

● 手順-2

公式①を用いて，

$$\chi^2 = \frac{(49-30)^2}{30} + \frac{(21-30)^2}{30} + \frac{(20-30)^2}{30}$$
$$= 12.033 + 2.7 + 3.333$$
$$= 18.066$$

● 手順-3

自由度を求める．これは 2×3 分割表となる．
$$df = (2-1)(3-1) = 2$$

● 手順-4

$$\chi^2 = 18.066 > 9.21 = \chi_2^2(0.01)$$
$$p < 0.01$$

有意水準 1% で 3 つの回答の比率の差は有意である．すなわち，必要と思うと回答した人は多いといえる．

注意：理論度数は，目的によっては均等に分けるわけではなく，すでに比率として結果が出ていてそれと比較するようなときは，既知の結果が理論値として使われる．その場合は，既知の結果と回答率の差をみることになる．先行研究の結果が出ている場合は，それが理論値となる．

例

行政のある政策について，ある町の賛否を調べたら 500 人中 400 人が賛成であった．

全国世論調査では賛成は 70% であった．この町の賛成率は高いといえるかを検討したい．

このような場合は，全国賛成率が既知であるので，これと比較することになる．

	賛成	不賛成	計
ある町	400	100	500
理論値	350	150	500

・帰無仮説 H_0：ある町の賛成率は全国と同じである．
・対立仮説 H_1：ある町の賛成率は全国より高い．

$$\chi^2 = \frac{(400-350)^2}{350} + \frac{(100-150)^2}{150}$$
$$= 23.810 > 6.63$$

$$df = 1 \quad \chi_1^2(0.01) = 6.63 \quad p < 0.01$$

この町の賛成率は全国より高いといえる．

2. t 検定

t 検定（t-test）は，変数間の平均値の差をみる方法である．2 つの群について調べたいとき，2 群の間に関係がない（対応がない）場合について述べておくことにする．2 群に関係がないというのは，例えば外来勤務のナースと病棟勤務のナースとの関係である．この 2 群について，ストレスの度合の差をみるような場合に用いる．

検定法についてはまだ初めの段階なので，ここで大切な前提条件を述べておこう．

1．データは，2 つの互いに独立している母集団からの標本で，量的データすなわち，間隔尺度および比率尺度で測定したものであること．
2．標本は母集団から無作為に抽出されるべきこと．
3．母集団の分布が，正規型またはそれに近いことが必要であること（この分布の適合度の検定法については，9 章 I，1 127-128 頁を参照のこと）．

しかし，t 検定は，中心極限定理によってこの前提条件から多少ずれても使用できる．このような場合，テストは前提条件に対して頑健（robust）であるといわれる．

4．2 つの母集団の標準偏差は互いに等しいこと（この検定法については，9 章 II，2 131-132 頁を参照のこと）．

もし，2 つの群の標準偏差に差がなければ，一応両母集団は等しいと考えてよい．

特に，1，2，3 の条件が最も大切である．これらの前提条件が守られれば，2 つの群の平均値の有意性は t 検定によることができる．

例

看護学生と一般文系女子短大生に，タバコの害について質問して，完全回答を100点満点として次の結果を得た．これから，タバコの害についての知識は，看護学生のほうが優れているといってよいだろうか．

	平均点	標準偏差	人数
看護学生	$\bar{x}_1=82.5$	$s_1=1.3$	$n_1=23$
一般女子学生	$\bar{x}_2=81.3$	$s_2=1.2$	$n_2=20$

● 手順―1

この得点は間隔尺度で測定されたものであり，2つの標本は母集団から無作為に抽出され，母集団の分布は正規型で，両者の標準偏差はほぼ等しい大きさで，前提条件に適合している．

● 手順―2

・帰無仮説 H_0：看護学生と一般女子学生の得点の平均値に差がない．
・対立仮説 H_1：看護学生と一般女子学生の得点の平均値に差がある（看護学生のほうが優れている）．

2つの群の人数を n_1，n_2，平均値を $\bar{x}_1$，$\bar{x}_2$，標準偏差を s_1，s_2 と区別をつける．

● 手順―3

両群は独立（対応または関連がない）である．次の公式を用いる．

$$|t|=\frac{|\bar{x}_1-\bar{x}_2|}{\sqrt{\frac{n_1s_1{}^2+n_2s_2{}^2}{n_1+n_2-2}\left(\frac{1}{n_1}+\frac{1}{n_2}\right)}} \quad\cdots\cdots\cdots\cdots ④$$

t 値は正で求めるほうがわかりやすいので，x_1，x_2 の値によって絶対値記号を用いるとよい．

数値を代入して t の値を求める．$x_1>x_2$ なので絶対値記号を省く．

$$t=\frac{82.5-81.3}{\sqrt{\frac{23\times1.3^2+20\times1.2^2}{23+20-2}\left(\frac{1}{23}+\frac{1}{20}\right)}}$$

$$=3.055$$

● 手順―4

自由度を求める．

$$df=n_1+n_2-2$$
$$df=23+20-2=41$$

● 手順―5

t 分布表をみる．t 分布表とは，データ数 n が $n<60$ の場合は，正規分布で考えることができないので，t 分布という正規分布より中央が低く，両端が広がるような山の形の分布を用いる．$n\geq60$ のときは正規分布と一致するとみなしてよい．t 分布は自由度 $n-1$ の大きさによって形が変化し，このグラフに基づいて求めた有意水準の限界の数値を示したものが t 分布表である．縦が自由度で横が有意水準の確率を表す．

t 検定とは，$|t|$ の値を求め，自由度＝$n-1$ の有意水準の t の値を t 分布表で求め，その大小比較によって仮説を棄却するか，しないかを判定するのである（図6-4）．

例えばサンプル数 $n=10$，$t=3.231$ とすると，

$$df=10-1=9$$

だから有意水準5%のところと合致するところ2.26と比較する．

$$t=3.231>2.262=t_9(0.05) \quad\text{（図6-4④）}$$

となるので，有意水準5%で有意であると表現する．

さて例では，

$df=41$ であるが，自由度41というのは（表6-6）にはない．そこで40のところで代用する．自由度は，小さいほうを代用しておけば安全である．

● 手順―6

そこで先に求めた $t=3.055$ から2群の平均値に差があるかどうかを判定する．

$$t=3.055>t_{40}(0.05)=2.021$$
$$>t_{40}(0.01)=2.704$$

になり，有意水準1%で有意な差があるといえる．そして $p<0.01$ と書く．すなわち，看護学生のほうがタバコの害についての知識が優れているといえる．

有意差がない場合は，「有意差はなかった」と書

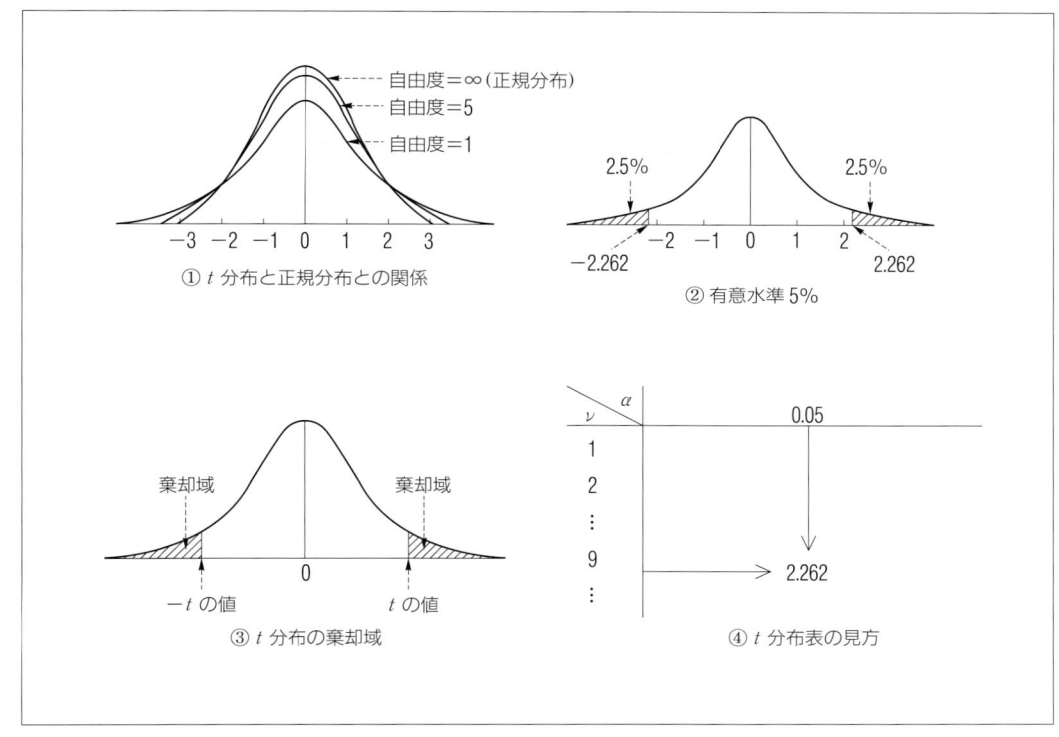

図6-4 t分布とt分布表の見方

① t分布と正規分布との関係
② 有意水準5%
③ t分布の棄却域
④ t分布表の見方

表6-6 t分布表

ν \ α	0.05	0.01
⋮	↓	↓
40	→ 2.021	→ 2.704
	↓	↓
60	→ 2.000	→ 2.660
⋮		

く．検定統計量が $t=1.998$ ($df=40$) であれば，5%でも1%でも棄却されないので，n.s と書く．

χ^2 検定の場合と同様に，表やグラフの中にはアステリスク(*)，(**)を用いて表現する．脚注には *：$p<0.05$，**：$p<0.01$ と記しておく．

次は比率尺度で測定された臨床例である．

例

出産直後に，新生児の臍帯拍動停止前に臍帯クランプした30人と拍動停止を確認してから臍帯をクランプした30人について，3日目に前胸部の黄疸値を計測して次の結果を得た．計測は，ミノルタ黄疸測定器（経皮的ビリルビン測定機械）でビリルビン値を読みとった．この2群のビリルビン値の平均値に差があるだろうか．

新生児の黄疸指数

新生児	1	2	3	4	5	6	7	8	9	⋯	30
拍動停止前	17.6	17.4	18.2	19.6	18.6	19.2	22.2	23.2	20.2	⋯	20.8
拍動停止後	17.6	17.8	18.0	18.6	19.0	20.0	22.8	20.2	22.8	⋯	22.4

● 手順—1

・帰無仮説 H_0：2群のビリルビン値の平均値に差がない．
・対立仮説 H_1：2群のビリルビン値の平均値に差がある．

● 手順—2

2群の平均値および標準偏差を求めると次のようになる．

	平均値	標準偏差	人数
拍動停止前群	$\bar{x}_1 = 19.6$	$s_1 = 1.89$	$n_1 = 30$
拍動停止後群	$\bar{x}_2 = 19.3$	$s_2 = 1.87$	$n_2 = 30$

● 手順―3

両群の標準偏差もほぼ等しい大きさで，両群は独立(対応がない)である．したがって t 検定をするが，前例の t 検定の公式 ④ を用いてもよいが，この例では 2 つの標本が同じ大きさ $n_1=n_2=n$ であるので，次の簡単な式 ⑤ を用いるとよい．

$$t=\frac{\bar{x}_1-\bar{x}_2}{\sqrt{\dfrac{s_1{}^2+s_2{}^2}{n-1}}} \quad \cdots\cdots\cdots ⑤$$

数値を代入すると， $df=n_1+n_2-2$

$$t=\frac{19.6-19.3}{\sqrt{\dfrac{1.89^2+1.87^2}{29}}}=0.608$$

● 手順―4

自由度を求める（注意：自由度は $n-1$ ではない）．

$$df=n_1+n_2-2=58$$

● 手順―5

$df=58$ なので 40 のところを見る．

$$t_{40}(0.05)=2.021$$
$$t=0.608<2.021 \quad n.s.$$

よって，この 2 群の平均値の差は有意水準 5 % でなかったといえる．すなわち，出生直後に拍動停止前と拍動停止後に臍帯をクランプした 2 群の間には，黄疸数値の平均値には有意差はないといえる．

次の例は，質問紙で間隔尺度の 5 段階評定法で測定し，t 検定を用いた例である．5 段階評定値は厳密には順序尺度であるが，認知的心理尺度作成において，間隔尺度とみなして扱っている．項目作成の段階から間隔尺度とみなし得るように，注意して 5 段階評定値を用いた例である（間隔尺度については 28，62，64 頁参照のこと）．

例

養護学校高校 3 年生男子 49 人（肢体不自由児）に次のような質問をした．
1．学習意欲を測定する尺度（5 段階評価）
  ① あなたは一生懸命勉強しようと思いますか．
  ② あなたは家でも計画を立てて勉強しますか．
  ③ あなたは勉強がおもしろいと思いますか．
2．親との話し合い程度を測定する尺度
  ① あなたは自分のことや将来のことについてお父さんと話し合いますか．
  ② あなたは自分のことや将来のことについてお母さんと話し合いますか．

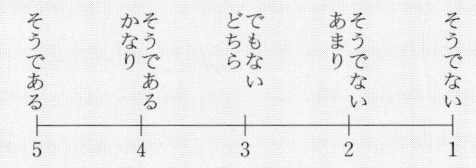

そうである	かなりそうである	どちらでもない	あまりそうでない	そうでない
5	4	3	2	1

父親（母親）とよく話し合うと回答したもの（5 か 4 に回答）について，学習意欲の尺度の平均値と標準偏差を求め，父親（母親）とあまり話さないと回答したもの（2 か 1 に回答）について学習意欲の尺度の平均値と標準偏差を計算し，次の結果を得た．

父親（母親）との話し合いと学習意欲の得点の間に差があるだろうか．
（間隔尺度の独立 2 群の平均値の差をみる t 検定を用いる）

話し合い / 学習意欲	父親		母親	
	よく話し合う	あまり話さない	よく話し合う	あまり話さない
平均	$\bar{x}_1=8.00$	$\bar{x}_2=9.18$	$\bar{x}_1=9.20$	$\bar{x}_2=8.17$
標準偏差	$s_1=1.18$	$s_2=1.07$	$s_1=1.14$	$s_2=1.23$
人数	$n_1=25$	$n_2=24$	$n_1=25$	$n_2=24$

（石井京子　1990）

先に変数（項目）の基本統計量を求める．それぞれ変数の分布が正規分布またはそれに近似していることが条件である．学習意欲の認知指数を測定したこの 3 項目は条件に適している変数である．また，父親群と母親群は独立であり，標準偏差の大きさに差はない．

したがって，t 検定の前提条件を踏まえて 2 群の平均値の差を検定する．

● 手順―1

・帰無仮説 H_0：父親（母親）とよく話し合う群とあまり話さない群について学習意欲得点の平均値に差がない．

・対立仮説 H_1：父親（母親）とよく話し合う群とあまり話さない群について学習意欲得点の平均

値に差がある．

2つの群の人数を n_1, n_2, 平均値を $\bar{x}_1$, $\bar{x}_2$, 標準偏差を s_1, s_2 と区別をつける．

両群の標準偏差はほぼ等しい大きさで両群は独立（対応または関係がない）である．次の公式を用いる．

$$|t|=\frac{|\bar{x}_1-\bar{x}_2|}{\sqrt{\frac{n_1 s_1{}^2+n_2 s_2{}^2}{n_1+n_2-2}\left(\frac{1}{n_1}+\frac{1}{n_2}\right)}} \cdots\cdots\cdots ⑥$$

数値を代入して $|t|$ を求めると，

$$|t|=\frac{|8.00-9.18|}{\sqrt{\frac{25\times 1.18^2+24\times 1.07^2}{25+24-2}\left(\frac{1}{25}+\frac{1}{24}\right)}}$$

$$=3.586$$

● 手順—2

自由度を求める．

$df=n_1+n_2-2$

$df=25+24-2=47$

さて例では，

$df=n_1+n_2-2=25+24-2=47$

であるが，自由度47というのは表（表6-6）にはない．そこで厳密には比例配分で計算するが，いま40が近い値なので自由度として40を適用する．自由度の値がないときは，小さいほうの値を代用しておけば安全である．（しかし，この場合は第2種の過誤は大きくなる．）

比例配分の計算について述べておこう．

$df=47$（5%）の値を求めるには，

$$\begin{array}{cc} df & \alpha=0.05 \\ 差\begin{bmatrix}40 \\ 47 \\ 60\end{bmatrix}\!\begin{array}{c}差\\ 7\end{array}\!20 & 差\begin{bmatrix}2.021 \\ y \\ 2.000\end{bmatrix}\!\begin{array}{c}差\\ x\\ 0.021\end{array} \end{array}$$

$\dfrac{20}{7}=\dfrac{0.021}{x}$

$x=0.007$

$y=2.021-0.007$

$=2.014$

したがって，

$t_{47}(0.05)=2.014$

同様にして，

$t_{47}(0.01)=2.689$ と書く．

● 手順—3

そこで，先に求めた $|t|=3.586$ から2群の平均値に差があるかどうかを判定する．

$|t|=3.586>t_{47}(0.05)=2.014$

$>t_{47}(0.01)=2.689$

となり，有意水準1%で有意な差があるといえる．$p<0.01$ と書く．

● 手順—4

同様にして母親との話し合いについては，

$$|t|=\frac{|9.20-8.17|}{\sqrt{\frac{25\times 1.14^2+24\times 1.23^2}{25+24-2}\left(\frac{1}{25}+\frac{1}{24}\right)}}$$

$$=2.980$$

$df=47$

$t=2.980>t_{47}(0.01)=2.689$　$p<0.01$

以上から，この t 検定の結果をまとめると，父親とよく話し合う子供とあまり話さない子供の学習意欲の得点については，有意水準1%で有意差がみられ「父親のほうは，

$t=3.586$, $p<0.01$

で，父親とあまり話さない子供のほうが学習意欲は有意に高かった．

また母親のほうは，

$t=2.980$, $p<0.01$

で母親とよく話をする子供のほうが学習意欲は有意に高かった」と表現する．

3. F 検定

述べてきた t 検定は，2群の標準偏差の大きさがほぼ等しいことを前提として行なう検定であるが，2群の標準偏差が等しいといえるかどうか，わからないとき，F 検定を用いる．

例

プリセプター（新卒看護師の指導者）の指導に対して，プリセプティ（新卒看護師）がどのように思っているかを調べるため，プリセプティに対して 18 項目の質問をした（抜粋）．

1. 初めて経験する技術は，一緒に行動して指導を受けましたか．
2. あなたが患者や家族から受け入れられるように調整してくれましたか．
3. あなたの欲求不満や悩みを相談することができましたか．

以下略

```
そうである        かなりである    どちらでもない   あまりそうでない  そうでない
    5              4              3               2              1
```

次にプリセプティのリアリティショックに対する 14 項目の質問を行なった．（抜粋）

a. 学校で学んだ技術がそのまま役に立ちましたか．
b. 疲れて食欲がないと感じたことがありますか．

以下略

```
そうである        かなりである    どちらでもない   あまりそうでない  そうでない
    5              4              3               2              1
```

これらの質問を通して，質問 1，2……から 5 と 4 に回答した人を高得点群，2 と 1 に回答した人を低得点群に分けた．次に，この高い群と低い群の中で，リアリティショックの得点を求め次の結果を得た．

A．プリセプティ評価とリアリティショック得点

プリセプティ評価	学校で学んだ技術が役に立っているか
高い	$\bar{x}_1=2.61$　$s_1=0.69$　$n_1=34$
低い	$\bar{x}_2=1.58$　$s_2=0.78$　$n_2=31$

B．プリセプティ評価と疲労と食欲不振得点

プリセプティ評価	疲れて食欲がないと感じたか
高い	$\bar{x}_1=1.96$　$s_1=0.63$　$n_1=32$
低い	$\bar{x}_2=2.45$　$s_2=0.95$　$n_2=31$

これからプリセプティ評価の高い群と低い群で，学校で学んだ技術に対するショック得点に差があるだろうか．また，疲労と食欲不振を感じた得点に差があるだろうか．

（間隔尺度の独立 2 群の平均値の差をみる．
この 2 群の標準偏差が同質であるかどうかがわからない．標準偏差の同質を確かめたうえで，2 群の平均値の差をみる．）

標準偏差の検定には F 検定を用いる．

A の場合

標準偏差が等しい前提条件に合っているか，F 検定を行なう．

● 手順—1

いま 2 群を P，Q 群とし，次のように約束する．
P 群……人数 n_1，平均値 $\bar{x}_1$，標準偏差 s_1
Q 群……人数 n_2，平均値 $\bar{x}_2$，標準偏差 s_2

・帰無仮説 H_0：両群の標準偏差（分散）は等しい．次の公式を用いる．u^2 は不偏分散という．

$$u_1{}^2=\frac{n_1 s_1{}^2}{n_1-1} \qquad u_2{}^2=\frac{n_2 s_2{}^2}{n_2-1} \quad \cdots\cdots⑦$$

$u_1{}^2$ と $u_2{}^2$ の大小を比べ，大きいほうを分子とし，小さいほうを分母とする．いま $u_1{}^2>u_2{}^2$ とすると，

$$F=\frac{\dfrac{n_1 s_1{}^2}{n_1-1}}{\dfrac{n_2 s_2{}^2}{n_2-1}}=\frac{u_1{}^2}{u_2{}^2} \quad \cdots\cdots⑧$$

この F 値を不偏分散比という．

A の数値を ⑦，⑧ に代入すると，

$$u_1{}^2=\frac{34\times 0.69^2}{34-1}=0.491$$

$$u_2{}^2=\frac{31\times 0.78^2}{31-1}=0.629$$

となる．

そこで $u_2{}^2>u_1{}^2$ であるから，$u_2{}^2$ のほうを分子，$u_1{}^2$ のほうを分母にする．

$$F=\frac{0.629}{0.491}=1.281$$

● 手順—2

自由度を求める．自由度は 2 つあって次の式で

表 6-7　F 分布表の見方

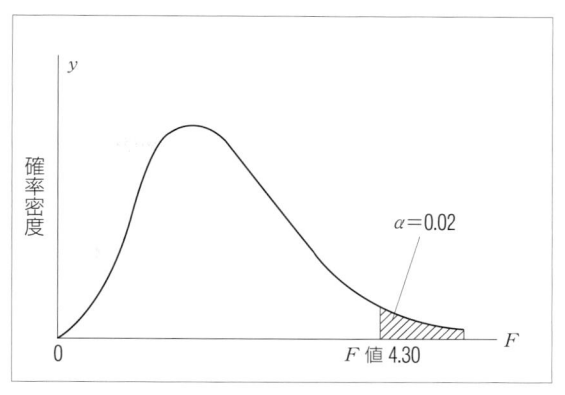

ν_2 \ ν_1	1	2	3	……	10	……
1					上段 5%	
2					下段 1%	
…					↓	
10						
…						
12	→				2.76 4.30	
…						

図 6-5　F 分布（右側）

（グラフ：$a=0.02$, F 値 4.30）

与えられる．

$$\left.\begin{array}{l}\text{第1自由度}=\nu_1=n_1-1\\\text{第2自由度}=\nu_2=n_2-1\end{array}\right\} \quad\cdots\cdots\cdots\cdots⑨$$

● 手順—3（F 分布表の見方）

　F 分布表を使用する．⑧で求めた F 値は，何回も繰り返して求めていくと F 分布をする．

　F 分布表（表 6-7）は横に表してあるのが第 1 自由度で，縦に表してあるのが第 2 自由度である．例えば第 1 自由度 10 で第 2 自由度 12 ならば，有意水準 10% では F 値は 2.76 で，これを

$$F_{12}^{10}(0.05)=2.76 \quad \text{と書く．}$$

有意水準 2% では，

$$F_{12}^{10}(0.01)=4.30 \quad \text{である．}$$

このことは，4.30 以上の大きい値を F がとる確率は 2% 以下であるということで，図 6-5 の斜線の部分である（右側の片側検定）．

さて本論にもどってAの自由度を求めると，

$$\nu_1=df_1=n_2-1=31-1=30$$
$$\nu_2=df_2=n_1-1=34-1=33$$

となる．F 分布表では自由度 33 がないので 30 を使用する．有意水準 5% の場合は 2.5% の F 分布表を用いる．

$$F_{33}^{30}(0.025) \to F_{30}^{30}(0.025)=2.07$$

● 手順—4

　そこで，前に求めた $F=1.281$ から 2 群の標準偏差に差があるかどうかを判定する．

　F 検定は次のようにする．

$$F\geqq \begin{array}{l}F_{df_2}^{df_1}(0.025)\text{ならば有意水準 5% で有意差がある．}\\F_{df_2}^{df_1}(0.01)\text{ならば有意水準 2% で有意差がある．}\end{array}$$

有意水準を 2 倍にする．Aでは，

$$F=1.281<2.07=F_{30}^{30}(0.025)$$

となるから有意水準 5% でこの 2 群の標準偏差は同質のものとみてよいことになる．これを論文に書くときには，「2 群の標準偏差に差があるかをみるために F 検定をしたところ，有意差はみられなかった $F(30, 30)=2.07, n.s$」のように表現するとよい（等分散の判定を有意水準 5% でするときは，F の検定には有意水準を 5% と決めたならばその半分の有意水準 2.5% で行なう）．

● 手順—5

　これで，Aにおいてプリセプティの評価とリアリティショックの得点の 2 群の標準偏差が同質のものであることが判明したので，続いて t 検定を行ない平均値の差をみることになる（間隔尺度で独立 2 群の t 検定）．

・帰無仮説 H_0：2 群の平均値の差は等しい．
・対立仮説 H_1：2 群の平均値に差がある．

$$|t|=\frac{|2.61-1.58|}{\sqrt{\dfrac{34\times 0.69^2+31\times 0.78^2}{34+31-2}\left(\dfrac{1}{34}+\dfrac{1}{31}\right)}}$$

$$=5.575$$
$$df=63$$

　t 分布表（付表-5）には自由度 63 はないので 60 をみることにする．

$$t_{60}(0.001)=3.460 \quad \text{（有意水準 0.1%）}$$

$$t = 5.575 > 3.646 \quad p < 0.001$$

有意水準 0.1% で有意差がある．プリセプティ評価の高い群は，学校で学んだ技術に対するショックが少ないということになる．

B の場合

● 手順―1

・帰無仮説 H_0：両群の標準偏差は同質のものである．

⑤ より，

$$u_1{}^2 = \frac{32 \times 0.63^2}{32 - 1} = 0.410$$

$$u_2{}^2 = \frac{31 \times 0.95^2}{31 - 1} = 0.933$$

$$u_2{}^2 > u_1{}^2$$

$u_2{}^2$ のほうを分子とし $u_1{}^2$ のほうを分母とする．

$$F = \frac{0.933}{0.410} = 2.276$$

● 手順―2

$$df_1 = n_2 - 1 = 31 - 1 = 30$$
$$df_2 = n_1 - 1 = 32 - 1 = 31$$

● 手順―3

$$F_{31}^{30}(0.025) \to F_{30}^{30}(0.025) = 2.07$$

自由度 31 はないので 30 をみる．

● 手順―4

$$F = 2.276 > 2.07 = F_{30}^{30}(0.025) \quad p < 0.05$$

有意水準 5% で 2 群の標準偏差は同質でないことがわかる．

● 手順―5

これで B において，プリセプティ評価と疲労度と食欲不振の得点の 2 群の標準偏差が同質のものではないことが判明したが，さらに 2 群の平均値の差について調べるのであれば，**ウェルチの検定**を用いる．

（間隔尺度で，2 群の標準偏差が同質でないときの平均値の差の検定）

・帰無仮説 H_0：2 群の平均値に差はない．
・対立仮説 H_1：2 群の平均値に差がある．

ウェルチの検定量の式

$$|t| = \frac{|\bar{x}_1 - \bar{x}_2|}{\sqrt{\dfrac{s_1{}^2}{n_1 - 1} + \dfrac{s_2{}^2}{n_2 - 1}}} \quad \cdots\cdots\cdots⑨$$

B の数値を代入すると，

$$|t| = \frac{|1.96 - 2.45|}{\sqrt{\dfrac{0.63^2}{32 - 1} + \dfrac{0.95^2}{31 - 1}}} = 2.366$$

次に自由度を求める．

$$df = \frac{\left(\dfrac{s_1{}^2}{n_1 - 1} + \dfrac{s_2{}^2}{n_2 - 1}\right)^2}{\dfrac{s_1{}^4}{(n_1 - 1)^3} + \dfrac{s_2{}^4}{(n_2 - 1)^3}} \quad \cdots\cdots\cdots⑩$$

（分数になれば，いちばん近い整数値をとる）

B の数値を代入すると，

$$df = \frac{\left(\dfrac{0.63^2}{31} + \dfrac{0.95^2}{30}\right)^2}{\dfrac{0.63^4}{31^3} + \dfrac{0.95^4}{30^3}} \fallingdotseq 35$$

t 分布表では自由度 35 はないので 30 でみる．

$$t_{30}(0.05) = 2.042$$
$$t = 2.366 > 2.042 \quad p < 0.05$$

したがって B の場合において有意水準 5% で 2 群の間に有意差がある．プリセプティの評価の高い群は，疲労も少なく，食欲不振になることも少ないということがわかった．

VIII 両側検定と片側検定

有意水準 5% の検定で帰無仮説を棄却するというのは，図 6-6 からもわかるように，平均値の左側と右側の斜線の部分に統計検定量の値が入るとき，帰無仮説を棄却することを意味している．

Ⅷ 両側検定と片側検定

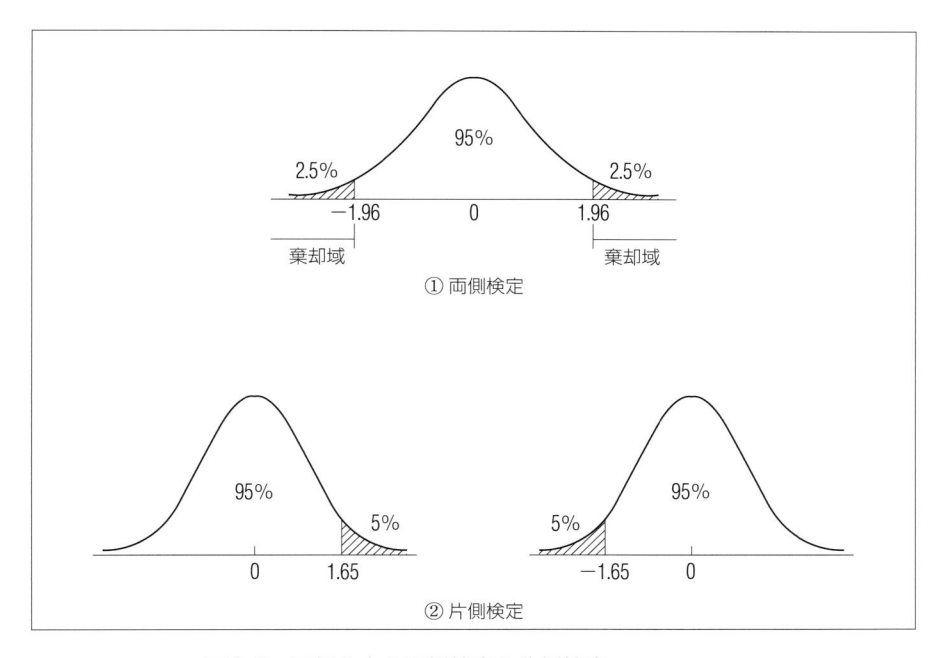

図6-6 正規分布の両側検定と片側検定
（t 分布表でみるときは自由度∞のところをみる）

　例えば2つの群から得たデータに差があるかどうかを検定するのであれば，よいほうへずれるときと悪いほうへずれるときとあるので，両側に2.5%ずつ棄却できる．これを両側検定という．

　また，よくなっているかどうかだけを検定するのであれば，右側にだけ5%の棄却域をとることができる．反対に悪くなっているかだけの場合は，左側にだけ棄却域をとる．このように一方の分布しか考えないとき，これを片側検定という．

　正規分布の場合は，両側検定の有意水準5%の限界値は±1.96，片側検定の5%の限界値は1.65，−1.65である．

　t 分布の場合（図6-7）は，両側検定のときは自由度によって5%の限界値を t 分布（付表5）で求めればよい．片側検定の有意水準5%のときは，両側の棄却域を合せて，自由度によって10%の t 値を使用することになる．有意水準1%のときは2%（2倍のところ）でみる．

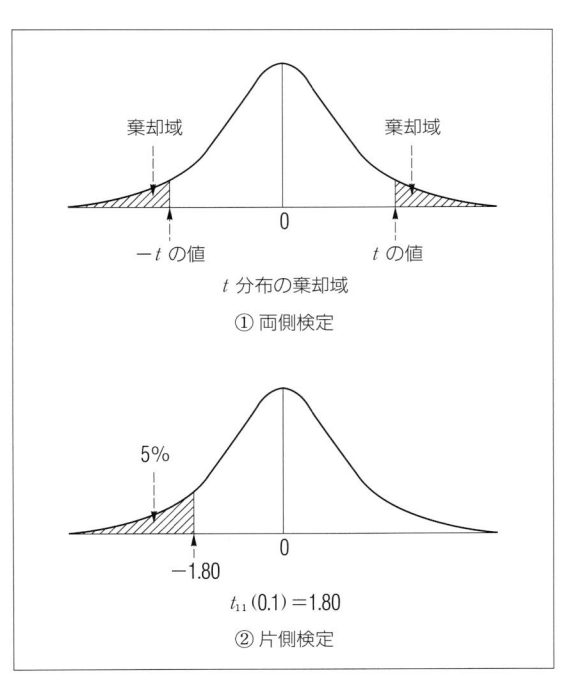

図6-7 t 分布の両側検定と片側検定

$t_{11}(0.1)=1.80$

1. 両側検定と片側検定の使い分け

それでは，この2つの検定法は，どのようなときに使い分けたらよいのだろうか．

例

内科病棟と外科病棟のナースが感じているコミュニケーションに関して質問し，回答をしてもらった．
1. 師長は職場間の連絡をうまくとっていますか．
2. 当然知らされるべき事柄は知らされていますか．
3. 師長とその上の上司との連絡はうまくいってますか．
4. 意見やアイディアは師長のほうまで届いていますか．

そうである	かなりそうである	どちらともいえない	あまりそうでない	そうでない
5	4	3	2	1

結果

	$\bar{x}$	SD	n
内科	3.29	0.63	32
外科	2.85	0.50	30

この結果から内科病棟のほうが優れているといってよいだろうか．

① あらかじめどちらが優れているとも仮定しない場合は，両側検定で行なう．

$$|t|=\frac{|3.29-2.85|}{\sqrt{\frac{32\times 0.63^2+30\times 0.50^2}{32+30-2}\left(\frac{1}{32}+\frac{1}{30}\right)}}$$

$$=2.984$$

ここで，**付表5-2**より，まず5%と$\nu=60$のところをみると$t=2.000$，また1%の場合は$t=2.660$なので，

$$t=2.984>2.660$$

だから有意水準1%で有意とみる．

内科病棟のナースが感じている職場のコミュニケーションのほうが優れているといえる．

② これに対して，あらかじめどちらがよいとか優れているとかを仮定しているのであれば片側検定を使用する．

今度は片側検定なので，5%をみる場合は，10%と$\nu=60$をみると$t=1.671$，また1%をみる場合は2%のところをみる．$t=2.390$である．

$$t=2.984>2.390$$

だから有意水準1%で有意となる．

これは，内科病棟のナースがうちの職場のコミュニケーションは優れているという予想のもとに行なわれたものであって，確かにそれはいえることがわかる．

①，②から，両側検定は，実験や調査をする前にあらかじめどちらが大きいとか，優れているとかを仮定していない場合に使用する．

これに対して，実験や調査をする前にどちらかが大きいとか，優れているとかを仮定しているのであれば片側検定を使用する．片側検定は，比較的小さな値であっても有意差があると判断されるので，あらかじめ大きさに関する十分な予備情報や知識のあるときに使用できる．

しかし，改良されたとか，また改善されたといっても悪くなる可能性も十分考えられることでもあり，一般的には両側検定を使用するほうが望ましい．

質問紙調査の場合は，はっきりした仮説をもたずに実施することが少なくない．この点からも，両側検定をとるほうが安全である．

二次集計（２）
関係を分析すること

I 関係を分析する

1. 連関と相関の違い

2つの変数（項目）の間の関係を分析するのには，項目の尺度の組み合わせによってその方法が決まってくる．またその関係の度合をみるのには，係数で表現していく方法と検定を使用して関係をみる場合に分かれる．

2つの変数の関係には，連関と相関の種類があり，連関と相関とは基本的に異なることを知っておかなければならない．

連関は association であって，1つの変数から他の変数を完全に予言できることを示している．連関がないということは，2つの変数が互いに独立であるということである．

相関は correlation であって，1つの変数が大きくなるにつれて，他の変数が増加または減少する関係である．

連関は2変数がともに名義尺度の場合のみで用いられ，その強さは ϕ（ファイ）係数で表現する．相関は順位尺度以上にしか使えない．

2. パラメトリック法とノンパラメトリック法

これから，いろいろな統計法を使用するにあたって，大きく2つに分けることができる．その1つは，パラメトリック統計法といって身長，血圧および IQ などのように量的データで測定された母集団の分布が正規型で，その仮定に基づいて行なわれる統計法である．6章で述べた t 検定や F 検定はその代表的なものである．また，実験や調査によって得られたデータが正規分布をしていないこともあるが，この場合は母集団は正規型をなすという仮定のもとに得られた得点を正規型に変換して，そのうえで t 検定や F 検定を用いる．

これから述べるピアソンの相関係数は，相関係数の中でも最もよく用いられるが，その定義のうえでは分布の型は規定されない．しかし，テストの誤差の測定に使用されたり，その有意性の検定が問題になったりすると，すぐに正規分布が仮定されるので，パラメトリック統計法である．

実際問題として本来母集団の型が不明な場合もあるし，また標本数が少ないために分布型を推定できない場合も多い．また順序尺度で測定する場合は，順序だけはつけられても得点を与えることができない．このような場合のために，2つ目として母集団の分布に関係なく使用できるノンパラメトリック統計法がある．先に述べたχ^2検定法が代表的なものである．また，これから述べるスピアマンの順位相関係数も，得点の分布がどうであろうとそれを無視し，ただ得点の順位についてのみ考えるので，これもノンパラメトリック統計法に入る．二次集計の統計処理には，この2種類の統計法が用いられるが，その多くは検定であるので統計法の代わりに検定法と呼ぶことが多い．

まとめると，尺度水準で，名義尺度と順序尺度は分布が明らかに正規でないのでノンパラメトリック検定法が用いられ，間隔尺度以上ではパラメトリック検定法が用いられる．分布が正規型でないときは，ノンパラメトリック検定法を用いるとよい．

3. 両検定法の長所と短所

1）長所

① パラメトリック検定法は母集団分布が正規であれば検定力が高い．交互作用の検定が可能である．
② ノンパラメトリック検定法は分布型に依存しない．つまりどのような分布の型にも用いられる．
③ 平均値の差を検定する分散分析法では，各グループの分散が同質であることが要求されるが，ノンパラメトリック検定法ではこの必要はない．
④ ノンパラメトリック検定法は，標本数が少ない場合でも可能である．
⑤ 一般に，ノンパラメトリック検定法の計算は簡単である．

2）短所

① 一般に，ノンパラメトリック検定法は検定力が弱い．また交互作用の検定力がない．
② ノンパラメトリック検定法は，標本数が大きければ計算は複雑である．

II 係数を用いて関係を調べる

1. ϕ 係数（名義尺度×名義尺度）

2×2分割表における連関の強さをみる係数として一般にϕ（ファイ）係数が用いられる．

例

1957年以降，西ドイツや日本など世界各地で，妊娠初期にサリドマイド剤を服用した母親から手足などに異常のある子供が次々に誕生した．この事実を最初に突き止めたのは西ドイツの小児科医レンツ博士で，表7-1はレンツ博士らの調査結果の一部である．「サリドマイド服用と非服用」「奇形児と非奇形児誕生」の2つの点の調査について両者の関係があ

るか．それはどの程度であるか

表7-1 サリドマイド服用と非服用，奇形児と非奇形児誕生

	奇形	非奇形	計
服用	90(a)	2(c)	92($a+c$)
非服用	22(b)	186(d)	208($b+d$)
計	112($a+b$)	188($c+d$)	300 (N)=$a+b+c+d$

(杉山博 1969)

ϕ値の計算の仕方，

$$\phi = \frac{ad-bc}{\sqrt{(a+b)(a+c)(c+d)(b+d)}} \quad \cdots\cdots ①$$

表7-1の値を代入すると，

$$\phi = \frac{90 \times 186 - 22 \times 2}{\sqrt{112 \times 188 \times 92 \times 208}} = 0.832$$

ϕには(＋)，(－)の両方があるが，順序尺度以上でない限り(＋)とか(－)というのは意味がない．完全連関は1であるから，このϕ値はかなり連関が強いといえる．そこで次のように検討する．

$$\chi^2 = N\phi^2 \quad \cdots\cdots\cdots\cdots\cdots ②$$

$N=300$，$\phi=0.832$ を代入すると，

$N\phi^2 = 300 \times 0.832^2 = 207.67 > 6.63$

$\chi_1^2(0.01) = 6.63 \quad p<0.01$

これから，有意水準1%で真のϕは0より大きいといえる．

ϕは分布にはまったく関係がない．ϕの値が大きいほど弁別力の強いことを示している．

2. スピアマンの順位相関係数
順序尺度における相関

例
8人の循環器系患者に対して，医師にその眼底所見の重い順に順位をつけてもらい，同時にナースが血圧値を測って順位をつけた．結果は表7-2のとおりである．

眼底所見の順位と血圧値の順位の間に関係があるかどうかを調べる．

表7-2 眼底所見と血圧値の検査値の順位

検査項目＼患者	A	B	C	D	E	F	G	H
眼底所見	3	2	5	4	7	6	8	1
血圧値	1	3	4	7	6	5	8	2

(水野哲夫 1991)

まず相関図を表すとx軸とy軸の順位変数の間に右上りの相関があることがわかる（図7-1）．次のような表を作り，スピアマンの順位相関係数（r）を求める．

スピアマンの順位相関係数の式は，

$$r = 1 - \frac{6\Sigma(x-y)^2}{n^3-n} \quad \cdots\cdots\cdots\cdots\cdots ③$$

表7-3の数値を代入して，

$$r = 1 - \frac{6 \times 18}{8^3-8} = 0.786$$

眼底所見と血圧値の高い順位は，かなりの相関がみられる．この順位相関係数の値が有意性を確かめるために検定する．

$n \leq 10$の場合は，付表-8のスピアマン順位相関係数の検定表をみればよい．

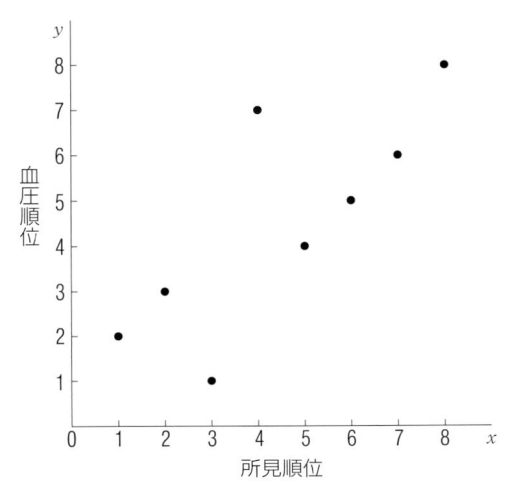

図7-1 眼底所見と血圧値順位

表 7-3　眼底所見と血圧値の順位関係

項目＼患者	A	B	C	D	E	F	G	H	n は調査人数
所見順位 x	3	2	5	4	7	6	8	1	$n=8$
血圧値順位 y	1	3	4	7	6	5	8	2	
差 $x-y$	2	-1	1	-3	1	1	0	-1	計 18
(差)^2 $(x-y)^2$	4	1	1	9	1	1	0	1	$\Sigma(x-y)^2$

$n \leq 4$ ならば $r=1$ であっても有意でない．
$n > 10$ ならば t 検定を用いる．

$$|t| = \frac{|r|\sqrt{n-2}}{\sqrt{1-r^2}} \quad \cdots\cdots\text{④}$$

$$df = n-2$$

ピアソンの r の有意性検定と同じようにする（113頁参照）．

- 帰無仮説 H_0：眼底所見と血圧値順位との間には関係はない．
- 対立仮説 H_1：眼底所見と血圧値順位との間には関係がある．

$r = 0.786 > 0.738$ 　($n=8$)　$p < 0.05$

だから眼底所見と血圧値順位とは関係がある．

3. ピアソンの積率相関係数
間隔尺度における相関で直線関係をみる

2変数が間隔尺度×間隔尺度で表されていて，関係があるかどうかを係数で求めるとき，普通ピアソンの相関係数が使われる．

2変数の組 (x_1, y_1)，(x_2, y_2)，……(x_n, y_n) を n 個のデータの組とし，それぞれのデータを総括して (x, y) で表す．

x の標準偏差，

$$\sigma_x = \sqrt{\frac{\Sigma x^2}{n} - \left(\frac{\Sigma x}{n}\right)^2}$$

y の標準偏差，

$$\sigma_y = \sqrt{\frac{\Sigma y^2}{n} - \left(\frac{\Sigma y}{n}\right)^2}$$

x と y の共分散，

$$\sigma_{xy} = \frac{\Sigma xy}{n} - \left(\frac{\Sigma x}{n}\right)\left(\frac{\Sigma y}{n}\right)$$

相関係数 $r = \frac{\sigma_{xy}}{\sigma_x \sigma_y}$ であるが，データが $n < 30$ の場合，直接法から次の式を用いるとよい．

$$r = \frac{n\Sigma xy - \Sigma x \Sigma y}{\sqrt{\{n\Sigma x^2 - (\Sigma x)^2\}\{n\Sigma y^2 - (\Sigma y)^2\}}} \quad \cdots\cdots\text{⑤}$$

例

病棟で同じような病気の患者8人に，紙で小物を作ることを勧めた．毎日2時間くらいずつやってみて，皆で作った小物の数を記録していったところ，日がたつとともに数量が多くなってきた．小物作りの個数と経験日数との間に関係があるだろうか（表7-4）．

表 7-4　小物作りの個数と経験日数

x 日数	1	2	3	4	5	6	7	8
y 個数	17	21	23	23	26	34	32	37

（渡邊宗孝・他　1997）

まず分布をみる（相関図を書くこと）．

相関図（図7-2）を書いたところ，右上りの直線的な傾向がみられる．そこで相関係数を求める（表7-5）．

⑤に代入して，

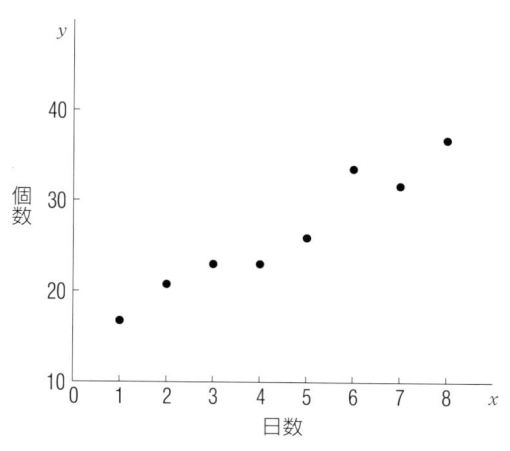

図 7-2　小物作りの個数と経験日数の相関図

表 7-5　表 7-4 の相関係数の求め方（直接法）

x（日数）	y（量）	x^2	y^2	xy
1	17	1	289	17
2	21	4	441	42
3	23	9	529	69
4	23	16	529	92
5	26	25	676	130
6	34	36	1156	204
7	32	49	1024	224
8	37	64	1369	296
計 36 (Σx)	213 (Σy)	204 (Σx^2)	6013 (Σy^2)	1074 (Σxy)

$$r = \frac{8 \times 1074 - 36 \times 213}{\sqrt{(8 \times 204 - 36^2)(8 \times 6013 - 213^2)}}$$
$$= 0.964$$

作業量と経験日数の間には高い相関関係が認められる．

相関係数は $-1 \leq r \leq 1$ で r の値が 1 に近いほど正の相関が強く，-1 に近いほど負の相関が強い．また r が 1 に近いほど右上りの直線傾向が強く，-1 に近いほど右下りの直線傾向を示す．r の値が 0 に近くなると相関はない．r は標本相関係数を表し，背後に正規母集団を仮想して母相関係数を ρ（ロー）で表す．母相関係数＝0 のときは無相関で，母相関係数が 0 より少しでも大きければ，あるいは小さければ相関がある（表 7-6）．一般に次のように解釈するとよい．

相関については，グラフをまず書いて何らかの直線的関係がみえてくれば相関係数を求める．

表 7-6　相関係数の見方

ρ（母相関係数）	符号同順
$0.00 \sim \pm 0.20$	ほとんど相関がない
$\pm 0.20 \sim \pm 0.40$	低い相関がある
$\pm 0.40 \sim \pm 0.70$	かなり相関がある
$\pm 0.70 \sim \pm 1.00$	高い相関がある

4. ピアソン相関係数の有意性の検定

相関係数が高いとか低いとかいうことは，組になっているデータ数 n によって決まってくる．データ数が少ないと，係数が大きい値をとっても本当に相関が高いとはいえない．データ数が少ないと係数が本当にどれだけ意味をもっているかは問題である．「もし相関がまったくないのなら，この程度の係数値はどのくらいの確率で現れるか」ということを考えるのである．そこで検定によって係数の有意性を調べなければならない．先の例では，

・帰無仮説 H_0：作業能率と経験日数の間に関係はない．
・対立仮説 H_1：経験日数が多くなるなど作業能率は上った．

ここで t 検定式を用いる（112 頁 ④）．

$$|t| = \frac{|r|\sqrt{n-2}}{\sqrt{1-r^2}}$$

　　r：相関係数
　　n：データ数
　　$df = n-2$

$r = 0.964$ を上式に代入して t 検定を行なう．

$$t = \frac{0.964\sqrt{8-2}}{\sqrt{1-0.964^2}} = 8.880 > 5.959$$

　　$df = 6$，　$t_6(0.001) = 5.959$　　$p < 0.001$

有意水準 0.1％ で帰無仮説は棄却され，作業能率は経験日数が多くなると上ってくるといえる．

5. 回帰直線と回帰分析

1）相関係数と直線との関係は？

図 7-3 では，プロットした点が右上りの直線的傾向を示していることに気がつくであろう．変数 x が大きくなれば y も大きくなっている．相関係

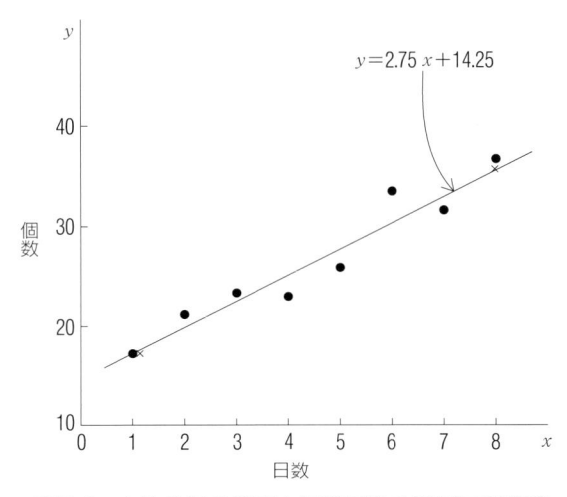

図 7-3 小物作りの能率と経験日数の関係回帰直線

数とは，直線的傾向を示すかどうかのバロメーターであり，直線傾向がある場合には，理論的に直線が引けるのである．この直線のことを回帰直線といい，基本になる式の1つは，

$$y = ax + b$$

で表される．これは，データの各点から距離の2乗の和が最小になるように直線の傾き a と切片 b を決めたものである．

$r = \pm 1$ に近いほど，直線の近くにデータが集っており，線形傾向は強いという．$r = 0$ に近くなるとデータは横に広がっていて，線形傾向はないという．

回帰直線の傾き a と切片 b を求める式は次のとおりである．

$$\begin{cases} a = \dfrac{\Sigma xy - \dfrac{\Sigma x \Sigma y}{n}}{\Sigma x^2 - \dfrac{(\Sigma x)^2}{n}} \\ b = \dfrac{\Sigma y}{n} - a \times \dfrac{\Sigma x}{n} \end{cases} \cdots\cdots ⑥$$

n は (x, y) の組の数．

表 7-5（113頁）より回帰直線を求めると，

$$a = \dfrac{1074 - \dfrac{36 \times 213}{8}}{204 - \dfrac{36^2}{8}} = 2.75$$

$$b = \dfrac{213}{8} - 2.75 \times \dfrac{36}{8} = 14.25$$

求める回帰直線の式は，

$$y = 2.75x + 14.25$$

この $y = ax + b$ の式を y の x への回帰直線と呼び，a を回帰係数という．このとき，x は独立変数（説明変数，回帰の基準となる変数）で y を目的変数（従属変数，回帰される変数）という．x と y と入れ換えて，$x = cy + d$ の式に対しては，x の y への回帰直線という．

回帰直線 $y = ax + b$ は，x の値によって y が予測できるので，このような解析を回帰分析という．2本の回帰直線の交点は x と y の平均値を示している．

2）回帰と相関の違いは？

2変量 x, y の関係を調べるのに，回帰分析では一方（例えば x）を基準にして，他方の（y）を関係づける．そして両者の関係の強さは，y の方向の誤差の大きさで判断するが，x 方向の誤差は考えない．この意味で，y の側だけをばらつきある確立変数として取り扱う．

これに対して，相関分析は，x と y ともにばらつきある確率変数とみなして相互関係の強さを調べる．

信頼域では，回帰分析では全体として回帰直線（曲線）の周りの帯状の領域で，相関では x, y の分布の中心からの等確率距離が信頼域となり，平面上の楕円の領域となる（図 7-4）．

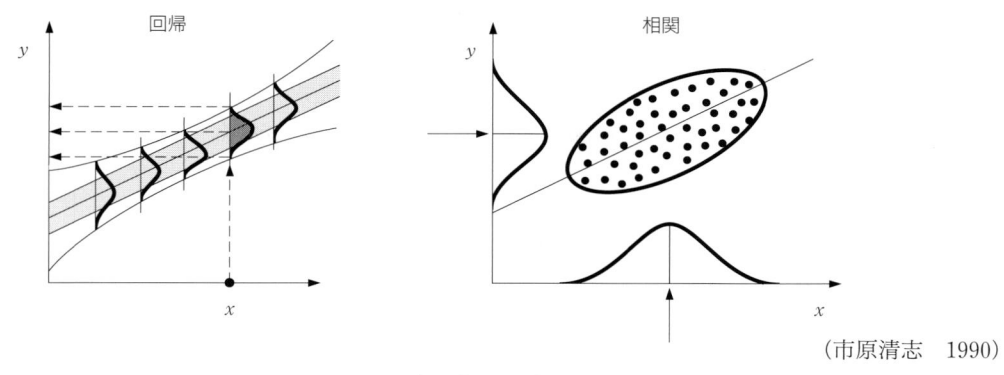

図7-4 回帰と相関の違い　（市原清志　1990）

III 検定を用いて関係を調べる

1. 2項検定
名義尺度で1変数の場合

> **例**
> 高齢者の場合，大腿骨骨折によって手術を受けた人は，その80%が寝たきりになることが多い．大腿骨骨折で手術を受けることになった患者は，平均どのくらいの確率で寝たきりの傾向になるかをみる．

・帰無仮説 H_0：寝たきりになる傾向はない．
・対立仮説 H_1：寝たきりになる傾向が強い．

● 確率計算をする

10人中8人以上が寝たきりになる確率は，10人中2人以下しか寝たきりにならない確率と同じである．寝たきりになるかならないかは，5分5分なのでその確率は1/2である．

1人も寝たきりにならない確率は，
$$p_0 = {}_{10}C_0\left(\frac{1}{2}\right)^{10} = 1 \times \left(\frac{1}{2}\right)^{10} = \frac{1}{1024}$$
$$= 0.000977$$

1人寝たきりになる確率は，
$$p_1 = {}_{10}C_1\left(\frac{1}{2}\right)^{10} = 10 \times \left(\frac{1}{2}\right)^{10} = \frac{10}{1024}$$
$$= 0.009766$$

2人寝たきりになる確率は，
$$p_2 = {}_{10}C_2\left(\frac{1}{2}\right)^{10} = 45 \times \frac{1}{1024} = 0.043945$$

そこで2人以下寝たきりになる確率は，
$$p = 0.000977 + 0.009766 + 0.043945$$
$$= 0.054688$$

2項検定では，計算で得た数値そのものが確率の値であるので，5%か1%より大きいか小さいかで判断する．
$$p = 0.055 > 0.05$$
なので帰無仮説を棄却しない．したがって，有意水準5%で寝たきりの傾向になるとはいえないということである．

2. χ^2検定（名義尺度×名義尺度）
2×2分割表と2×3分割表

> **例**
> ある病院で新人看護師125人に10日間の研修を行なった．その期間，研修業務に対する認知がストレスの感じ方にどのような影響をもつのかを調べてみた．質問項目は次のごとくである．

質問1．ストレスの感じ方を主観的に尋ねる項目
● あなたは職場でストレスを感じましたか．
質問2．ストレスの感じ方を間接的に尋ねる項目
● あなたは研修業中に身体の具合が悪く感じましたか．

の2尺度から測定した．5段階評定の質問紙調査とした．

そうである	かなりそうである	少しそうである	あまりそうでない	そうでない
5	4	3	2	1

質問1，質問2の一次集計の結果は図7-5に表した．

次に，これを2尺度に分けて集計してみると，
(1) 直接ストレス感が強い群
　　　　　　→⑤④に回答した者　59.6%
　　　　　　弱い群
　　　　　　→③②①に回答　40.4%
(2) 間接ストレス感が高い群→⑤④に回答　52.5%
　　　　　　低い群
　　　　　　→③②①に回答　47.5%

さらに2尺度間の関係をみるために，それぞれ二次集計を行ない，群別の表(表7-7)を作成した．

・帰無仮説 H_0：業務に対する認知とストレスの感じ方は関係ない

表7-7　直接ストレス，間接ストレスの2尺度の関係

間接ストレス ＼ 直接ストレス	強い	弱い	計(人数)
高い	33	22	55
低い	21	49	70
計(人数)	54	71	125

・対立仮説 H_1：業務に対する認知とストレスの感じ方には関係がある．

$$\chi^2 = \frac{125 \times (33 \times 49 - 22 \times 21)^2}{54 \times 55 \times 71 \times 70} \quad (98頁②)$$
$$= 11.297 > 6.63$$

$df = 1 \quad x_1^2(0.01) = 6.63 \quad p < 0.01$

2群の間には有意水準1%で有意差がある．研修業務中に身体の具合が悪くなった者は，ストレスを強く感じている者が多いことがわかる．

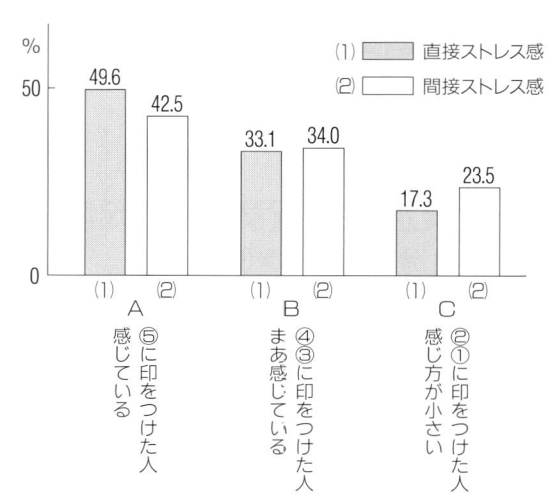

図7-5　研修中のストレスの感じ方と身体の具合の感じ方

（1）直接ストレス感　（2）間接ストレス感
A ⑤に印をつけた人 感じている：(1) 49.6　(2) 42.5
B ④③に印をつけた人 まあ感じている：(1) 33.1　(2) 34.0
C ②①に印をつけた人 感じ方が小さい：(1) 17.3　(2) 23.5

例

新人看護師の研修業務に対する認知と，さらにストレスとの関係について分析をしてみる（先例に引き続く）．

直接ストレスの感じ方については，先の質問を使用する．

質問3．あなたは研修中，自分に与えられた業務遂行に対して，時間の配分や手順などについて自由裁量ができましたか．

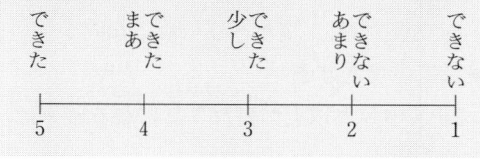

できた	まあできた	少しできた	あまりできない	できない
5	4	3	2	1

集計の仕方は次のようにする．

質問1の直接ストレス感の集計で，強く感じた群（⑤④に回答したもの）と弱く感じた群（③②①に回答したもの）に分けておく．

質問3については，

● 1　できない ─┐
● 2　あまりできない ─┘ 自由裁量　低い
● 3　少しできた ─┐
● 4　まあできた ─┘ 自由裁量　中
● 5　よくできた ───── 自由裁量　高い

表 7-8 研修中の業務の自由裁量とストレス感の関係

ストレス＼自由裁量	高い	中	低い	計
強い	18(a)	26(b)	18(c)	62($a+b+c$)
弱い	40(d)	16(e)	7(f)	63($d+e+f$)
計	58($a+d$)	42($b+e$)	25($c+f$)	125 N

$N=a+b+c+d+e+f$

表 7-9 χ^2 検定の簡便法

	B_1	B_2	B_3	計
A_1	a	b	c	$a+b+c$
A_2	d	e	f	$d+e+f$
計	$a+d$	$b+e$	$c+f$	N

$N=a+b+c+d+e+f$

直接ストレス感の強い群の中で自由裁量の高い⑤中④③低い②①と回答した者を集計して次のクロス表（2×3分割表）を作る（表7-8）．

分割表のχ^2検定について，理論値を求めてする方法は（6章Ⅶ-1，95頁参照）に述べてあるので，簡便法を述べておく（表7-9）．

$$\chi^2=N\left(\frac{a^2}{(a+d)(a+b+c)}\right.$$
$$+\frac{b^2}{(b+e)(a+b+c)}+\frac{c^2}{(c+f)(a+b+c)}$$
$$+\frac{d^2}{(a+d)(d+e+f)}+\frac{e^2}{(b+e)(d+e+f)}$$
$$\left.+\frac{f^2}{(c+f)(d+e+f)}-1\right) \cdots\cdots\cdots ⑦$$

$df=(2-1)(3-1)=2$

表7-8の数値を代入して計算すると，

$$\chi^2=125\left(\frac{18^2}{58\times62}+\frac{26^2}{42\times62}+\frac{18^2}{25\times62}\right.$$
$$\left.+\frac{40^2}{58\times63}+\frac{16^2}{42\times63}+\frac{7^2}{25\times63}-1\right)$$
$$=125(0.090+0.260+0.209+0.438$$
$$+0.097+0.031-1)$$
$$=15.625>9.21$$

$df=2 \quad \chi_2^2(0.01)=9.21 \quad p<0.01$

この結果としては，研修期間中の業務の時間配分や仕事の手順について，自分なりの自由裁量ができて行動することができたと認知している群のほうが，そうでない群よりもストレスの感じ方が有意に低いということがわかった．この時間配分や手順の順序づけなどが容易にできるということは，業務の流れを理解し，その全体をみて自分で急ぎのものから手がけるなど，仕事の内容や果すべき事柄を十分理解してはじめてできることであり，それだけ業務を自分のものにしているということになる．言い換えれば仕事の場に適応しているということになり，その結果，ストレス感が低かったといえるのである．

3. フィッシャーの直接確率計算法

2標本の比の差の比較で最も正確な計算方法はフィッシャーの直接確率計算法である．しかし，標本数が多いと計算が面倒になるので，一般に2×2分割表の中の1つのセルの数が5以下のとき，正確な計算をしたいと考えた場合に限って使用する．

> **例**
>
> 内科病棟でがんのターミナルケアにあたっている看護師26人に，ケアにあたる姿勢と上司の期待度に関する質問をして次のような結果を得た（表7-10）．
>
> 質問1．ターミナルケアの自分の目標の明確性
> ●あなたはターミナルケアについて自分の目標をはっきりもっていますか．
>
> 質問2．師長の看護期待の明確性の認知
> ●あなたの上司はあなたがターミナルケアを十分にまっとうすることを期待していますか．
>
> | そうである | かなりそうである | まあそうである | あまりそうでない | そうでない |
> |---|---|---|---|---|
> | 5 | 4 | 3 | 2 | 1 |

質問1で⑤④に回答した人の中で，質問2の⑤④に回答した人数を，両質問ともに明確とし，質問1で③②①に回答した人の中で質問2の③②①に回答した人数を両質問ともに不明確とすると次の結果が出た．これからスタッフのターミナルケアの目標の認知と師長の看護期待に対する明確性との間に関係があるかを調べる．

表 7-10　スタッフのターミナルケアの目標の認知と師長の看護期待の明確さの関係

スタッフの自己目標＼師長の看護期待	明確	不明確	計
明確	12(a)	2(c)	14($a+c$)
不明確	4(b)	8(d)	12($b+d$)
計	16($a+b$)	10($c+d$)	26(N)

$N=a+b+c+d$

2×2 分割表の場合の直接確率計算法は，フィッシャーによって次のように示されている．

$$p=\left(\frac{(a+b)!(c+d)!(a+c)!(b+d)!}{N!}\right)\times\left(\frac{1}{a!b!c!d!}\right) \cdots\cdots ⑧$$

(！は階乗の記号で，計算の方法は $0!=1$ と約束，$5!=5\times 4\times 3\times 2\times 1=120$，計算には**付表-3**を使うとよい)

2×2 分割表で，周辺度数 $a+b$, $c+d$, $a+c$, $b+d$ を一定にしておいた場合，偶然 a, b, c, d という度数分布を得る確率 p は，⑧の式で計算できる．そしてその値が 5% より小さいときには，

$$\frac{a}{a+c} \quad と \quad \frac{b}{b+d}$$

は等しくない，有意差があると判定する．

セルの中のいちばん小さい度数が 0 になるまで 1 つずつ減らしていき，他の 3 つのセルの度数を，周辺度数が一定に保たれるように配列すると 3 組の 2×2 分割表ができる．これらの確率を計算して合計 5% と比較する．

12	2	14		13	1	14		14	0	14
4	8	12		3	9	12		2	10	12
16	10	26		16	10	26		16	10	26

$$p = \frac{16!\,10!\,14!\,12!}{26!\,12!\,4!\,2!\,8!}$$

$$+ \frac{16!\,10!\,14!\,12!}{26!\,13!\,3!\,9!\,1!}$$

$$+ \frac{16!\,10!\,14!\,12!}{26!\,14!\,2!\,0!\,10!}$$

$$= 0.00848 + 0.00058 + 0.00001$$
$$= 0.0091$$

・帰無仮説 H_0：スタッフのターミナルケアの目標の認知の明確性と師長の看護期待との間に関係がない．

・対立仮説 H_1：スタッフのターミナルケアの目標の認知の明確性と師長の看護期待との間には関係がある．

確率計算を行なって，$p=0.0091$ を得た．

これは，両側検定であるから，

$$p=0.0091\times 2=0.0182<0.05$$

となり，5% より小さいので，有意水準 5% で有意差があるといえる．

このことは，スタッフ自身がターミナルの患者にどのようなケアを行なえばよいか，明確な目標があるものほど，師長から看護役割の期待を受けていると認知している看護師が多いということである．

二次集計（３）
差を分析すること（質的データの場合）

I 差を分析する

　調査対象者を，男女別や年齢別にグループに分け，そのグループ間で代表値（平均値や中央値など）や標準偏差などの差を比較したり，複数の変数間で特性の差を比較することを，差を分析するという．

　例えば男女間である質問に対する回答得点の平均値に差があるか，経験年数で分けた群間で得点の標準偏差に差があるか，職場の技術職と事務職の間で回答率に差があるかなどをみる場合である．

　こうして目的に応じて，何の差をみるかによって分析方法を選ばなくてはならない．

　ここで，分けられた群の間が独立である（関連がない，あるいは対応がないともいう）とか独立でない（関連がある，あるいは対応があるともいう）場合がでてくる．

　独立である場合とは，1人の人から1回だけデータをとった場合である．例えば，質問紙調査を1回のみ，あるいは実験を1回だけのみとした場合である．また，同じ人に，例えば入院時，ある患者群のADL（日常生活動作）得点と入院後8週間後のADL得点を2回にわたった調べた場合，すなわち，1人の人から繰り返してデータをとった場合は，関連がある（対応がある）という．

　本章では，非常によく使われる，χ^2検定について説明する．

II 1変数の場合

1) 名義尺度

① χ^2 検定

6章Ⅶ-1を参照（95頁）．

2) 順序尺度

> **例**
> ある看護学校に90人が合格した．その成績を順序尺度の優良可で評価すると，優は49人，良は21人，可は20人であった．優良可の評価の比率の差を検定したい．

・帰無仮説 H_0：優良可の評価の比率は等しい．

・対立仮説 H_1：優良可の評価の比率の差がある．

成績	優	良	可	計
人数	49	21	20	90
理論値	30	30	30	90

$$\chi^2 = \frac{(49-30)^2}{30} + \frac{(21-30)^2}{30} + \frac{(20-30)^2}{30}$$
$$= 18.066 > 9.21 = \chi^2(0.01)$$

$df = 3 - 1 = 2 \quad p < 0.01$

有意水準1％で優良可の評価の比率の差があるといえる．すなわち優の人が多い．

III 2変数の場合

1. 独立である場合
（関連がない場合）

1) 名義尺度

χ^2 検定（6章Ⅶ-1，95頁，7章Ⅲ-2，115頁を参照）．

① 2×2分割表

> **例**
> ある病院の卒後1年の看護師に次のような質問に答えてもらった．
> 1．あなたは看護師を辞めたいと思ったことがありますか．
>
> ある　かなりある　少しある　あまりない　ない
> 5　　4　　3　　2　　1
>
> 2．あなたは重症患者の対応は困難に感じますか．
>
> そうである　かなりそうである　少しそうである　あまりそうでない　そうでない
> 5　　4　　3　　2　　1
>
> 質問1で辞めたいと思ったことがある（5，4に回答），思ったことない（2，1に回答）の2群に分けて，質問2の困難度を対応させると次のような結果になった．この2群の間に差があるだろうか（表8-1）．

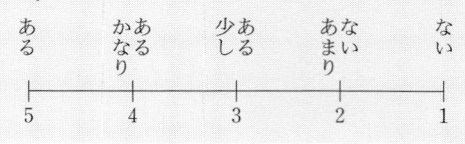

表8-1　看護の仕事の継続とケアの困難度

看護の仕事　重症患者ケアの困難	辞めたいと思っている	辞めたいと思ったことがない	計
困難度高い	15(a)	7(c)	22($a+c$)
困難度低い	7(b)	15(d)	22($b+d$)
計	22($a+b$)	22($c+d$)	44 N

$N = a+b+c+d$

・帰無仮説 H_0：看護の仕事の継続意思とケアの困難度認知の間の比の差はない．
・対立仮説 H_1：看護の仕事の継続意志とケアの困難度認知の間の比の差はある．

$$\chi^2 = \frac{N(ad-bc)^2}{(a+b)(c+d)(a+c)(b+d)}$$

$$= \frac{44(15^2-7^2)^2}{22 \times 22 \times 22 \times 22} = 5.818 > 3.84$$

$df=1$　$\chi_1^2(0.05)=3.84$　$p<0.05$
有意水準5％で有意である．

看護の仕事を辞めたいと思っている人は，重症患者のケアを重荷に思っていることがわかる．

② 3×3分割表（$m \times k$ 分割表，$k=m$ の場合）

例

ある教師が100人の学生について調べたまじめさと，体育の成績の関係を次のように示した（表8-2）．両者の関係に有意差があるかを調べよう．

表8-2　体育の成績

	わるい	普通	よい	計
まじめでない	10	5	30	45
普通	5	20	10	35
まじめ	12	4	4	20
計	27	29	44	100

（岩原信九郎　1955）

・帰無仮説 H_0：体育の成績とまじめさとの間に関係がない．
・対立仮説 H_1：体育の成績とまじめさとの間に関係がある．

117頁の⑦の χ^2 検定式の応用で計算すればよい．3×3分割になっているが同じように計算する．自由度は，

$$df=(3-1)(3-1)=4$$

一般に $m \times k$ 分割表のときは，自由度は，$(m-1)$ と $(k-1)$ をかけたものとなる．

$$\chi^2 = 100 \left(\frac{10^2}{27 \times 45} + \frac{5^2}{27 \times 35} + \frac{12^2}{27 \times 20} \right.$$
$$+ \frac{5^2}{29 \times 45} + \frac{20^2}{29 \times 35} + \frac{4^2}{29 \times 20}$$
$$\left. + \frac{30^2}{44 \times 45} + \frac{10^2}{44 \times 35} + \frac{4^2}{44 \times 20} - 1 \right)$$
$$= 35.4 > 13.28$$
$$= \chi_4^2(0.01)$$

よって有意水準1％で有意であるといえる．

③ 3×5分割表（$m \times k$ 分割表　$m \neq k$ の場合）

例

ある大学の学生200人について，就職のための一般常識5分野の回答とその成績を調べたところ次のようになった（表8-3）．成績は常識の分野に関係があるかを調べたい．

表8-3　成績と常識の分野

		A	B	C	D	E	計
成績	上	30	30	5	2	10	77
	中	10	5	10	8	20	53
	下	10	5	15	10	30	70
	計	50	40	30	20	60	200

（岩原信九郎　1955）

・帰無仮説 H_0：成績は常識分野に関係がない．
・対立仮説 H_1：成績は常識分野に関係がある．

これは，セルの中に5以下の数値が入っているので，これまでの χ^2 検定計算の簡便法は使えない．そこでイェーツの修正（6章Ⅶ-1③，98頁）をするために，理論度数を求める．例えばAの上中下の理論度数の計算の仕方は，

	A	Aの理論度数	B…	計
上	30	$\left(50 \times \frac{77}{200} = 19.25\right)$	…	77
中	10	$\left(50 \times \frac{53}{200} = 13.25\right)$	…	53
下	10	$\left(50 \times \frac{70}{200} = 17.50\right)$	…	70
計	50			200

理論度数の中10以下の下線の数値についてはイェーツの修正をする．表8-3と表8-4を用いて

表 8-4　表 8-3 の理論度数

	A	B	C	D	E	計
上	19.25	15.40	11.55	7.70	23.10	77
中	13.25	10.60	7.95	5.30	15.90	53
下	17.50	14.00	10.50	7.00	21.00	70
計	50	40	30	20	60	200

χ^2 値を計算すると，

$$\chi^2 = \frac{(30-19.25)^2}{19.25} + \frac{(10-13.25)^2}{13.25} + \cdots$$
$$\cdots + \frac{(10-7.95-0.5)^2}{7.95} + \cdots$$
$$+ \frac{(7.70-2.00-0.5)^2}{7.70}$$
$$+ \frac{(8-5.30-0.5)^2}{5.30} + \cdots$$
$$+ \frac{(30-21)^2}{21}$$
$$= 54.91 > 20.09 = \chi_8^2(0.01)$$

$$df = (3-1)(5-1) = 8$$

よって有意水準 1% で有意であるといえる．

$m \times k$ 分割表で，セルの中の数値がすべて 5 以上である場合は，簡便法を用いた χ^2 検定をすればよい．

2）順序尺度（2×3 分割表）

例

ある会社で，1998 年と 97 年の新入社員のある部門のテスト得点を，優良可で評価してみたところ，次のようであった．1998 年度の新入社員の比は，評価の順序によって異なるといえるだろうか．

評価＼年度	優	良	可	計
1998 年	28(a)	20(b)	7(c)	55($a+b+c$)
1997 年	12(d)	15(e)	18(f)	45($d+e+f$)
計	40($a+d$)	35($b+e$)	25($c+f$)	100 N

$$N = a+b+c+d+e+f$$

- 帰無仮説 H_0：1998 年度の新入社員で優良可の評価を受けた人々の比はみな等しい．
- 対立仮説 H_1：1998 年度の新入社員で優良可の評価を受けた人々の比の差がある．

2×3 分割表の簡便法を使う．

$$\chi^2 = N\Big(\frac{a^2}{(a+d)(a+b+c)}$$
$$+ \frac{b^2}{(b+e)(a+b+c)}$$
$$+ \frac{c^2}{(c+f)(a+b+c)}$$
$$+ \frac{d^2}{(a+d)(d+e+f)}$$
$$+ \frac{e^2}{(b+e)(d+e+f)}$$
$$+ \frac{f^2}{(c+f)(d+e+f)} - 1 \Big)$$

……(117 頁 ⑦)

$$df = (2-1)(3-1) = 2$$

この式に数値を代入すると，

$$\chi^2 = 100\Big(\frac{28^2}{40 \times 55} + \frac{20^2}{35 \times 55} + \frac{7^2}{25 \times 55}$$
$$+ \frac{12^2}{40 \times 45} + \frac{15^2}{35 \times 45} + \frac{18^2}{25 \times 45} - 1 \Big)$$
$$= 11.10 > 9.210 = \chi_2^2(0.01)$$

$$df = (2-1)(3-1) = 2 \quad p < 0.01$$

1998 年度の新入社員のある部門テストによる比率の差は，有意水準 1% で有意といえる．

2. 独立でない場合
（関連がある場合）

1）名義尺度の場合

(1) χ^2 検定

調査対象者を決めて，ある質問をして回答を得る．その後一定の期間をおいてまた同じ質問をし，その示された反応を分析する方法である．この方法はマクネマーの検定といわれている．

例

丁度1年前に小学生をもつ母親70人に給食に関して調査をした．
質問：小学校での給食は必要と思いますか．
　1．必要　（理由　　　　　　　　　）
　2．不必要（理由　　　　　　　　　）
結果は53人が必要で75.7%であった．
　世間の食中毒問題があって，その後に同じ母親のグループに同じ質問をしたところ，34人が必要と回答し，48.6%になった（表8-5）．
　この2つの場合に変化がみられるか．

表8-5　給食に関する反応

あとの反応

はじめの反応 \ 今回 1年前	必要	不必要	計
必要	30(e)	23(g)	53($e+g$)
不必要	4(f)	13(h)	17($f+h$)
計	34($e+f$)	36($g+h$)	70(N)

$N = e+f+g+h$

・帰無仮説 H_0：2群の間に比の差はない．
・対立仮説 H_1：2群の間に比の差がある．

● 手順－1

$f+g \geqq 10$ であることを確かめる（$f+g<10$ のときは後述）．

$$\chi^2 = \frac{(f-g)^2}{f+g} \quad \cdots\cdots\cdots ①$$

両側検定，$df=1$ として χ^2 検定する．

● 手順－2

数値を代入する．

$$\chi^2 = \frac{(4-23)^2}{4+23} = 13.370 > \chi_1^2(0.01) = 6.63$$

$$p < 0.01$$

有意水準1%で回答の変化の差はある．

$f+g<10$ のときは修正をする．

$$\chi^2 = \frac{(|f-g|-1)^2}{f+g} \quad \cdots\cdots\cdots ②$$

$df=1$ の χ^2 検定

食中毒の問題が起きて，調査側が説明したり，給食が不必要である方向に傾くのではないかと予想したとするならば，片側検定を行なうことになる．

Ⅳ　3変数以上の場合

1．独立である場合
（関連がない場合）

1）名義尺度の場合

(1) χ^2 検定　2×2×2 分割表

例

ある工業地帯で土壌汚染地区と非汚染地区から，貧血のない人とある人について，体力検査をして次のように結果を分類した（表8-6）．これを検討してみたい．

表8-6　土壌汚染と貧血別体力検査得点

土壌A \ 貧血E \ 体力測定L	汚染地区 A_1			非汚染地区 A_2			総計
	良 E_1	不良 E_2	小計	良 E_1	不良 E_2	小計	
良好得点 L_1	90 l_{11}	80 l_{12}	170	112 l_{13}	110 l_{14}	222	392 n_1
不良得点 L_2	10 l_{21}	20 l_{22}	30	8 l_{23}	10 l_{24}	18	48 n_2
計 t	100 t_1	100 t_2	200	120 t_3	120 t_4	240	440 n

（水野哲夫　1991）

調査・実験に先立って地域住民の性，年齢およびその他の属性はそろえておく．この場合，独立変数として，

① 土壌汚染

② 貧血状態

を決めておき，従属変数は体力測定の結果で計3変数である．いくつかの要因が考えられる場合には，要因間の交互作用も χ^2 で検討できる．簡単に説明しておく．

① 4つの群の間で，体力の良，不良の現れ方に差があるかどうかをみるのには，2×4 分割表の χ^2 検定をする．

表8-6から 2×4 分割表の χ^2 検定をする．

$$\chi^2 = \frac{n^2}{n_1 \times n_2}\left(\frac{l_{21}^2}{t_1} + \frac{l_{22}^2}{t_2} + \frac{l_{23}^2}{t_3} + \frac{l_{24}^2}{t_4} - \frac{n_2^2}{n}\right) \quad \cdots\cdots ③$$

に数値を代入して，

$$\chi^2 = \frac{440^2}{392 \times 48}\left(\frac{10^2}{100} + \frac{20^2}{100} + \frac{8^2}{120} + \frac{10^2}{120} - \frac{48^2}{440}\right)$$

$$= 11.633 > 11.34 = \chi_3^2(0.01)$$

$$df = (2-1)(4-1) = 3 \quad p < 0.01$$

有意でなければこれ以上分析する必要はない．
② しかし，有意差がある場合は，汚染地区 A_1 について貧血良 E_1 と不良 E_2 では体力測定の結果の現れ方に相違があるかを χ^2 検定する．

$$\chi^2_{(A1)} = \frac{200(90 \times 20 - 80 \times 10)^2}{100 \times 170 \times 100 \times 30}$$

$$= 3.922 > 3.84 = \chi_1^2(0.05)$$

$$df = 1 \quad p < 0.05$$

有意水準1%で有意である．
③ 非汚染地区 A_2 について同様に E_1 と E_2 で体力測定の結果の現れ方に相違があるかを検定すると，

$$\chi^2_{(A2)} = \frac{240(112 \times 10 - 110 \times 8)^2}{120 \times 222 \times 120 \times 18}$$

$$= 0.240 \quad n.s \quad df = 1$$

よって有意ではない．
④ 次に，貧血状態が良と不良のグループにおける体力測定得点の差は，汚染地区と非汚染地区で異なるかどうかは，EとAの要因間の交互作業の検討である．

表8-7 貧血と体力測定

貧血E 体力	良	不良	計
良	202	190	392
不良	18	30	48
計	220	220	440

（2×2 分割表）

$$\chi^2_{(E)} = \frac{440(202 \times 30 - 190 \times 18)^2}{220 \times 392 \times 220 \times 48}$$

$$= 3.368 < 3.84 = \chi^2(0.05)$$

$$n.s$$

有意でない．

表8-8 土壌汚染と体力測定

土壌A 体力	汚染	非汚染	計
良	170	222	392
不良	30	18	48
計	200	240	440

（2×2 分割表）

$$\chi^2_{(A)} = \frac{440(170 \times 18 - 222 \times 30)^2}{200 \times 392 \times 240 \times 48}$$

$$= 6.314 > 3.84 = \chi^2(0.05)$$

$$p < 0.05$$

有意である．

表8-6より表8-7, 8-8の表を作る．
⑤ 貧血Eと汚染Aとの交互作用は，

$$\chi^2_{(E,A)} = \chi^2 - \chi^2_{(E)} - \chi^2_{(A)}$$

$$= 11.633 - 3.368 - 6.314$$

$$= 1.951$$

自由度は χ^2 値の自由度から $\chi^2_{(E)}$，$\chi^2_{(A)}$ の自由度を引くので，

$$df = 3 - 1 - 1 = 1 \qquad n.s$$

よって有意でないといえる．

2. 独立でない場合
（関連がある場合）

1）名義尺度の場合

（1）χ^2 検定

この方法は，マクネマーの検定法を一般化したものである．同一人に繰り返し観察をし，その特性をもつ者の比が条件によって異なるかどうかを検定するものである．少なくとも20人くらいは必要である．これはコクランQ検定法という．

例

ほぼ同質とみられる看護師50人ずつのA・Bグループを作り，その年の5月に政府のある医療行政について賛否を調査した．その後Aグループには，数回の講演会をもつことにし，Bグループにはまっ

たく何もしかなかった．そしてその年の 10 月に再び同じ質問で調査をしたところ次の結果を得た（表 8-9）．講演の効果がみられただろうか．

表 8-9　講演の有無によるグループの意見

講演を聞いたAグループ（10月）

（5月）	賛成	反対	計
賛成	15	5	20
反対	20	10	30
計	35	15	50

講演を聞かないBグループ（10月）

（5月）	賛成	反対	計
賛成	15	3	18
反対	13	19	32
計	28	22	50

（岩原信九郎　1965）

表 8-10　講演を聞いてからの意見

	賛成	反対	計
講演を聞いたA群	20	30	50
講演を聞かないB群	18	32	50
計	38	62	100

$$\chi^2 = \frac{100(20\times32-30\times18)^2}{38\times50\times62\times50}$$
$$= 0.170 \qquad n.s \quad df = 1$$

有意水準 5% で有意差はない．

表 8-9 からは，まだ講演を聞いていない 5 月における賛成，反対の場合は，両群ではあまり差がないので，両群は同質とみなしてよい．もし検定したいのであれば，次の表 8-10 を作って χ^2 検定をする．

このあと，A グループの賛成の比の変化が B グループにおける対応する比の差より有意に大きいかどうかを調べるのであるが，これについては省く．（詳しくは文献岩原信九郎　1965 参照）

V　2 つの比の差（比率の差）の検定

1．同じ母集団の場合

母集団がある特性をもっているものの比 P と，それ以外のものの比 Q すなわち $(1-P)$ に分かれるとき，P と Q の差が有意かどうかを検定する．

帰無仮説 H_0 は $P=Q=0.5$ とおき，これは 2 項分布を用いればよい(115 頁，7 章 III-1，参照)．この場合，同一母集団が 2 つのカテゴリーに分かれるもので，この両者の比が等しいかどうかを吟味する．

標本数 $n \geq 40$ または 50 の場合

例

A，B 2 人が立候補したある市長選挙で，A を支持する人は 100 人中 32 人であった．

ほかは全て B の支持者であった．A の支持者は B の支持者より少ないといえるだろうか．

- 帰無仮説 H_0：A，B 両支持者の比は等しい．
- 対立仮説 H_1：A の支持者は B より少ない．

$$CR = \frac{|2k-n|}{\sqrt{n}} \quad \cdots\cdots\cdots\cdots\cdots ④$$

式 ④ で，k は特性をもつ人の数で，A の支持者の数（B としても同じ），n は標本数，CR は臨界比（critical ratio）で，両側検定有意水準 5%（1.96），有意水準 1%（2.58）で検定する．CR は近似的に標準値（Z 値）である（87 頁参照）．

数値を代入して，

$$CR = \frac{|2\times32-100|}{\sqrt{100}} = 3.60 > 2.58$$
$$p < 0.01$$

有意水準 1% で A の支持者の比率は小さいといえる．

標本数が小さいとき $n < 25$ の場合

例

ある迷路実験で白ねずみを 20 回走らせたところ，そのうち 5 回しか左のほうへ行かなかった．このね

ずみに右のほうへ行く位置習性があるとみてよいか．
　　　　　　　　　　　　　（岩原信九郎　1965）

$$CR = \frac{|2k-n|-1}{\sqrt{n}} \quad \cdots\cdots\cdots\cdots\cdots ⑤$$

　この場合，20回試行は同じねずみについてだから試行は互いに独立であるとはいえない．したがって2項分布は適用できないというかもしれない．しかし，次のように帰無仮説を立てればよい．
・帰無仮説 $H_0 : P = Q = 0.5$
　20回試行は独立試行でありしかも位置習性はない．
　式⑤に数値を代入して，

$$CR = \frac{|2 \times 5 - 20| - 1}{\sqrt{20}} = 2.012 < 5 \quad p < 0.05$$

　巻末付表2で $n=20$ のところを見ると，この表は片側検定で5％の値が5以下であるが，（　）内の数値 0.021 が正しい確率である．したがって両側検定としてみると $0.021 \times 2 = 0.042$ であるから，有意水準5％の値はやはり5以下である．
　よって，本題では20のうち5であったから右側への位置習性を有意水準5％で認め得る．
　この問題であらかじめ右のほうへ行く傾向が予想されていれば，片側検定として同じ結論となる．

2. 異なる母集団で独立である場合

　比較される2つの母集団が独立であるとき，帰無仮説 $H_0 : P_1 = P_2$ である．P_1，P_2 は，異なる母集団において計算される同じ特性についての比である．

例

　ある助産師の研究によれば，A 病院で分娩出産した産婦 1,020 人のうちで，37 週以降の前期破水（PROM という）発生症例は 126 人であった．B 助産院では 980 人中 90 人であった．助産院のほうが PROM 発生比率は少ないといえるか．

表 8-11　PROM 発生比率

	標本数 n	PROM 発生数 γ	標本比 p
A 病院	n_1 1,020	γ_1 126	$P_1 = \frac{\gamma_1}{n_1} = 0.124$
B 助産院	n_2 980	γ_2 90	$P_2 = \frac{\gamma_2}{n_2} = 0.092$

A 病院の PROM 発生率は $P_1 = \frac{126}{1,020} = 0.124$

B 助産院の同発生率は $P_2 = \frac{90}{980} = 0.092$

　帰無仮説では P_1 と P_2 が同じ母比からの標本比と考える．すなわち，
・帰無仮説 $H_0 : P_1 = P_2$　この2つの集団は発生率は等しい．
・対立仮説 H_1：A 病院の発生率は B 助産院のそれより高い．

　ところが，この P は不明なので，これを標本値から推定しなければならない．帰無仮説からこの2つの集団は発生率が等しいので同じ母集団からの標本比と考えられるから，両グループを合わせても差しつかえない．そして PROM 発生率を求めるほうが n が大きくなり，母比の推定として信頼度が高い．この推定比を $\hat{P}$ とすれば，

$$\hat{P} = \frac{126 + 90}{1,020 + 980} = 0.108$$

となる．同じ母比 P からの2つの標本比の差は $P_1 - P_2$ であるから，次の式を用いて検定する．

$$CR = \frac{P_1 - P_2}{\sqrt{\hat{P}(1-\hat{P})\left(\frac{1}{n_1} + \frac{1}{n_2}\right)}} \quad \cdots\cdots ⑥$$

　上述の例を表 8-11 にし，数値を式⑥に代入すると，

$$CR = \frac{0.124 - 0.092}{\sqrt{0.108(1-0.108)\left(\frac{1}{1,020} + \frac{1}{980}\right)}}$$
$$= 2.287 > 1.96 \qquad p < 0.05$$

　よって有意水準5％でA病院の37週以降の PROM 発生率は，B 助産院の発生率より高いといえる．
（有意水準5％の CR は 1.96，有意水準1％の CR は 2.58 である）

9

二次集計（4）
差を分析すること（量的データの場合）

I　1変数の場合はどのようにするか

1. 分布の正規性を調べる

これは分布の型が理論分布，例えば正規分布の型に適合しているかを調べる検定である．

> **例**
> 職場の各部署から女子40人を選んでバレーボールチームを作ることになった．
> この40人の身長を測定したところ次のようであった．この40人の身長を正規母集団（身長160 cm，標準偏差6 cm）からのランダムサンプルと考えてよいだろうか．

表9-1　女子40人の身長

	cm	cm	cm	cm
1	159.0	152.9	154.4	163.3
2	155.1	156.6	150.5	158.6
3	151.2	158.2	164.9	159.0
4	158.5	162.4	160.7	157.2
5	166.0	152.8	165.0	148.5
6	169.6	159.2	150.4	163.7
7	155.5	147.2	158.3	152.0
8	170.0	167.2	152.6	173.6
9	153.2	157.0	160.7	156.0
10	150.3	161.9	170.2	162.3

（多尾清子　1983）

・帰無仮説 H_0：正規母集団 $N(160.6^2)$ からのサンプルと同じである．
・対立仮説 H_1：正規母集団 $N(160.6^2)$ からのサンプルではない．

表9-1から平均値160，標準偏差6の階級に分類する．

表 9-2 女子身長の測定値と理論値

身長	O(実測値)		E(理論値)
～154 cm 未満	正 正 一	11	$40\times 0.16=6.4$
154～160	正 正 正	14	$40\times 0.34=13.6$
160～166	正 正	9	$40\times 0.34=13.6$
166～	正 一	6	$40\times 0.16=6.4$
計		40	40

正規母集団では
$-\infty\sim m-\sigma, m-\sigma\sim m, m\sim m+\sigma, m+\sigma\sim\infty$
の間にそれぞれ 0.16, 0.34, 0.34, 0.16 の割合が含まれる．40 人の身長をこれらの階級に分類して，表の O の欄を作り，これと理論値 E とを比較する（表 9-2）．

$$\chi^2=\frac{(11-6.4)^2}{6.4}+\frac{(14-13.6)^2}{13.6}$$
$$+\frac{(9-13.6)^2}{13.6}+\frac{(6-6.4)^2}{6.4}$$
$$=3.30+0.01+1.56+0.03=4.90$$
$\nu=4-1=3$ で $\chi_3^2(0.05)=7.81$
$$\therefore \chi^2=4.90<\chi_3^2(0.05)$$
（棄却域にはいらない）

したがって，$N(160, 6^2)$ であるという仮説を棄却することはできないから，一応 $N(160, 6^2)$ からの任意標本と認めてもよいことになる（有意水準 5%）．

2. はずれ値をみる

標本の中に，著しく小さい値とか大きい値が生じたとき，これをその標本の数値から除外してよいかどうかを慎重に考えねばならない．そのような場合，最も一般的に用いられている棄却検定法として，スミルノフ・グラッブス法がある．

ただし，測定値は正規分布をなすことが前提である．

例

姿勢を矯正する 1 つの方法として，腹部に帯をつけることにした．20 代の OL 15 人に着物を着せて帯をつけ，帯圧を側腹部で深呼吸時の吸気の終わりに測定した．結果は次のようであった（図 9-1）．

44, 48, 46, 43, 45, 40, 44, 45, 44, 43, 46, 42, 47, 42, $\boxed{56}$ g/cm²

この測定値の中に 1 つだけ異常に大きい値（56 g/cm²）があるが，この値は異常なものとして除外してもよいかを検定する．この帯圧値は正規分布に近似している．

棄却されるかも知れない異常値を x_n とする．平均値 $\bar{x}$，標準偏差 s (SD) とすると統計検定量 T_n は次の式を利用する．

$$T_n=\frac{|x_n-\bar{x}|}{s} \quad \cdots\cdots\cdots ①$$

スミルノフ・グラッブス T_n の表によって検定する（付表-16）．

測定値から計算をすると
$n=15, \bar{x}=45, s=3.5590$
$$T_n=\frac{|56-45|}{3.5590}=3.091$$

スミルノフ・グラッブス T_n の表の $n=15$，有意水準 1% の値は 2.800 であるから，
$$T_0=3.091>2.800 \quad p<0.01$$

したがって，56 g/cm² の値は異常値として棄却できる．すなわち除外してよい．

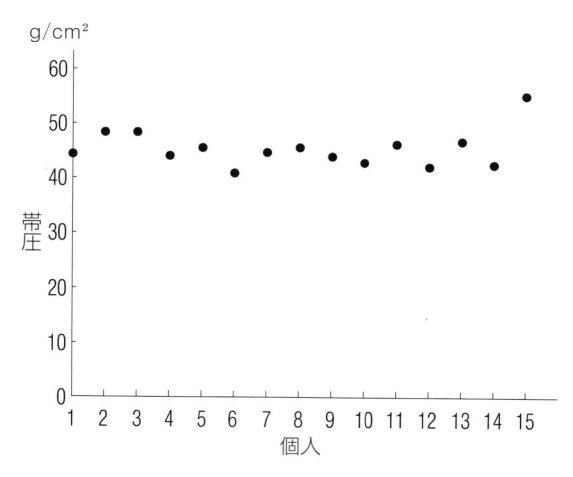

図 9-1 女性 15 人の帯圧値

II　2変数の間の平均値の差

1. 独立である場合
（関連がない場合）

1）t 検定
2変数の母分散が未知ではあるが，
等しいと仮定して行なう場合

2変数の平均値の差をみるために検定する方法で，まず標本から得た標準偏差（分散）が等しいと仮定して分析する．

例

病院における人間関係が職場のモラール（士気）や業績にどのように影響してくるかを調べる一方法として，リーダーシップを基礎として調査をした（看護部で主任に求められるリーダーシップを中心に調査）．

主任の下で働くスタッフに，リーダーシップのP機能（目標達成機能）とM機能（集団維持機能）について感じたことを答えてもらった．別に，認知的基準変数として，モラール，チームワーク，コミュニケーション，業績規範という観点から感じたことを回答してもらった．

調査対象者：主任の下で働く女性看護師140人，男性看護師40人，計180人

調 査 票

回答は5段階の尺度から当てはまるものを1つ選んで○印をつけてください．

説明変数	そうでない	あまりそうでない	どちらともいえない	かなりそうである	そうである
1　リーダーシップP機能（目標達成機能）					
1．上司に所定の時間までに仕事を完了するように要求される．	1	2	3	4	5
2．上司に仕事ぶりのまずさをせめられる．					
3．部下が担当している機械設備を上司がよく知っている．					
4．上司がその日の仕事内容，計画を知らせる．					
5．支持命令を与えられるか．					
6．計画，手順のまずさのために時間が無駄になる．					
7．目標達成の計画を綿密に立てている．					
8．上司に仕事の進行状態の報告を求められる．					
2　リーダーシップM機能（集団維持機能）					
1．上司が気まずい雰囲気をときほぐしてくれる．					
2．優れた仕事をしたとき上司に認めてもらえる．					
3．上司は部下の立場を理解しているか．					
4．部下を公平に取り扱ってくれるか．					
5．上司は部下に好意的か．					
6．必要な設備の改善に努力している．					
7．個人的問題に気をくばる．					

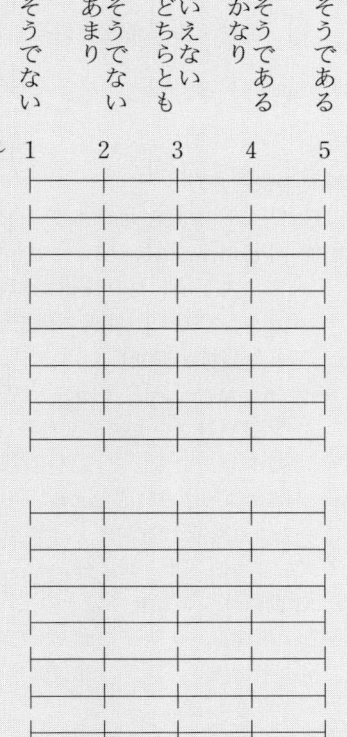

8．部下を信頼している．

(三隅二不二　1984)

基準変数

3　モラール
1．仕事に興味がもてますか．
2．毎日の仕事に，はりあいを感じますか．
3．仕事を自分のものにしていますか．
4．自分の仕事に誇りを感じますか．

4　チームワーク
1．仕事仲間とのチームワークはとれていますか．
2．仕事仲間とうまくやっていますか．
3．仕事仲間とベストを尽くすよう励まし合っていますか．
4．必要なとき，仕事仲間は助けてくれますか．

5　コミュニケーション
1．上司は職場間の連絡をうまくとっていますか．
2．当然知らされるべき事柄は知らされていますか．
3．上司とその上司との連絡はうまくいっていますか．
4．意見やアイディアは上司のほうまで届いていますか．

6　業績規範
1．仕事仲間とは互いに指摘，批評し合いますか．
2．他の職場には負けたくないという気持ちがありますか．
3．仕事仲間の大多数が考える目標達成の程度はどのくらいですか．
4．個人として考える目標達成の程度はどのくらいですか．

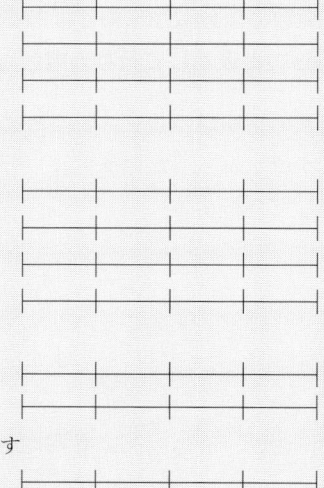

調査結果のまとめ方

1）リーダーシップ尺度について

P機能（Performance，部下に対して新しいアイディアを示したり仕事に対して批判や助言をしたりして職場の生産性をあげるように目指す機能）

M機能（maintenance，集団の人間関係に生じた緊張や対立を解消させたり，激励したり支持を与えたりして成員相互の友好関係を強めようとする働きかけ）

この2つの機能の強さによってリーダーシップタイプを4つのパターンに分ける．

P，M機能について全ての人の平均点を求める．
　　P：平均点　男子　23.55　女子　24.25
　　M：平均点　　　　30.75　　　　29.45

この平均点をもとに

①P，M機能ともに平均点より高い型をPM型
②P機能は高いがM機能は低い型をPm型
③M機能は高いがP機能は低い型をMp型
④P，M機能ともに平均点より低い型をpm型とする．

女性看護師：PM 42人，Pm 30人，Mp 34人，pm 34人
男性看護師：PM 11人，Pm 7人，Mp 13人，pm 9人
P，M機能の関係は図9-2である．

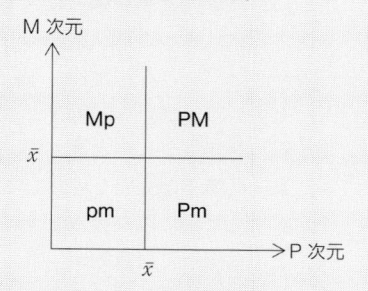

図9-2　P，M機能の関係

この 4 つに分けたリーダーシップの違いがその下で働く職員たちに与える影響はどうだろうか．
2）リーダーシップ機能とモラールについて調べてみる．4 つの型のリーダーのもとでの看護師のモラールは次のようであった（表 9-3）．これから PM 型と pm 型のリーダーのもとで働く看護師のモラールについて検討する．

表 9-3　モラールについて

	$\bar{x}$	SD	n
PM	15.17	2.79	42
Pm	12.88	2.82	30
Mp	15.44	1.99	34
pm	12.26	3.39	34

$\bar{x}$：平均値
SD：標準偏差（s とも書く）
n：人数

このリーダーシップ PM 尺度は，心理・社会科学で作成され，信頼性・妥当性が検証された測定尺度である．測定得点は量的データとして扱い，変数の合計や平均点および標準偏差を求めることができる．間隔尺度については 28 頁参照のこと．したがって，独立 2 群の平均値の差をみるために，t 検定を用いることができる．

（リーダーシップ PM 型と pm 型両群の母分散は等しいものとする）

・帰無仮説 H_0：PM 型と pm 型のリーダーシップは看護師のモラールに影響を与えない．
・対立仮説 H_1：PM 型と pm 型のリーダーシップは看護師のモラールに影響する．

PM 型と pm 型について t 検定をする．得られた標準偏差，すなわち分散は等しいことがわかっている．

次の式を用いる．

$$|t| = \frac{|\bar{x}_1 - \bar{x}_2|}{\sqrt{\frac{n_1 s_1^2 + n_2 s_2^2}{n_1 + n_2 - 2}\left(\frac{1}{n_1} + \frac{1}{n_2}\right)}} \quad (100 頁 ④)$$

$$df = n_1 + n_2 - 2$$

PM 型と pm 型について（PM 型は $\bar{x}_1, s_1, n_1$　pm

表 9-4　リーダーシップの型と部下のモラールとの関係

	$\bar{x}$	SD	n	
PM	15.17	2.79	42	$t = 4.05$
pm	12.26	3.39	34	＊＊＊

注：＊＊＊ $p < 0.001$

型は $\bar{x}_2, s_2, n_2$ とおく）

$$t = \frac{15.17 - 12.26}{\sqrt{\frac{42 \times 2.79^2 + 34 \times 3.39^2}{42 + 34 - 2}\left(\frac{1}{42} + \frac{1}{34}\right)}}$$

$$= 4.050 > 3.460 \qquad p < 0.001$$

$$df = 42 + 34 - 2 = 74 \qquad t_{60}(0.001) = 3.460$$

t 分布表（付表 5-2）に自由度 74 はないので 60 で代用する．

有意水準 0.1％で有意差があり，PM 型のリーダーのほうが有意に高いことがわかる．結果を表 9-4 のように表現する．

PM 型と pm 型の間に有意水準 0.1％で PM 型のリーダーのもとで働く看護師のほうが有意にモラールが高いことがわかる．

このあと，リーダーシップ機能とチームワーク，コミュニケーション，業績規範についても同様に分析することができる．この結果からは PM 型のリーダー（主任）のもとに働くスタッフは 4 つの認知的基準項目全てに pm 型のリーダーのもとで働くスタッフより高いことがわかる．

2）F 検定
母分散が等しいかどうかの検定

先の t 検定では，母分散が等しいものとして検定してきたが，実際には先にこのことの真偽を判定する必要がある．これはそのための検定法である．これはすでに第 6 章 Ⅶ-3（103 頁）で説明してあるので参照すること．

例

ある年齢の男女の IQ を測定したところ次の結果を得た（表 9-5）．これから IQ の標準偏差に男女の差

があるかどうかを調べる．

表9-5　IQの散布度

	IQの平均 $\bar{x}$	s	調査人数 n
男性	$(\bar{x}_1)102$	$(s_1)17$	$(n_1)50$
女性	$(\bar{x}_2)100$	$(s_2)15$	$(n_2)50$

・帰無仮説 H_0：男女間の標準偏差は等しい．
・対立仮説 H_1：男女間の標準偏差に差がある．

6章Ⅶ-3の公式⑥，⑦，⑧を用いると（104-105頁）

男性不偏分散　$u_1^2 = \dfrac{n_1 s_1^2}{n_1 - 1} = \dfrac{50 \times 17^2}{49} = 294.90$

女性不偏分散　$u_2^2 = \dfrac{n_2 s_2^2}{n_2 - 1} = \dfrac{50 \times 15^2}{49} = 229.59$

$u_1^2 > u_2^2$

$F = \dfrac{u_1^2}{u_2^2} = \dfrac{294.90}{229.59} = 1.28 < 1.88$

$df_1 = df_2 = 49$

自由度49の欄がないので40の欄をみる．

$F_{40}^{40}(0.025) = 1.88$

有意水準5%で差はない．

この調査からは男子と女子の間のIQの標準偏差は差があるとはいえない．

そこで，両群の標準偏差が等しいとおけたので，男女間のIQの平均値の差の検定に進むことができる．それは，1）の t 検定をすればよい（129頁）．

3）ウェルチの検定とは

もし，両群の標準偏差が等しくないという結果が出て，それでも平均値の差をみたいときには，この検定法を用いる．第6章Ⅶ-3（106頁）を参照すること．

例

両方の手指が不自由な男女の患者6人の人に9種類のボタンはめの練習用を10分くらいずつしてもらい次の結果を得た（表9-6）．男女のボタンはめができた平均値は等しいかどうかを調べる．

表9-6　ボタンのはめ数

	A	B	C	D	E	F	G	H	I	計
男性患者	0	0	2	5	11	7	1	0	0	26
女性患者	0	2	4	4	5	4	4	1	1	25

男性患者：$n_1 = 26$　$\bar{x}_1 = 44.00$，$SD_1^2 = 0.92$
女性患者：$n_2 = 25$　$\bar{x}_2 = 44.04$，$SD_2^2 = 3.32$
　　$df_1 = 25$　$df_2 = 24$
　　$u_1^2 = 0.96$，$u_2^2 = 3.46$

●等分散かどうかを調べよう．
・帰無仮説 H_0：2群の分散は等しい．
・対立仮説 H_1：2群の分散に差がある．

$$F = \dfrac{u_2^2}{u_1^2} = \dfrac{3.46}{0.96} = 3.60 > F_{25}^{24}(0.025) = 2.24$$

$$p < 0.05$$

有意水準5%で両群の分散は等しいといえない．

それでも平均値の差の検定をしたい．そこで仮説を立てる．

・帰無仮説 H_0：男女の平均値に差がない．
・対立仮説 H_1：男女の平均値に差がある．

第6章Ⅶ-3の⑨，⑩の式を用いる（106頁）．

$$|t| = \dfrac{|44.00 - 44.04|}{\sqrt{\dfrac{0.92}{26-1} + \dfrac{3.32}{25-1}}} = 0.096$$

$$df = \dfrac{\left(\dfrac{0.92}{25} + \dfrac{3.32}{24}\right)^2}{\dfrac{0.92^2}{25^3} + \dfrac{3.32^2}{24^3}} \fallingdotseq 36$$

自由度36は t 分布表にはないので自由度30のところをみる．

$$|t| = 0.096 < t_{30}(0.05) = 2.042$$

$$n.s$$

有意水準5%で両群の平均値に差がない．この男女の患者グループでは，ボタンをはめる力量に差がないといえる．

2. 独立でない場合
（関連がある場合）

1）t 検定

調査対象者に繰り返して調査をする場合である．

関連をもつ平均値の比較は，医学関係でよく使われる方法である．関連のある群を A, B としてその効果の判定をする．N 個のデータについて各ペアの差を求め，その平均値を統計量とする．

例

10 人の高齢患者に A, B 2 種類の睡眠薬を与えて，睡眠時間の延長を測定したところ表 9-7 の結果を得た．A と B の催眠剤の間に時間延長の差はあるだろうか．

表 9-7 2 種類の睡眠薬の時間延長

患者 睡眠剤	1	2	3	4	5	6	7	8	9	10	
A 剤	0.7	-1.6	-0.2	-1.2	-0.1	3.4	3.7	0.8	0.0	2.0	計
B 剤	1.9	0.8	1.1	0.1	-0.1	4.4	5.5	1.6	4.6	3.4	
差 B−A	1.2	2.4	1.3	1.3	0	1.0	1.8	0.8	4.6	1.4	15.8
(B−A)²	1.44	5.76	1.69	1.69	0	1.0	3.24	0.64	21.16	1.96	38.58

- 帰無仮説 H_0：A, B 両剤による睡眠延長時間の平均値は同じである．
- 対立仮説 H_1：A, B 両剤による睡眠延長時間の平均値は異なる（B 剤のほうが効果がある）．

$$差の\ \bar{x} = \frac{\Sigma(B-A)}{n} \quad \cdots\cdots ②$$

$$SD = \sqrt{\frac{\Sigma(B-A)^2}{n} - (\bar{x})^2} \quad \cdots\cdots ③$$

$$t = \frac{\bar{x}}{SD} \times \sqrt{n-1} \quad \cdots\cdots ④$$

t 分布表の t（統計量）値と大小関係をみる．数値を代入して，

$$\bar{x} = \frac{15.8}{10} = 1.58$$

$$SD = \sqrt{\frac{38.58}{10} - (1.58)^2} = \sqrt{1.3576} = 1.17$$

$$t = \frac{1.58}{\sqrt{1.3576}} \times \sqrt{9} = 4.05 > 3.250$$

$$df = 9 \quad t_9(0.01) = 3.250$$

$$p < 0.01$$

よって有意水準 1% で，A, B の睡眠薬については B 剤のほうがその効果があるといえる．

例

看護学生が老年看護の授業の一環として，老人体験用の装具を身につけ高齢者疑似体験をした．装具を着用しないで階段を上ったときと，装具を着用して同じ階段を上ったときで，脈拍を測定したところ表 9-8 の結果が出た．装具着用前と着用後の脈拍に変化があるだろうか（図 9-3）．

表 9-8 階段上がり直後の脈拍の変化

装具着用前	72	71	90	84	68	72	71	66	90	114	70	84	68	110	
装具着用後	90	86	102	90	96	80	86	86	76	102	120	80	92	80	120	計
後−前	18	15	12	14	12	12	14	15	10	12	6	10	8	12	10	180
(後−前)²	324	225	144	196	144	144	196	225	100	144	36	100	64	144	100	2286

- 帰無仮説 H_0：装具着用前後で脈拍に変化はない．
- 対立仮説 H_1：装具着用後の脈拍は高い．

分析方法

$$\bar{x} = \frac{180}{15} = 12$$

$$SD = \sqrt{\frac{2286}{15} - (12)^2} = 2.898$$

$$t = \frac{12}{2.898} \times \sqrt{15-1} = 15.493 > 4.140$$

$$t_{14}(0.001) = 4.140 \quad p < 0.001$$

よって有意水準 0.1% で老人体験用装具を着用して階段を上ると脈拍は上がることがわかる．

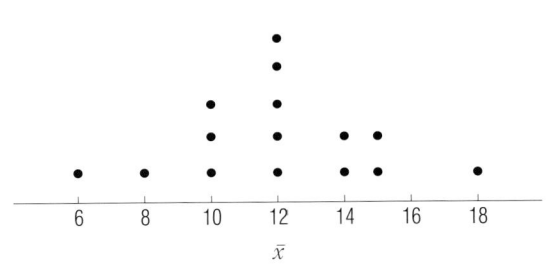

図 9-3 装具着用前後の脈拍の差の分布

図 9-4 差（B－A）の分布

例

病棟で不眠を訴える老人患者 11 人に，A，B 2 種類の睡眠薬を一定期間ずつ与えて，その感触について 4 項目の質問に 5 段階評定で，看護師が面接して答えてもらった（表 9-9）．患者にとって A，B 両薬の効果の差があるかどうかをみる．

質問項目

	よい	かなりよい	少しよい	あまりよくない	よくない
	5	4	3	2	1

1. 昨夜の寝つきはよかったですか．
2. 適当な時間の長さで眠れたと思いますか．
3. 気持ちよく眠れたと思いますか．
4. 今朝の目覚めはよかったですか．

表 9-9　2 種類の睡眠薬の効果

患者番号	1	2	3	4	5	6	7	8	9	10	11	
A 薬	10	11	11	12	7	12	9	6	8	6	10	
B 薬	11	11	12	11	9	10	10	9	9	8	10	計
差 B－A	1	0	1	-1	2	-2	1	3	1	2	0	8
(B－A)²	1	0	1	1	4	4	1	9	1	4	0	26

この例は同一の調査対象者に質問して，繰り返して調査をする場合である．認知指数を得るために，間隔尺度 5 段階評定法で測定したものである．(85 頁参照) この方法は，ストレスや達成度などの認知をみるときに多く使われる．

分析方法

・帰無仮説 H_0：A，B の睡眠薬の効果得点の平均値に差がない．

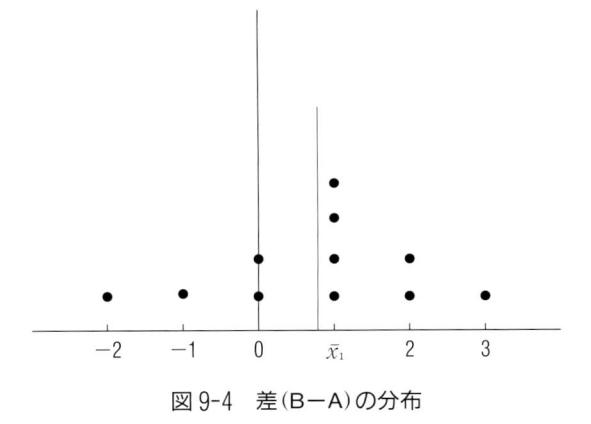

・対立仮説 H_1：A，B の睡眠薬の効果得点の平均値に差がある．

次の式を用いて，対応ある t 検定を行なう．この t 検定を行なうに当たって，前提条件を確かめると尚精密である．すなわち，A，B 剤の感触得点の差の分布を調べると平均値を中心に正規分布になっていることがわかる（図 9-4）．

差（B－A）がその平均値 $\bar{x}$ の周りにほぼ対称に分布しているので，一標本 t 検定の検出力は高いといえる．逆に，差の分布に極端な点があると一標本 t 検定の検出力は低下するのでウイルコクソン符合順位検定を用いる．

・帰無仮説 H_0：A，B 両薬の平均値に差がない．
・対立仮説 H_1：A，B 両薬の平均値に差がある．

$$差の\ \bar{x} = \frac{\Sigma(B-A)}{n} \quad \cdots\cdots ②$$

$$SD = \sqrt{\frac{\Sigma(B-A)^2}{n} - (\bar{x})^2} \quad \cdots ③$$

$$t = \frac{\bar{x}}{SD} \times \sqrt{n-1} \quad \cdots\cdots ④$$

t 分布表の t（統計量）値と大小関係をみる．
数値を代入して，

$$\bar{x} = \frac{8}{11} = 0.73$$

標準偏差 $SD = \sqrt{\frac{26}{11} - (0.73)^2} = \sqrt{1.8307} = 1.353$

$$t = \frac{0.73}{\sqrt{1.8307}} \times \sqrt{10} = 1.706 < 2.228$$

$df = 11-1 = 10$, $t_{10}(0.05) = 2.228$
n.s.（有意差なし）

よって，有意水準 5% で A，B の睡眠薬についてはその効果は同じである．

III 3変数以上の場合（分散分析）

3つ以上の変数の平均値の差を分析する方法を分散分析（ANOVA），一般に F 検定（F テスト）という．

もともと分散分析とは，非常に効率よく実験できるように実験計画法が考え出され，その実験研究の中で使われる方法である．しかし，本書は調査研究に関して取り扱っているので，調査研究における分散分析について述べることにする．

平均値が3つ以上になると，2つの平均値の差を検定する t 検定を群の組み合わせを考えて繰り返して使わなくてはならない．しかし，これは検定上誤りが起こる可能性があるので，検定の回数をできるだけ少なくするほうがよい．そこで，調査研究における分散分析を用い，一度で検定を済ませることにするのである．

分散分析は，データの内容によって，方法がいろいろに分かれる．比較しようとする平均値のグループの種類が多いと計算が複雑になるので，コンピュータの統計ソフトを利用しなければならない．

分散分析をする場合の簡単なデータ表とか，そこで使われる用語（表9-10）を知っておく必要があるので，例をあげ，最も基礎的な方法を述べることにする．

表9-10 分散分析で使用される用語

用語	意味
因子 （要因）	測定値に差をもたらすと考えられる，比較しようとする平均値のグループのこと（学年，性別，経験年数など）．
水準 （水準数）	因子の状態のこと（カテゴリーと同じ）．性別男女を因子とすると水準数は2である．
繰り返し	同じ条件で実験が2回以上行なわれたとき．
一元配置	因子の数は1つ．それぞれの水準で繰り返しがある．
二元配置	因子の数は2
多元配置	因子の数が3つ以上
主効果	因子の単独効果．データのもつばらつきを因子や誤差などの成分に分けてみる効果
交互作用	因子の主な効果以外に因子の組み合わせによる効果のこと．
多重比較	一元配置分散分析表から，グループ間に平均値の差があったとき，次にどのグループの間に有意差があるのかを調べる方法

1. 3つ以上の平均値の差をみる

1）分散の同質性をみる

まず F 検定が使用できるかどうかを確かめなければならない．F 検定が使用できる前提条件の主な2つは，
① 各母集団の分散が等しいこと
② 分布が正規型かそれに近いこと
である．②の条件は標本数が小さいと検定のしようがない．そこで①の条件を検定する必要がある．3つ以上の分散の同質性をみるために，バートレットの検定がよく使用されるので，取りあえずこれを述べておく．

例

認知症スケールの低いほうに大方そろっている患者を4群に分け，それぞれA，B，C，DパターンのADL（日常生活動作）訓練を受けてもらい，紙袋の持ち手をつける作業を与えた．結果は表9-11のとおりである．訓練のパターンによって作業能率に差があるだろうか．

表9-11 訓練4種類による作業能率

ADL訓練				$\bar{x}$
A	6	9	12	9
B	9	11	13	11
C	13	11	15	13
D	14	16	15	15

（寺見春恵・他　1992）

訓練パターンの種類は4種類なので，行の数 $k=4$，3人ずつ作業数をみるので標本の大きさ，列の数 $m=3$ となる．表9-12の表を作る（図9-5）．

- 帰無仮説 H_0：訓練パターンによる作業能率の標準偏差の大きさは等しい．
- 対立仮説 H_1：訓練パターンによる作業能率の標準偏差に差がある．

次の式で χ^2 を計算する．

$$\chi^2 = (2.3026)(m-1)\left\{k\log\frac{\Sigma u^2}{k} - \Sigma\log u^2\right\} \quad \text{⑤}$$

k は行数，$df = k-1$，m は列の数

修正項 C を求める．

$$C = 1 + \frac{k+1}{3\,k(m-1)} \quad \text{⑥}$$

修正 χ'^2 の計算をする．

$$\chi'^2 = \frac{\chi^2}{C} \quad \text{⑦}$$

表9-12 4種類による作業能率

ADL訓練	$\bar{x}$	SD	SD^2	u^2	$\log u^2$
A	9	3.0	9.0	13.5	1.13
B	11	2.0	4.0	6	0.78
C	13	2.0	4.0	6	0.78
D	15	1.0	1.0	1.5	0.18
				計 27	2.87

（u^2 は不偏分散）　　　　　　　（Σu^2）（$\Sigma \log u^2$）

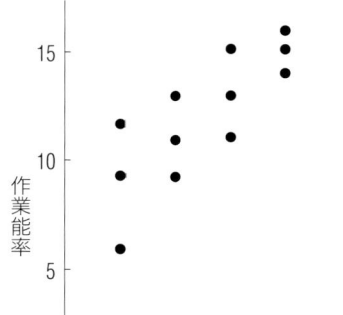

値を代入すると，

$$\chi^2 = 2.3026 \times (3-1)\left(4\log\frac{27}{4} - 2.87\right)$$

$$= 4.6052 \times (4 \times 0.83 - 2.87)$$

$$= 2.072$$

$$C = 1 + \frac{4+1}{3 \times 4 \times (3-1)} = 1.208$$

$$\chi'^2 = \frac{2.072}{1.208} = 1.715 < \chi_3^2(0.05) = 7.81$$

$$df = 4-1 = 3$$

この訓練パターンによる作業能率の分散に差がないことがわかる．

この結果によって各分散に有意差がないので分散分析に入る．もしここで，各分散に有意差があった場合は，分散分析（F テスト）は使用できない．

それでは一要因の場合の分散分析に移ろう．

図9-5 訓練パターンによる作業能率のばらつき

2）一元配置分散分析
（1要因で独立，水準は 4）

例

1）の例と同じ（表9-11）．

表9-13 訓練パターンによる作業能率

訓練パターン				計	(計)²	(データ)²計
A	6	9	12	27	729	261
B	9	11	13	33	1089	371
C	13	11	15	39	1521	515
D	14	16	15	45	2025	677
計				144	5364	1824

Aグループの行の計＝6＋9＋12＝27
（A 行の計）²＝27²＝729
（A 行）² の計＝6²＋9²＋12²＝261
B，C，Dについても同様に計算する（表9-13）．

一元配置法では個人の差は考えない．
- 帰無仮説 H_0：訓練パターンによる作業能率の平均値の間に差がない．
- 対立仮説 H_1：訓練パターンによって，作業能率の平均値の間に差がある．

● 手順－1
用語を整え，それを用いて計算する．
- 各行のデータ数　$m=3$（回数の標本の大きさ）
- 水準数＝行の数　$k=4$（A，B，C，D）
- 全データの合計　$T=144$
- データの総個数　$n'=3\times4=12$
- 行間（グループ間）を A で，行内（グループ内）（誤差）は R で表す．

● 手順－2
修正項 K を計算する．
$$K=\frac{T^2}{n}=\frac{144^2}{12}=1728 \quad \cdots\cdots ⑧$$

● 手順－3
全体のばらつき（全体の平方和）を S_T とすると，
$$S_T=（データ）^2 の計-K \quad \cdots\cdots ⑨$$
$$=1824-1728=96$$

行間のばらつき（行間の平方和）を S_A とすると，
$$S_A=\frac{（行データの計）^2 の総計}{行のデータ数\ m}-K \quad \cdots\cdots ⑩$$
$$=\frac{5364}{3}-1728$$
$$=60$$

行内（誤差）のばらつき（行内の平方和）を S_R とすると，
$$S_R=S_T-S_A \quad \cdots\cdots ⑪$$
$$=96-60=36$$

● 手順－4
自由度を求める．
- 全体の自由度　$df_T=n-1$ ⑫
$$=12-1=11$$
- 行間の自由度　$df_A=k-1$ ⑬
$$=4-1=3$$
- 行内（誤差）の自由度　$df_R=df_T-df_A$ ⑭
$$=11-3=8$$

● 手順－5
平均平方和を求める．
行間平均平方和を SS_A とすると，
$$SS_A=\frac{S_A}{df_A} \quad \cdots\cdots ⑮$$
$$=\frac{60}{3}=20$$

行内平均平方和を SS_R とすると，
$$SS_R=\frac{S_R}{df_R} \quad \cdots\cdots ⑯$$
$$=\frac{36}{8}=4.5$$

● 手順－6
F 値を求める．
$$F=\frac{SS_A}{SS_R} \quad \cdots\cdots ⑰$$
$$=\frac{20}{4.5}=4.44$$

● 手順－7
分散分析表を作る（表9-14）．

表9-14 分散分析表

	平方和 S	df	平均平方和 SS	F
全体　T	96	$n-1=11$	—	—
グループ間　A	60	$k-1=3$	20	4.44
グループ内誤差　R	36	$(n-1)-(k-1)$ $=8$	4.5	—

表9-15 ADL訓練の平均値の差

		(A) 9	(B) 11	(C) 13	(D) 15
(A)	9	—	2	4	6 ＊
(B)	11		—	2	4
(C)	13			—	2
(D)	15				—

＊：$p<0.05$

●手順－8

F 検定をする．

・第1自由度　$df_A=3$
・第2自由度　$df_R=8$

$$F=4.44>F_8^3(0.05)=4.07$$

有意水準10%で，訓練A，B，C，Dのパターンによって作業能率の平均値に差があるといえる．つまり，Dパターンの訓練を受けた患者は作業製品の数が多くなっていると判断される．

このような場合，分散分析では「**主効果があった**」と表現する．

さらに，有意差がみられる．すなわち主効果があった場合は，どの平均値の間に差があったのかを検討する．これを**多重効果**という．多重効果には，いろいろな方法があるが，1つ**テューキーの方法 HSD** を求めることにする．これは，ステューデント化された**付表17**を用いる．

多重比較について少し述べておこう．

●手順－1

表内（表9-15）の数値はそれぞれの平均値の差を求めたものである．例えば訓練Aと訓練Bの間には $11-9=2$ の平均差となっている．

●手順－2

テューキーの HSD 値の求め方．

$$HSD=q\times\sqrt{\frac{\text{グループ内平均平方和}}{\text{水準のデータ数}}} \quad \cdots ⑱$$

q は付表17-1 から求める．

平均値の数を k，ν は自由度，$p=0.05$ を用いているから，この例では，平均値の数 $k=4$　誤差自由度はグループ内自由度であるから $\nu=8$，有意水準0.05とすると $q=4.53$ となる．これを式に代入して，

$$HSD=4.53\times\sqrt{\frac{4.5}{3}}=5.548$$

●手順－3

手順－1で求めた平均値の差の表と HSD を比較すると，表の数値の中で，HSD 値より大きいものが，有意水準5%で有意差があったものとなる．例では，訓練法A，Dの間で有意差がみられた．

① 表現方法：このことを文章で表現するときは，訓練パターン間で作業の平均値に差があるかどうかをみるために，一要因分散分析を行なったところ，訓練パターンにおける主効果がみられた．（$F_8^3(0.05)=4.07$）そして HSD 検定の結果，有意水準5%で訓練A，Dの平均値に有意差がみられた．

② 平均値の原因はどこから出ているのだろうか：さて，それでは，もう一度このデータ表をみると，どのような原因で平均値に差が出るのかを考えてみたい．第一の原因は，訓練パターンによって得点が違うことは，訓練方法による効果の影響であると考えられる．しかしそれだけが原因であるというわけでもなく，個人誤差もあり，たまたまAグループのA方法が小さくなっただけかも知れない．またDパターンは訓練の効果が出て大きいのかも知れないということである．

そこで，この2つの原因である，条件差と誤差の大きさを比較しなければならない．

表9-14において，注目すべきことは，

全体の変動＝グループ間変動
　　　　　＋グループ内誤差変動

であり，(96＝60＋36)この関係がきれいに成立していることである．言い換えれば，全体のずれの量を平均値のずれの部分と誤差のずれの部分とに分解できているわけである．

変動の比について考えると，平均値のずれは，1つの条件差が原因であるが，誤差によってもずれは起るので，

　　グループ間変動（平均値のずれ）
　　　　＝条件差＋誤差

というふうに考えられる．

また一方，グループ内変動は全て誤差の大きさを表しているから，グループ間変動とグループ内変動の比を求めると，

$$\frac{グループ間変動}{グループ内変動}＝\frac{条件差}{誤差} \quad \cdots\cdots⑲$$

の式から，次のことがいえる．まず，データの中の誤差の大きさは決まっているから，分子，分母とも同じである．そこで，条件差，すなわち平均値にまったく差がないとすると，条件差は0であるから，この比は1になる．一方，誤差が小さくなれば，この比はどんどん大きくなるはずであり，1から∞の間で変わる．1に近いほど平均に差がなく，逆に大きくなるほど誤差がほとんどなくて，変動はほぼ条件差すなわち平均差があるということになるのである．

実際の計算として，グループ間，グループ内変動を自由度で割った比（F値）を求め，この比が有意に大きいかどうかを検定するのである．

2. 2要因の場合の平均値の差

1）二元配置分散分析 　　（2要因で独立，繰り返しあり）

二元配置以上になると，要因の主効果以外に因子の組み合わせによる効果を検定する必要性が生じてくる．2つの要因の間に互いに関連があるか，この関連のことを**交互作用**とも呼ばれている．交互作用が有意なときは，両因子の関連の程度および，それぞれの因子の各項目の比の間の有意性があるかどうかを検討することが必要になる．

交互作用の有無を簡単に見分けるには，図9-6から述べることができる．

因子Bごとに実測値を因子Aとの関連性の下に，グラフ上にプロットする．交互作用のないときは，因子B_1と因子B_2，あるいは因子C_1と因子C_2の線は交わらない．ところが交互作用がある場合は，互いに交わる．

また，二元配置分散分析では，因子Aと因子Bの主効果と交互作用を検定する．主効果と交互作用がともに有意であるとき，また交互作用だけが有意になった場合は図9-7のようになる．

例

認知症スケールの中位に大方そろっている患者男子9人，女子9人を選びA，B，CパターンのADL訓練を，各パターン条件に3人ずつ割り当てて，カードを拾う実験をし，その数を測定した．結果は表9-16のようであった．どのような様子であるか結論を出してみたい（表9-17）．

表9-16　訓練パターン（条件）と性別-1

性＼訓練パターン	A	B	C
男	7	15	2
	10	14	3
	12	16	4
女	5	10	10
	6	12	9
	4	9	8

・帰無仮説H_0：訓練条件によって男女差はない．

・対立仮説H_1：訓練条件によって男女差がある．

● 手順-1

修正項Kを求める．

$$K＝\frac{T^2}{nkm} \quad \cdots\cdots⑳$$

140　9章　二次集計（4）

(a)　交互作用がない場合

(b)　交互作用がある場合

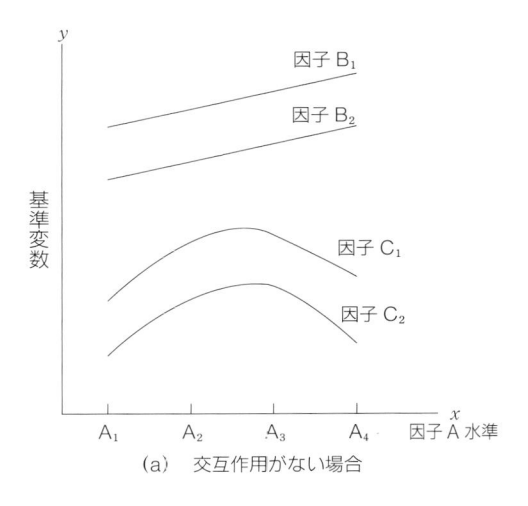

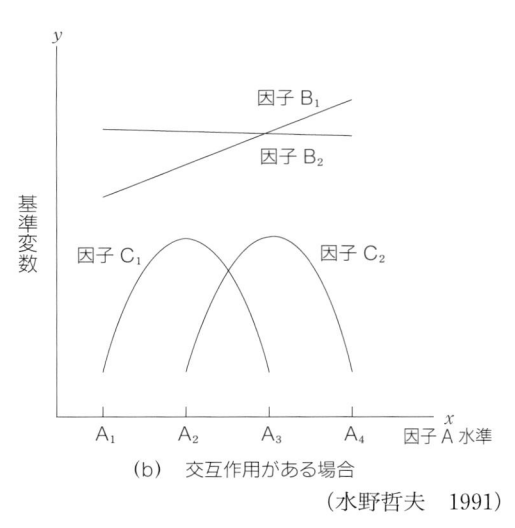

（水野哲夫　1991）

図 9-6　交互作用の有無

(a)　因子 A と因子 B の主効果と交互作用がともに有意である場合

(b)　因子 A の主効果と交互作用がともに有意である場合

(c)　交互作用だけが有意である場合

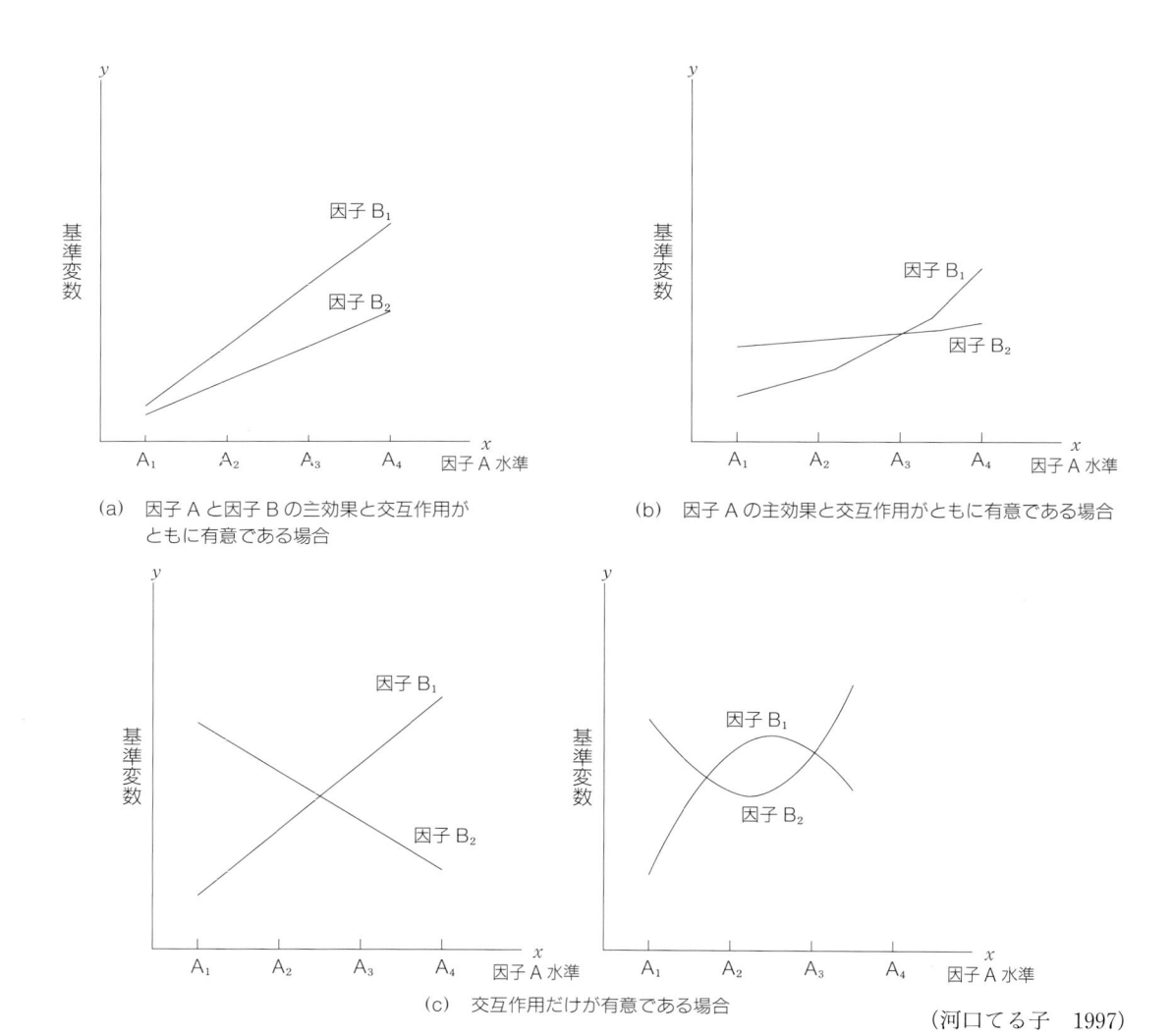

（河口てる子　1997）

図 9-7　主効果と交互作用の有意性の関係

$$= \frac{156^2}{2 \times 3 \times 3} = 1352$$

● 手順-2

全体の平方和 S_T とすると,

$$S_T = (データ)^2 の計 - K \quad \cdots\cdots ㉑$$
$$= (7^2 + 10^2 + 12^2 + \cdots + 10^2 + 9^2 + 8^2) - K$$
$$= 1646 - 1352 = 294$$

● 手順-3

行間の平方和を S_1 とすると,

$$S_1 = \frac{(行データの計)^2 の総計}{km} - K \quad \cdots\cdots ㉒$$
$$= \frac{83^2 + 73^2}{3 \times 3} - 1352 = 5.6$$

● 手順-4

列間の平方和を S_2 とすると,

$$S_2 = \frac{(列データの計)^2 の総計}{nm} - K \quad \cdots\cdots ㉓$$

$$= \frac{44^2 + 76^2 + 36^2}{2 \times 3} - 1352 = 149.3$$

● 手順-5

マス間個人平方和 S_c とすると,

$$S_c = \frac{(マス内データ計)^2 の総計}{m} - K \quad \cdots ㉔$$
$$= \frac{29^2 + 45^2 + 9^2 + 15^2 + 31^2 + 27^2}{3} - 135$$
$$= 268.7$$

● 手順-6

交互作用の平方和

$$S_1 \times 2 = S_c - (S_1 + S_2) \quad \cdots\cdots\cdots\cdots ㉕$$
$$= 268.7 - (5.6 + 149.3) = 113.8$$

● 手順-7

マス内誤差平方和

$$S_e = S_T - S_c \quad \cdots\cdots\cdots\cdots ㉖$$
$$= 294 - 268.7 = 25.3$$

● 手順-8

分散分析表 (表 9-18) を作る.

● 手順-9

交互作用および主効果の検定をする.
まず交互作用を検定すると,

$$F_1 = \frac{56.9}{2.1} = 27.10$$

$df = 2$ と 12

$27.10 > F^2_{12}(0.01) = 6.93 \quad p < 0.01$

有意水準 1% で有意である. 交互作用が有意であるということは, 表 9-17 のマス内の平均を表示することで明らかである. すなわち, 表 9-19 に示すように男女の差が, 訓練パターン (条件) によって異なることを示している.

表 9-17 訓練パターン(条件)と性別-2

条件	A	B	C	計
男(1)	7 10 12 Σ 29	15 14 16 Σ 45	2 3 4 Σ 9	$T_{1.} = 83$
女(2)	5 6 4 Σ 15	10 12 9 Σ 31	10 9 8 Σ 27	$T_{2.} = 73$
	$T_{.1} = 44$	$T_{.2} = 76$	$T_{.3} = 36$	$T = 156$

訓練パターン(条件) $k = 3$, 性別 $n = 2$,
マス内個人数 $m = 3$

表 9-18 分散分析表

		平方和	自由度 df	平均平方和	F
パターン(条件)	(1)	149.3	$(k-1) = 3-1 = 2$	74.6	35.52**
性別	(2)	5.6	$(n-1) = 2-1 = 1$	5.6	2.67
交互作用	(1×2)	113.8	$(k-1)(n-1) = 2 \times 1 = 2$	56.9	27.10**
マス内誤差	(e)	25.3	$kn(m-1) = 3 \times 2 \times (3-1) = 12$	2.1	
全体	(t)	294.0	$knm - 1 = 3 \times 2 \times 3 - 1 = 17$		

これを図示すると図9-8のようになる．(a)では条件（訓練パターンA，B，C）を独立変数，性を媒介変数，(b)ではその逆をとったものである．いずれの場合も直線が平行していない．すなわち，プロフィールの型が異なる．これが交互作用である．

表9-18の交互作用の平方和は表9-17の全体から求めたものであるが，表9-19と図9-8から明らかなように，条件A，Bだけについてみると条件×性の交互作用はみられない．交互作用は条件AとC，BとCの間だけである．これら3つの交互作用を全体としての交互作用に対して単純交互作用と呼んでいる．

単純交互作用はこの場合全て同じではない．
交互作用の分散が等しくないのであって，このことは，条件間の相関係数が等しくないことを示している．

● 手順-10

性別を無視しての条件差（主効果）の検定をする．
交互作用が有意であるから，

$$F_2 = \frac{74.6}{2.1} = 35.52$$

$df = 2$ と 12

表9-19 表9-17のマス内平均

性＼条件	A	B	C	平均
男	9.7	15.0	3.0	9.2
女	5.0	10.3	9.0	8.1
差	4.7	4.7	-6.0	

$35.52 > F_{12}^2(0.01) = 6.93 \quad p < 0.01$

性別を無視したときの条件差は有意である．しかし，表9-19から明らかなように，条件A，B，Cの効果は男性でも女性でもその傾向は大体同じなので，この場合性別を完全に無視しているといえないように思われる．

しかし，詳しくは次の方法によって条件の単純効果を検定する．最後まで簡単ではあるが述べておくことにする．

● 手順-11

男性における条件差の検定をする．
修正項 K' を計算する．

$$K' = \frac{(T_1.)^2}{km} \quad \cdots\cdots ㉗$$

$$= \frac{83^2}{3 \times 3} = 765.4$$

条件間の平方和

$$S'_1 = \frac{1}{m}(T_{11}^2 + T_{12}^2 + T_{13}^2) - K' \quad \cdots ㉘$$

$$= \frac{1}{3}(29^2 + 45^2 + 9^2) - 765.4 = 216.9$$

条件間の平均平方

$$SS'_1 = \frac{S'_1}{k-1} \quad \cdots\cdots ㉙$$

$$= \frac{216.9}{3-1} = 108.4$$

条件の効果の検定

$$F'_2 = \frac{108.4}{2.1} = 51.619$$

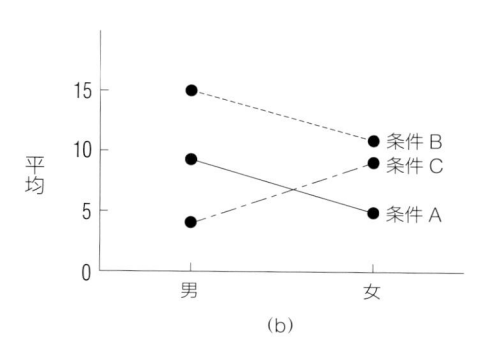

図9-8 表9-17を図示したもの

df は $(k-1)$ と $kn(m-1)$,
$F_{12}^2(0.01)=6.93$　　　　　$p<0.01$
条件間に有意差がある.

● 手順－12

女性における条件差の検定をする.

$$K''=\frac{(T_2.)^2}{kn} \quad \cdots\cdots\cdots\cdots\cdots\cdots ㉚$$

$$=\frac{73^2}{3\times 3}=592.1$$

$$S''_1=\frac{1}{m}(T_{21}^2+T_{22}^2+T_{23}^2)-K'' \quad \cdots\cdots ㉛$$

$$=\frac{1}{3}(15^2+31^2+27^2)-592.1=46.2$$

$$SS''_1=\frac{S''_1}{k-1} \quad \cdots\cdots\cdots\cdots\cdots\cdots ㉜$$

$$=\frac{46.2}{3-1}=23.1$$

$$F''_2=\frac{23.1}{2.1}=11.00$$

$df=2$ と 12
$F_{12}^2(0.01)=6.93$　　$p<0.01$

女性においても有意差がある.

● 手順－13

条件 A の性差を検定する.

修正項

$$K_A=\frac{(T_{11}+T_{21})^2}{m_{11}+m_{21}} \quad \cdots\cdots\cdots\cdots\cdots ㉝$$

$$=\frac{(29+15)^2}{3+3}=322.7$$

性差平方和

$$S_A=\frac{T_{11}^2+T_{21}^2}{m}-K_A \quad \cdots\cdots\cdots\cdots ㉞$$

$$=\frac{29^2+15^2}{3}-322.7=32.6$$

平均平方

$$SS_A=\frac{SS_A}{n-1}=\frac{32.6}{2-1}=32.6 \quad \cdots\cdots\cdots ㉟$$

$$F=\frac{32.6}{2.1}=15.523$$

$df=(n-1)$ と $kn(m-1)$,
$F_{12}^1(0.01)=9.33$
$p<0.01$　有意差がある.

条件 B については,

$$K_B=\frac{(45+31)^2}{6}=962.7$$

$$S_B=\frac{1}{3}(45^2+31^2)-962.7=32.6$$

$$SS_B=32.6$$

$$F=\frac{32.6}{2.1}=15.52 \quad\quad F_{12}^1(0.01)=9.33$$

$p<0.01$　有意差がある.

条件 C については,

$$K_C=\frac{(9+27)^2}{6}=216.0$$

$$S_C=\frac{1}{3}(9^2+27^2)-216.0=54$$

$$SS_C=54$$

$$F=\frac{54}{2.1}=25.71 \quad\quad F_{12}^1(0.01)=9.33$$

$p<0.01$　有意差がある.

● 手順－14

最後に条件差を無視したときの性差を検定する.

交互作用が有意であったから, 条件を無視して考えることはあまり意味がないが, この検定は, 表 9-18 に出ているように $F=2.67$ で有意にならない. それは性差が A, B と C で逆の方向に作用していたのである.

結論

訓練 A, B, C のパターン条件と性差の間には交互作用がみられる. 男性では, 3 条件のそれぞれの間に有意差があり, B>A>C の順であるが, 女性では B と C の差は有意でなく, これらはいずれも A より低い. 性差を中心としてみると, A と B では男>女であるが, C では逆に女>男であり, この差はいずれも有意である.

（岩原信九郎　1965 参照）

3. 分散分析についてのまとめ

例

スノウら(1965)に示された実験例に基づいて考えてみたいと思う．

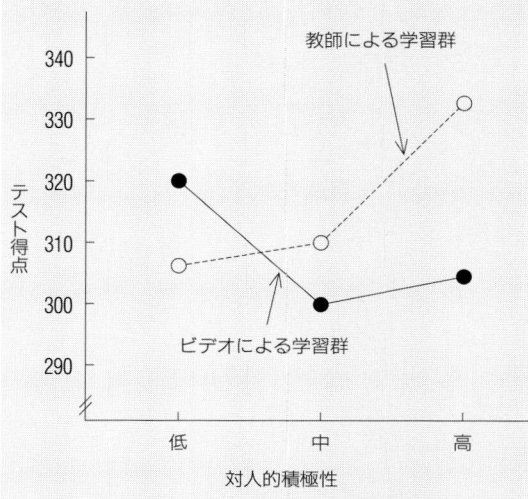

図 9-9　適性交互作用を示す実験例

これは，各条件につき 3 人ずつの平均値がプロットされたもので，この図 9-9 に対応する分散分析表（自由度以外はもっともらしく作った数値である）を用意した（表 9-20）．これから，分散分析の統計処理について読み取りをしよう．

表 9-20　図 9-9 に対応する分散分析表
（自由度以外はもっともらしく作った数値）

変動因	平方和	自由度	平均平方	F
主効果 条件A（性格）	8.4	$(3-1)=2$	$\frac{8.4}{2}=4.2$	$\frac{4.2}{2.1}=2.0$
主効果 条件B（教授法）	5.6	$(2-1)=1$	5.6	2.7
交互作用($A \times B$)	113.8	$(2 \times 1)=2$	56.9	27.1**
誤差	25.3	$(3-1) \times 6=12$	2.1	
全体	153.1	$(18-1)=17$		

$**\quad p<0.01 \quad F^2_{12}(0.01)=6.93$
（海保博之　1960）

図 9-9 は適性処遇の交互作用の事実を明らかに示したものである．それは，学習指導法（処理）の効果は，学生の性格（適性）によって異なるという実験データである．ただし，映画による学習をビデオに置き換えた．

分散分析は，この図 9-9 のようなグラフから得られる結論を一般化するための推測統計の手法である．

この実験は 2 要因で条件の水準，大きさが 3 である二元配置分散分析である．

さて，この図 9-9 からいえることを探ってみよう．まず，①対人的積極性の度合によって成績が異なるか，次に，②学習の指導法の違いによって成績の差があるかどうかが問題である．

ここで，性格と指導法が要因で，要因内の変動（水準）による従属変数（成績）の変化が，いま，問題になっているわけである．

実験者が考えて準備した要因の単純効果が主効果であって，対人的積極性の主効果は，2 種類の学習群（教師によるのとビデオによるもの）を込みにした 3 つの平均値に差があるか，また指導法の主効果は，3 つの対人的積極性の程度の違いを込みにした 2 つの平均値の間に差があるのかということが検討される．

(1) 2 つの要因の主効果を検討するために必要な 2 組の平均値のおよその値を，この図 9-9 より読み取ると，

① 性格による違いは 低＝308＋320 の平均＝314，中＝300＋310 の平均＝305，高＝303＋331 の平均＝317

② 教授法による違い　ビデオによる学習群＝320＋300＋303 の平均＝308　教師による学習群＝308＋310＋331 の平均＝316

(2) 図 9-9 は視察によっても 2 つの要因の主効果はなさそうである．意味のありそうな差は，対人的積極性の度合による学習指導法の効果の差である．このように，一方の要因の水準の違いによって，もう一方の要因の効果が違ってくるとき，2 つの要因間に交互作用があるといえる．

(3) 図 9-9 で，対人的積極性とテスト得点との間の相関を

① ビデオによる群

② 教師による群
③ ビデオによる群と教師による群を込みにしたとき

の場合について計算したとすると

① は負の相関となる
② は正の相関となる
③ は相関なし

のように読むことができる．

(4) このように，3つの観点から結果が分析されるわけであるが，分散分析は表9-20に示すように，この3種類の観点からいえる結論の一般性の有無を総括して表現しているのである．これは仮想して出来上った表ではあるが，これからいえることは，主効果はいずれも有意ではない．交互作用は有意水準1%で有意であることがわかる．

(海保博之　1960参照)

10 ノンパラメトリック検定法

I ノンパラメトリック検定法とは何か

　7章, Iで少しふれたのであるが, 看護, 理学療法および作業療法などの分野の研究では, 得られるデータが量的データでなかったり, 量的データであっても母集団の分布がわからなかったり, また標本が小さいために分布型を推定することができない場合も多い. また, 順序だけはつけられても, 得点を与えることのできない場合もある. このようなときの検定は, 母集団の分布に関係なくできることが望まれる. このような目的のために作られた検定法を, ノンパラメトリック検定法という.

　ノンパラメトリック検定法としては, 古くから用いられている χ^2 検定をあげることができるが, これは特に8章（質的データの場合の差の分析）にまとめて述べてある. また, 7章（関係の分析）において, スピアマンの順位相関係数と係数の検定を述べたが, 得点の分布がどうあろうとそれを無視した得点の順位についてのみ考えているものなので, これもやはりノンパラメトリック法である.

　本章において, これらの検定以外のノンパラメトリック検定法をまとめておく.

II ノンパラメトリック検定法の長所と短所

1）長所

① 分布に関係しない. どのような分布型にも用いられる.

② 平均値の差を検定する分散分析法では, グループの分散が同質であることが要求されるが, ノンパラメトリック検定法ではこの必要はない.

③ 質的データの場合（名義尺度と順序尺度）に用

いられる．
④ 特に標本が小さい場合は計算が簡単である．

2) 短所

① もし分布が正規型であるときは，一般に検定効率が低い．
② 標本が大きいとき，計算が複雑である．

III　1変数の場合

1) 2項検定

7章III-1を参照（115頁）．

2) χ^2 検定

6章VII-1を参照（95頁）．

3) コルモゴロフ・スミルノフ検定（適合度の検定）

これは，分布の型が理論的分布の型に適合しているかどうかを検定する方法である．コルモゴロフ・スミルノフ検定は，次頁（IV-1）にも出てくるが，順序尺度または，間隔尺度の場合のみに限る．（詳しくは岩原信九郎　1964参照）

例

少し字を忘れかけている患者30人に難易度の異なるA, B, C, D, Eの5種類の短文を手渡して，完全に書ける文章を選んで書いてもらったところ，次のような結果になった（表10-1）．5つの文章の完全に書ける割合は等しいだろうか．

表10-1　文章を選んで完全に書けた者

短文章	A	B	C	D	E	計
人数	8	7	11	1	3	30

コルモゴロフの検定法は累積度数分布の場合に適する．

・帰無仮説 H_0：5種類の文章で完全に書ける割合は等しい．

・対立仮説 H_1：5種類の文章で完全に書ける割合は等しくない．

表10-2のような表を作る．

表10-2　累積相対度数

短文章	A	B	C	D	E	計
a：書けた度数	8	7	11	1	3	30
b：理論度数	6	6	6	6	6	
aの累積度数	8	15	26	27	30	
bの累積度数	6	12	18	24	30	
aの累積相対度数	0.27	0.5	0.87	0.9	1.0	
bの累積相対度数	0.2	0.4	0.6	0.8	1.0	
差	0.07	0.1	(0.27)	0.1	0	

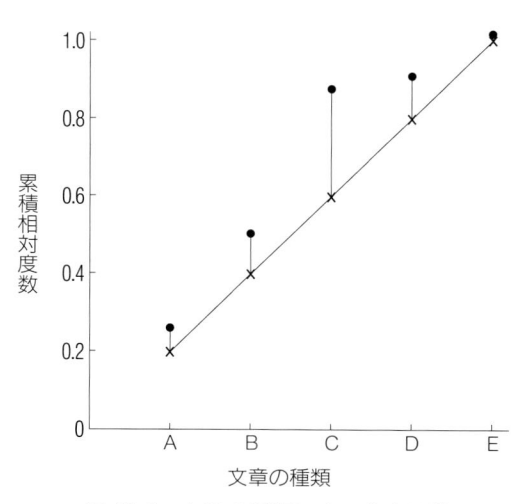

図10-1　文章の種類による完全回答の累積相対度数と理論値との差

差の最大値（負の場合は絶対値をとる）をみると文章Cの0.27で，コルモゴロフ・スミルノフ検定表（付表9-1）と比べて判定する．
$n=30$，有意水準5％の値は0.24であるから
$$0.27 > 0.24$$

となり有意水準5％で有意であると結論を出す．図10-1のグラフをみるとCのところの差が大きいことがわかるであろう．したがって，Cの文章が書きやすかったといえる．

Ⅳ 2変数の場合

1．独立である場合
（関連がない場合）

1）コルモゴロフ・スミルノフ検定

2つの独立する母集団の分布が等しいかどうかの検定に用いられる．ここで分布とは分布の型のみならず分布の位置，すなわち代表値も含む．だからこの検定だけでは2つの分布の型が違うのか，代表値が違うのか区別できない場合がある．そこで代表値が等しければ分布の差を，分布の型が等しければ代表値の差を検定することになる．

> **例** 標本数が40以内
> リハビリテーションの一環として，ゲームをA，B 2つのグループで行なったところ，次のような得点分布であった．A，Bグループの分布の型の差をみたい（表10-3）．
>
> 表10-3 A，Bグループの得点分布
>
> | 得点 | 1 | 2 | 3 | 4 | 5 | 6 | 計 | 平均 |
> |---|---|---|---|---|---|---|---|---|
> | Aグループ | 1 | 2 | 11 | 1 | 3 | 12 | 30 | 43.0 |
> | Bグループ | 0 | 4 | 3 | 5 | 16 | 2 | 30 | 43.0 |
>
> （岩原信九郎　1955）

・帰無仮説 H_0：A，Bグループの分布の差はない．
・対立仮説 H_1：A，Bグループの分布の差がある．

　この2つのグループは平均点が等しいので，こ

表10-4 A，Bグループの累積度数分布

得点＼種目	1	2	3	4	5	6
Aグループ	1	3	14	15	18	30
Bグループ	0	4	7	12	28	30
差の絶対値	1	1	7	3	10	0

の検定で分布の型の差のみを調べればよいわけである．2つの度数の差の絶対値の最大値をCとすると，Cは表10-4より10である．コルモゴロフ・スミルノフ検定表（付表9-2）の $n=m=30$ のところをみると有意水準5％の値が10であるから，2つのグループの差は有意水準5％で有意であるといえる．

　最大絶対値Cが水準値以上であれば仮説は棄却され有意であるという．

> **例** 標本の大きさが40以上のとき
> A，Bグループの得点が次のような分布で表された．このとき，平均値に差が出ている．代表値の差を調べたい（表10-5）．
>
> 表10-5 A，Bグループの得点分布
>
> | 得点 | 1~10 | 11~20 | 21~30 | 31~40 | 41~50 | 計 | 平均 |
> |---|---|---|---|---|---|---|---|
> | Aグループ | 15 | 12 | 10 | 5 | 8 | 50 | 21.3 |
> | Bグループ | 3 | 2 | 13 | 15 | 15 | 48 | 33.2 |

・帰無仮説 H_0：A，Bグループの代表値の差はない．
・対立仮説 H_1：A，Bグループの代表値の差があ

る．

検定にあたって**表10-6**のような表を作る．標本数が，$n \geq 40$ のときに次のようにする．A，B の累積相対度数の差の最大値は 0.44，最大値の絶対値を C，A の度数 n，B の度数 m，臨界比 (critical ratio) を CR' とすると，

$$CR' = \frac{C}{\sqrt{\frac{n+m}{nm}}} \quad \cdots\cdots\cdots\cdots ①$$

$CR' > 1.36$ のとき有意水準 5% で有意である．
$CR' > 1.63$ のとき有意水準 1% で有意である．
とする．この CR' は普通の CR（臨界比の式④，125頁）とは違うので注意すること．

$$CR' = \frac{0.44}{\sqrt{\frac{50+48}{50 \times 48}}} = \frac{0.44}{0.20} = 2.2 > 1.63$$

$$p < 0.01$$

したがって A，B グループの代表値の差は有意水準 1% で有意である．

2）マン・ホイットニー検定（U テスト）

① 中央値の差の検定である．
② 2群 A，B の標本数を n_1，n_2 とするとき，これらを標本に関係なく混ぜ合わせて小さいものから大きいものに並べ，1 から (n_1+n_2) まで順位をつける．
③ A，B の順位の和を R_1，R_2 とし統計量 U_1 と U_2 を次の式で求める．

$$U_1 = n_1 n_2 + \frac{n_1(n_1+1)}{2} - R_1 \quad \cdots\cdots ②$$

$$U_2 = n_1 n_2 + \frac{n_2(n_2+1)}{2} - R_2 \quad \cdots\cdots ③$$

④ n_1，n_2 がともに 20 以下のときは U_1 と U_2 の小さいほうを統計量の U とし，マン・ホイットニー検定表（**付表10**）を用いて，この U が有意であるかどうかをみる．

有意水準 5%，n_1 と n_2 のところの値を K とすると，

$$U > K$$

ならば，この 2 群には有意差はないとする．

⑤ n_1，n_2 が 20 以上のときは，次のような臨界比 CR を求める．

$$CR = \frac{U - \frac{n_1 n_2}{2}}{\sqrt{\frac{n_1 n_2 (n_1+n_2+1)}{12}}} \quad \cdots\cdots ④$$

$CR \geq 1.96$ のとき有意水準 5% で有意である．
$CR \geq 2.58$ のとき有意水準 1% で有意である．

> **例**
>
> 作業療法の一環として，患者に絵を画いてもらった．絵を画くことに対する興味の持続時間を測って状態を観察するのが目的である．いま入院してまだ未治療の A グループ 6 人と，先に入院してすでに治療している B グループ 5 人に対して 20 分間測定した．
>
> A グループは 5 人がそれぞれ 5，7，7，8，14 分で残りの 1 人はまったく興味を示さなかった．B グループは 4 人がそれぞれ 6，9，9，17 分で残りの 1 人は観察時間の 20 分を超えてもまだ画き続けていた．この興味の持続時間について，A，B 両群の間に差があるかどうかを調べたい．
>
> （寺見春恵・他 1992）

・帰無仮説 H_0：A，B 両群の中央値に差がない．
・対立仮説 H_1：A，B 両群の中央値に差がある．
（興味の持続時間は B 群のほうが長い）

表10-6 累積相対度数

得点	1〜10	11〜20	21〜30	31〜40	41〜50
A グループ	15	12	10	5	8
B グループ	3	2	13	15	15
A 累積度数	15	27	37	42	50
B 累積度数	3	5	18	33	48
A 累積相対度数	0.30	0.54	0.74	0.84	1.00
B 累積相対度数	0.06	0.10	0.36	0.68	1.00
差	0.24	(0.44)	0.38	0.16	0

●手順-1

A：＜0，5，7，7，8，14　$n_1=6$
B：6，9，9，17　＞20　$n_2=5$

A，Bを混ぜ合わせてデータ値の小さいほうから一連番号に置き換える．同じ値のデータの順位は，順位の平均値をとる．Aに7の値が2つあり，全体として小さいほうから4番目と5番目なので両方をその平均の4.5とする．書き直すと，

A：1　2　4.5　4.5　6　9
B：3　7.5　7.5　10　11

●手順-2

A，Bのそれぞれの順位の和を計算する．
Aの順位の和 R_1
$$R_1=1+2+4.5\times2+6+9=27$$
Bの順位の和 R_2
$$R_2=3+7.5\times2+10+11=39$$

●手順-3

U_1 と U_2 を計算する．
$$U_1=n_1n_2+\frac{n_1(n_1+1)}{2}-R_1$$
$$=6\times5+\frac{1}{2}\{6\times(6+1)\}-27=24$$
$$U_2=n_1n_2+\frac{n_2(n_2+1)}{2}-R_2$$
$$=6\times5+\frac{1}{2}\{5\times(5+1)\}-39=6$$

●手順-4

U_1 と U_2 の小さいほうを統計量 U とおく．$U=6$ であるから，マン・ホイットニー検定表（付表10）のAの個数 $n_1=6$，Bの個数 $n_2=5$ のところの有意水準5%の値を両側検定でみると3である．

$$U=6>3$$

となるので，その水準の値より大きいときは帰無仮説を棄却することはできないとする．

A，B両群について，絵を画く興味の持続時間の代表値は有意水準5%で差が認められない．

3）ウィルコクソンの検定（T テスト）

① この検定はマン・ホイットニー検定の特殊な場合で，2群A, Bの標本数 $n_1=n_2$ の場合に用いる．

② $n_1=n_2\geqq20$ のときは一方の標本数の順位の総計を T，また等しい標本数を n として，
$$\bar{T}=\frac{1}{2}n(2n+1)$$

を求め，2つの母集団の差を CR で検定する．

$$CR=\frac{T-\bar{T}}{\sqrt{\frac{n\bar{T}}{6}}} \quad\cdots\cdots\cdots\cdots⑤$$

両側検定有意水準5%（1.96），有意水準1%（2.58）で母集団の差を検定する．

例

精神科A, B両病棟の患者のレクリエーションで，5種目の得点をとってみたところ次のようであった．どちらの病棟がよく興に乗っているか（表10-7）．

表10-7　A, B病棟の得点とその順位

	A病棟	順位	B病棟	順位
1	24	21.5	44	43
2	7	2	41	42
3	19	15	37	38
4	10	4	23	19.5
5	25	23.5	14	10
6	23	19.5	29	27.5
7	30	30.5	38	39
8	25	23.5	16	14
9	12	6.5	29	27.5
10	31	33	20	16.5
11	13	8.5	30	30.5
12	13	8.5	36	37
13	9	3	15	12
14	12	6.5	26	25
15	30	30.5	39	40.5
16	5	1	49	44
17	22	18	11	5
18	24	21.5	35	36
19	15	12	15	12
20	30	30.5	34	35
21	28	26	33	34
22	20	16.5	39	40.5

平均19.41　$T=361.5$　平均29.68　$T=628.5$
中央値21.0　$n_1=22$　中央値31.5　$n_2=22$

（岩原信九郎　1955）

③ $n≧20$ の場合の検定を行なう．

・帰無仮説 H_0：A，B病棟の得点の中央値に差はない．
・対立仮説 H_1：A，B病棟の得点の中央値に差がある（B病棟のほうが得点が高い）．

このとき $T=628.5$ を用いる．

$$\bar{T}=\frac{1}{2}\times 22\times(2\times 22+1)=495$$

標本数は $22+22=44$ なので
順位の総計 $=1+2+3+\cdots+44=\dfrac{44(44+1)}{2}=990$
AとBの順位総計 $=361.5+628.5=990$
全体の順位総計と等しいので十分である．
式⑤に代入すると

$$CR=\frac{628.5-495}{\sqrt{\dfrac{22\times 495}{6}}}=3.13$$

（$T=361.5$ を使用したときは符号が変わるだけだから絶対値をとればよい）$CR=3.13>2.58$ となるから有意水準1%で有意である．よってB病棟のほうが興に乗っている．

④ $n_1=n_2≦20$ の場合の検定を行なう．

T_1 と T_2 を求め，

$$T_1+T_2=T$$

とする．

次に T_1+T_2 は 1 から n までの順位の和であるから，

$$T_1+T_2=\frac{1}{2}n(n+1)$$

を求め T と等しいことを確認する．

検定表（**付表11**）にて10%で $n_1=n_2$ のところの2つの値の間に T_1，T_2 の値がともに入るならば有意水準5%で有意でないとする．例で述べよう．

例

製作の違うA，B群の動物ロボットを同じ条件下で単一走路を動かせ，時間を計った（**表10-8**）．A群のほうが速いと予想したがどうであろうか．表の中の×印は残念ながら出発できなかったものである．

表10-8 動物ロボットの走行時

A群		B群	
走行時	順位	走行時	順位
13.5	6	×	19.5
9.2	4	16.0	8
20.2	11	23.4	14
13.8	7	17.0	9
18.3	10	7.5	3
29.0	15	5.2	1
12.0	5	42.1	16
7.2	2	112.7	18
20.4	12	×	19.5
21.3	13	112.2	17
	$T_1=85$		$T_2=125$

・帰無仮説 H_0：A，B群の動物ロボットの走行時間の中央値に差がない．
・対立仮説 H_1：A群の動物ロボットのほうが速い．

●手順−1

A，Bの2つのグループを合わせて，1〜20まで順位をつける．19と20が同点なので19.5とする（しかし2つとも同じグループに属するから，どちらかを19，ほかを20としてもよい）．

●手順−2

T_1+T_2 は 1〜20 までの順位の総和でなければならない．

$$1+2+3+\cdots\cdots+20=\frac{20\times(20+1)}{2}=210$$

であるから，$T_1+T_2=85+125=210$ は計算が正しいことを示している．

●手順−3

T を検定表の**付表11**でみると，$T_1=85$，$T_2=125$ はともに $n=10$ の10%のところの82−128の間にあるから，2つのグループの差は有意水準5%で有意でないといえる．

ここで10%の表を使ったのは，この検定が初めにA群のほうが速いと予想したので片側検定をしているのであって，付表11の検定表は両側検定の表だからである．

4) 中央値検定

● 手順—1

2群の標本を合わせて全体の中央値を求める．

● 手順—2

この中央値より大きい数の度数と，小さい値の度数を各標本について計算して2×2分割表を作る．中央値と同じ値があれば，中央値またはそれより下の区分に入れるとよい．

● 手順—3

・帰無仮説 H_0：2つの母集団の中央値は等しい．

・対立仮説 H_1：2つの母集団の中央値に差がある．

として χ^2 検定をする．

● 手順—4

理論度数が10以下のときはイエーツの修正をする．

151頁の表10-7の例を用いて述べよう．

・帰無仮説 H_0：A，B病棟の得点の中央値に差はない．

・対立仮説 H_1：A，B病棟の得点の中央値に差がある（B病棟のほうが興に乗った）．

測定値は全部で44だから，中央値は22番目と23番目の値の平均をとる．ところが22番目は21番目と同点の24である．23番目と24番目も同点25である．だから22番目と23番目の値の平均は $(24+25)\div 2=24.5$ である．表10-9の表を作る（図10-2）．

χ^2 検定をする．各セルの理論度数が11であるのでイエーツの修正式を用いる（98頁 ③）．

$$\chi^2=\frac{44\left(15\times 15-7\times 7-\frac{44}{2}\right)^2}{22\times 22\times 22\times 22}=4.455>3.84$$

$df=1$　$\chi_1^2(0.05)=3.84$　　$p<0.05$

両群の中央値の差は有意水準5％で有意である．

表10-9　中央値で分けた表

病棟	A	B	計
中央値より上 24.5	15	7	22
中央値より下	7	15	22
	22	22	44

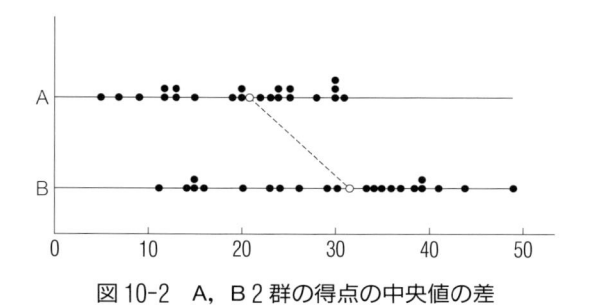

合計が必ず等しくなければならない

図10-2　A，B 2群の得点の中央値の差

2. 独立でない場合
（関連がある場合）

1) サイン検定（符号検定）

サイン検定は簡便な方法なのでよく使用される．帰無仮説は「対応する2群の中央値の差はない」というだけで差の分布はどうでもよい．だから，もし分布が正規分布とわかれば t 検定を用いるほうがより精密であるし，また，同じ中央値を検定する場合であれば，ウィルコクソンの符号順位検定のほうが精密であることを知っておくとよい．

> **例**
>
> 片麻痺の患者12人に，下肢の機能訓練について意識調査をし，日常生活の自立に対して意欲を出してもらうことにした．入院直後と2か月後に5段階評定法で5項目の質問をして測定した（表10-10，図10-3）．自立への意識が向上したと認められるか．

図 10-3　入院直後と 2 か月後の意識得点の差

表 10-10　下肢機能訓練の意識調査得点

患者番号	1	2	3	4	5	6	7	8	9	10	11	12
入院直後	8	9	13	5	3	10	15	8	9	4	2	0
2 か月後	5	10	10	3	10	3	12	7	8	2	0	1
差	+3	-1	+3	+2	-7	+7	+3	+1	+1	+2	+2	-1

(渡邊宗孝・他　1977)

- 帰無仮説 H_0：入院時と 2 か月後で自立への意識得点の中央値の差はない．
- 対立仮説 H_1：入院時と 2 か月後で自立への意識得点の中央値の差がある．

両群の差の中央値は 2 である（入院直後の中央値は 8，2 か月後の中央値は 6 である）．これが 0 より有意に大きいかをみる．－（負）の符号のほうが少なく，その数 m は 3 である．符号検定表(付表 12)より $n=12$ のところの有意水準 5％の値は 2 であるから，

$$m=3>2$$

有意水準 5％で有意でない．

対応する 2 群の対の数 n が，$n \leq 25$ のとき，符号検定表によって差が有意であるかどうかをみる方法は，次のようにする．

少ないほうの符合の数 m，0 の数を k とすると，

$$m+\frac{1}{2}k$$

の値が表の各信頼水準における値より小さければその水準で有意となる．

もし，$n>25$ ならば　臨界比 CR を求める．

$$CR=\frac{m+\dfrac{k}{2}-\dfrac{n}{2}}{0.5\sqrt{n}} \quad \cdots\cdots\cdots\cdots ⑥$$

両側検定有意水準 5％ (1.96)，有意水準 1％ (2.58) で検定する．

2）ウィルコクソンの符号順位検定

同じ人に時間をおいて調査し，その対応のある得点の差を検討する方法である．

例

検査の都合で患者 8 人に 24 時間絶食をしてもらい，そのときの前後での血中ビリルビンの測定された記録を検査表から取り出した．24 時間絶食によって血中ビリルビン値は増加したかをみる（表 10-11，図 10-4）．

表 10-11　血中ビリルビン値の差

患者名	A	B	C	D	E	F	G	H
絶食前	0.8	1.0	0.4	0.5	0.6	0.5	0.8	1.2
絶食後	1.2	0.6	0.7	1.3	0.6	1.0	1.4	1.6
差	0.4	-0.4	0.3	0.8	0	0.5	0.6	0.4
順位	3	3	1	7	/	5	6	3

(単位省略)

- 帰無仮説 H_0：絶食の前後で血中ビリルビン値の差はない．
- 対立仮説 H_1：絶食後の血中ビリルビン値は増加した．

① 対応する値の差を求め，差の絶対値だけを考えて，小さいものから大きいものへ順位をつける．
② 差の記号（正，負）が同じものだけについて順位を合計し，正，負の順位和を R_+，R_- とし，小さいほうを T とする．
③ $n \leq 20$ のときウィルコクソンの符号順位検定表で（付表 13）この T が有意であるかを調べる．

$T >$ 水準値ならば有意でない．

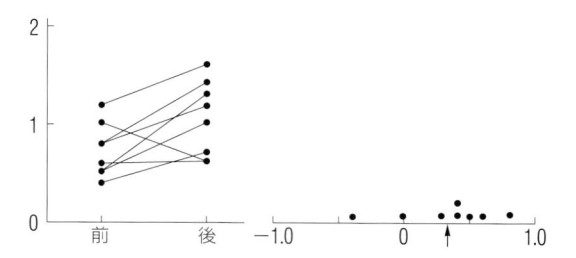

図 10-4　絶食前後の血中ビリルビン値と差の分布

④ $n>20$ のとき，次の臨界比 CR で検定する．

$$CR = \frac{T - \frac{n(n+1)}{4}}{\sqrt{\frac{(2n+1)T}{6}}} \quad \cdots\cdots\cdots\cdots⑦$$

表10-11 より，－(負)の順位番号の和は $R_- = 3$
したがって $T=3$，差が0の項を除いた項数は $8-1=7$

ウィルコクソン符号順位検定表の項目数7に対する有意水準5%の値は2であるから，

$T=3>2$

よって有意でない．有意水準5%で両群に差がない．

例

11人の患者に，日常生活の自立度に関する4項目の質問に対して，入院直後と8週間後に5段階評定法で回答してもらったところ，次のような得点であった．衣服の着脱自立度が向上したかどうかをみる（表10-12，図10-5）．

次のことについて，当てはまるところに○印をつけてください．

	できる	かなりできる	少しできる	あまりできない	できない
1. ボタンをはずすことができますか．	5	4	3	2	1
2. 独りで脱ぐことができますか．					
3. 独りで着ることができますか．					
4. ボタンをはめることができますか．					

表10-12 衣服の着脱自立度

患者名	A	B	C	D	E	F	G	H	I	J	K
入院時	10	11	11	12	7	12	9	8	8	6	10
8週後	11	13	11	14	8	13	5	9	8	9	13

・帰無仮説 H_0：両群の自立度の得点に差がない．
・対立仮説 H_1：8週後には自立度は向上した．
表10-13 の計算表を作る．

差が1の人が4人いるので順位は，
  $(1+2+3+4) \div 4 = 2.5$（4人とも2.5番）
差が2の人は，本来なら5番と6番なので，
  $(5+6) \div 2 = 5.5$（2人とも5.5番）
差が＋(正)の順位番号の和 R_+ は，
  $2.5 \times 4 + 5.5 \times 2 + 7.5 \times 2 = 36$
差が－(負)の順位番号の和 R_- は9．
  $R_+ + R_- = 36 + 9 = 45$
R_+ と R_- の小さいほう，9 を T とする．
差が0の項を除くと，
  $11 - 2 = 9$

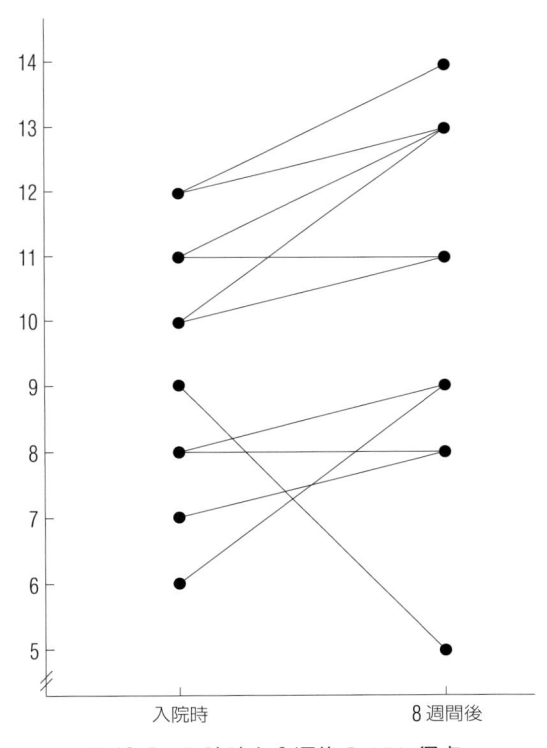

図10-5 入院時と8週後のADL得点

表10-13 自立度得点の差と順位表

患者名	A	B	C	D	E	F	G	H	I	J	K
入院時 a	10	11	11	12	7	12	9	8	8	6	10
8週後 b	11	13	11	14	8	13	5	9	8	9	13
差 $b-a$	1	2	0	2	1	1	-4	1	0	3	3
順位	2.5	5.5		5.5	2.5	2.5	(9)	2.5		7.5	7.5

（患者数から差が0の患者数2を引くこと）

$$R_+ + R_- = \frac{1}{2} \times n \times (n+1)$$

n：項目数

$$= \frac{1}{2} \times 9 \times 10 = 45$$

検算式に代入した結果，$R_+ + R_-$ の値は等しい．そこで，両側検定で項目数9，有意水準5%の限界値は6（付表13）．

$$T = 9 > 6$$

となるので帰無仮説を棄却することができない．

有意水準5%で自立度は上っていないことになる．

注意：サイン検定とウィルコクソンの符号順位検定では，サイン検定は差の符号だけを問題にしているのがウィルコクソンの符号順位検定方法では符号と差の大きさも考慮に入れるので，後者のほうが優れた判断ができるとされている．しかし，データが数値でなくて＋（正），－（負）の符号だけで表されているときなどは，結論はまったく同じになるので，サイン検定を使うほうが計算が簡単で便利である．

V 3変数以上の場合

1. 独立である場合
（関連がない場合）

1） χ^2 検定

8章IV-1，123頁参照．

2）クルスカル・ワリス検定（H テスト）

この方法は，マン・ホイットニー検定（U テスト）を一般化したものである．中央値の差をみる．

例

出産までの在胎週数で新生児を3群に分け，新生児の黄疸の強さを測定したところ，**表10-14**のようなデータを得た．在胎週数によって黄疸の強さに差があると考えてよいか．

表10-14　在胎週数と黄疸の関係

在胎週数	黄疸指数
～36	13(15)　11(13.5)　6(7)
～38	11(13.5)　10(12)　7(9)　7(9)　5(5)
～40	8(11)　7(9)　5(5)　5(5)　4(3)　3(1.5)　3(1.5)

・帰無仮説 H_0：在胎週数によって黄疸の強さの中央値は等しい．
・対立仮説 H_1：在胎週数によって黄疸の強さの中央値に差がある．

●手順－1

全データを混ぜて小さい順に並べる．

表10-14の（　）の中の数字は，標本を全部混ぜて小さいものから大きいほうへ並べたときの順位を示したものである．

$$\begin{array}{cccccc}
\underline{3} & \underline{3} & 4 & \underline{5} & \underline{5} & \underline{5} \\
(1.5) & (1.5) & (3) & (5) & (5) & (5) \\
6 & \underline{7} & \underline{7} & \underline{7} & 8 & 10 \\
(7) & (9) & (9) & (9) & (11) & (12) \\
\underline{11} & \underline{11} & 13 & & & \\
(13.5) & (13.5) & (15) & & &
\end{array}$$

下線は同じ順位

●手順－2

各標本の順位の和を R_i とすると，

～36：$R_1 = 15 + 13.5 + 7 = 35.5$
～38：$R_2 = 13.5 + 12 + \cdots\cdots + 5 = 48.5$
～40：$R_3 = 11 + 9 + \cdots\cdots + 1.5 = 36$

各標本数 n_i，総数 n とすると，

$n_1 = 3$　　$n_2 = 5$　　$n_3 = 7$　　$n = 15$

● 手順-3

同じ順位がない場合は次の式を用いる．

$$H = \chi^2 = \frac{12}{n(n+1)} \sum_{i=1}^{k} \frac{R_i^2}{n_i} - 3(n+1) \quad \cdots ⑧$$

この H は自由度 $(k-1)$ で近似的に χ^2 分布をする．しかし，$n_i \leq 5$ の3標本の場合は，クルスカル・ワリスの検定表（付表 14-1, 2）を用いる．

● 手順-4

もし同じ順位のものがあれば，順位の平均を代用しておいて，C を次のようにおいて，

$$C = 1 - \frac{\Sigma(t^3-t)}{n(n+1)} \quad \cdots\cdots\cdots ⑨$$

で H を割る．t はそれぞれの標本の中で同じ順位をもつ数である．$\dfrac{H}{C}$ は自由度 $(k-1)$ で近似的に χ^2 分布する．k は標本数である．

計算すると ⑧ より，

$$H = \frac{12}{15(15+1)} \left(\frac{35.5^2}{3} + \frac{48.5^2}{5} + \frac{36^2}{7} \right)$$
$$\quad - 3(15+1)$$
$$= 5.784$$

同じ順位があるから，(3が2個, 5が3個, 7が3個, 11が2個)

$$\Sigma(t^3-t) = (2^3-2) + (2^3-2) + (3^3-3)$$
$$\quad + (3^3-3)$$
$$= 60$$

$$C = 1 - \frac{60}{15(15-1)} = 0.714$$

$$\frac{H}{C} = \frac{5.784}{0.714} = 8.101 > 5.99$$

$df = 3-1 = 2 \quad \chi^2(0.05) = 5.99 \quad p<0.05$

在胎週数によって黄疸の強さの中央値には有意水準5%で差がある．

注意：$n_i \leq 5$ で3標本のときクルスカル・ワリスの検定表（付表 14-1, 2）を用いるが，例えば $n_1 = 5, n_2 = 4, n_3 = 4$ の場合，標本数5, 4, 4は4, 4, 5となっても差しつかえない．この順序は関係がない．

2. 独立でない場合
（関連がある場合）

1) χ^2 検定

8章 IV-2 参照（124頁）．

2) フリードマンの検定

3つ以上の標本を比べるとき，順位でしか表現できない場合や，間隔尺度でも順位をつけて行なう方法である．

例

酵素の活性変化をみる実験をすることになった．酵素の活性はpHと温度によって変化するかどうか，合成物質を用いてpHを3段階に，温度を4段階にとって反応生成物の量を測定してみた（生成物の単位は省く）（表 10-15）．この酵素は温度あるいはpHによって活性が変化すると考えてよいか．

表 10-15 酵素の活性変化

温度	pH		
	7.0	7.5	8.0
30°C	5	12	7
25°C	6	10	5
20°C	3	8	4
15°C	2	6	4

・帰無仮説 H_0：温度によって pH の活性の差はない．

・対立仮説 H_1：温度によって pH の活性に差がある．

温度について pH の順位をつけると表 10-16，図 10-6 ができる．

- pH（条件の数）の数　$k=3$
- 温度（繰り返しの数）の回数　$m=4$
- pH の順位の合計 $T_j = 11 + 4 + 9 = 24$

この 24 と

$$\Sigma T_j = \frac{nk}{2}(k+1)$$

表 10-16 温度ごとの pH の順位 $k=3$

$m=4$

pH\温度	7.0	7.5	8.0	計
30°C	3	1	2	6
25°C	2	1	3	6
20°C	3	1	2	6
15°C	3	1	2	6
計 T_j	11	4	9	24

表 10-17 pH ごとの温度の順位 $m=3$

$k=4$

pH\温度	7.0	7.5	8.0	計 T_j
30°C	2	1	1	4
25°C	1	2	2	5
20°C	3	3	3.5	9.5
15°C	4	4	3.5	11.5
計	10	10	10	30

図 10-6 温度の変化による pH の順位

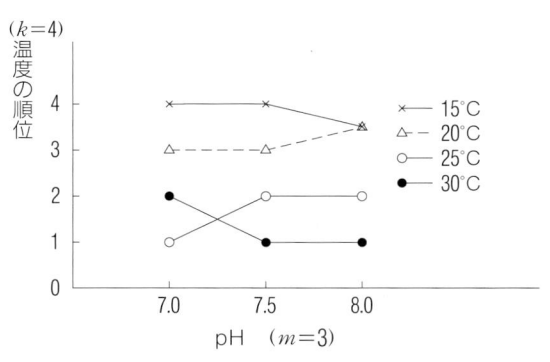

図 10-7 pH の変化による温度の順位

の計算が正しいかをチェックする．

$$\Sigma T_j = \frac{4 \times 3}{2}(3+1) = 24, \quad 正しい．$$

次の式を使用する．

$$\chi_r^2 = \frac{12}{mk(k+1)} \Sigma T_j^2 - 3m(k+1) \quad \cdots\cdots ⑩$$

これは自由度 $(k-1)$ で近似的に x^2 分布をする．

数値を代入して，

$$\Sigma T_j^2 = 11^2 + 4^2 + 9^2 = 218$$

$$(統計量) \chi_r^2 = \frac{12}{4 \times 3 \times 4} \times 218 - 3 \times 4 \times 4$$

$$= 6.5 \doteq 6.5$$

(フリードマンの検定表)

($k=3$, $m=4$ の χ_r^2 の値)

$k=3$, $m=4$ はともに小さいので，フリードマンの検定表 (付表 15) を使うと，$k=3$ で $m=4$ のところの $\chi_r^2 = 6.5$, p(確率) $= 0.042$ である．統計量 $\chi_r^2 = 6.5$ と等しいので，有意水準 5% で有意の差がある．統計量 ≧ 基準値ならば帰無仮説は棄却される．したがって温度差によって pH の活性の差

がみとめられる．

k および m が表に示されていない大きい数であれば，χ_r^2 が $(k-1)$ の自由度で χ^2 分布することを利用して，χ^2 検定をする．

次に温度差の検定をする (表 10-17, 図 10-7)．

・帰無仮説 H_0：pH ごとに温度の順位に差がない．

・対立仮説 H_1：pH ごとに温度の順位に差がある．

温度の順位をつける．

・温度が条件 $k=4$
・pH (繰り返しの数) の回数 $m=3$

温度の順位の和

$$T_j = 4 + 5 + 9.5 + 11.5 = 30$$

$$\Sigma T_j = \frac{mk}{2}(k+1) = \frac{3 \times 4}{2}(4+1) = 30$$

両方同じ 30 となるので正しい．

先の場合と同じ式 ⑩ で χ_r^2 を求めると，

$$\Sigma T_j^2 = 4^2 + 5^2 + 9.5^2 + 11.5^2 = 263.5$$

$$\chi_r^2 = \frac{12}{3\times 4\times 5}\times 263.5 - 3\times 3\times 5$$
$$= 7.7 > 7.4$$

付表 15 より,

$k=4$, $m=3$ のとき $\chi_r^2 = 7.4$ $p=0.026$

有意水準 5% で pH ごとに温度の順位による差が認められる.

例 間隔尺度でも順位をつけて検定することができる

少し心疾患をもつ 4 人の子どもに安静時と 50 m を走らせたあとで血圧値を調べたところ,表 10-18 のような結果であった.各血圧値に差があるだろうか.

表 10-18　4 時点での血圧値

子供名＼50 m 走	前	直後	5 分後	10 分後
a	102(4)	152(1)	138(2)	110(3)
b	113(3)	140(1)	125(2)	109(4)
c	98(4)	135(1)	122(2)	105(3)
d	90(4)	110(2)	130(1)	98(3)
順位計 T_j	15	5	7	13

- 帰無仮説 H_0：子どもの各血圧値に差がない.
- 対立仮説 H_1：子どもの各血圧値に差がある.

① 各子どもごとに走る前,直後,5 分後,10 分後の血圧値の大きさに順位をつける.これは小さい値からつけても,あるいは大きい値からつけてもどちらでもよい.

② 走る前,直後,5 分後,10 分後ごとの順位の合計 T_j を求める.

③ χ_r^2 を計算する.

$m=4$（子ども数）
$k=4$（血圧値差）

血圧値の順位計 $T_j = 15+5+7+13 = 40$

この 40 と,

$$\Sigma T_j = \frac{mk}{2}(k+1)$$

の値と等しいかをチェックすると,

$$\Sigma T_j = \frac{4\times 4}{2}\times (4+1) = 40 \quad 正しい.$$

前例の式 ⑩ を計算する.

$$\Sigma T_j^2 = 15^2 + 5^2 + 7^2 + 13^2 = 468$$

$$\chi_r^2 = \frac{12}{mk(k+1)}\Sigma T_j^2 - 3m(k+1)$$

$$= \frac{12}{4\times 4(4+1)}\times 468 - 3\times 4(4+1)$$

$$= 10.2$$

④ フリードマン検定表（付表 15）の $k=4$, $m=4$ のところで $\chi_r^2 = 9.6$ のとき $p=0.006$ である.

この場合は $\chi_r^2 = 10.2 > 9.6$,したがって有意差がある.

⑤ $k=3$ で $m\leq 13$,$k=4$ で $m\leq 8$ のときは,検定表から p を求めることができるが,m や k が大きいときは χ_r^2 は自由度 $(k-1)$ の χ^2 分布することを利用して χ^2 検定する.

結論として,子どもによって 50 m 走ったあとの条件のもとでの各血圧値に差があるといえる.

参考文献

藍野医療技術専門学校第3期生：病院における人間関係が職場のモラールや業績に及ぼす効果. 藍野学院医療秘書・病院管理学科卒業研究集録, 1987

赤澤 彌子：看護学生の「老人観」に関する研究. 藍野学院紀要1, p33〜42, 1987

有田清三郎：医療のための統計学, ―データ解析の基礎と応用―. 医歯薬出版, 1994

石井 京子：職務満足度に及ぼす規定因の分析. 藍野学院紀要3, p83〜90, 1989

石井 京子：質問紙法による肢体不自由児の自己概念の形成に及ぼす諸要因分析. 藍野学院紀要4, p119〜125, 1990

石井京子・他：滋賀県愛東町福祉認識調査報告書. 1994

石國直治, 喜花典子, 岡本雅典：ナースの統計学. 朝倉書店, 1986

池田 央：調査と測定. 新曜社, 1980

池田 央：行動科学の方法. 東京大学出版会, 1992

市川伸一（編）：心理測定法への招待, ―測定から見た心理学入門―. サイエンス社, 1991

市原 清志：バイオサイエンスの統計学. 南江堂, 1990

岩原信九郎：新しい教育統計, ノンパラメトリック法. 日本文化科学社, 1955

岩原信九郎：新しい教育・心理統計, ノンパラメトリック法. 日本文化科学社, 1964

岩原信九郎：推計学による新教育統計法. 日本文化科学社, 1962

岩原信九郎：教育と心理のための推計学. 日本文化科学社, 1965

岩淵千明（編）：あなたもできるデータの処理と解析. 福村出版, 1997

緒方 昭・山本和子：看護統計学への招待. 金芳堂, 1992

奥村 元子：看護職員の職場移動と定着に関する意識と実態. 看護管理, 120-122, 1990

織田 揮準：日本語の程度量表現用語に関する研究 教育心理学研究, 18：166-176, 1970

海保 博之：心理・教育のためのデータ解析入門. 日本文化科学社, 1980

川上 憲人：Job content questionnaire（JCQ）の使用経験. 産業ストレス研究, 4：88-92, 1997

河口てる子：看護調査研究の実際, 統計編④：分散分析. 看護研究, 30（4）, 1997

鎌原雅彦・他：心理学マニュアル質問紙法, 北大路書房, 1998

神部周子・他：看護婦の定着を高める環境要因の分析（第2報）. 看護管理, 182-184, 1992

岸 学：統計処理の考え方とその実際・全国看護セミナー講義要旨. 看護研究

木下 冨雄・池内 一（編）：講座社会心理学第3巻. 流言. 東京大学出版会, p11〜86, 1977

古谷野亘・永田久雄：実証研究の手引き, 調査と実験の進め方. ワールドプランニング, 1992

小西 雅子：肢体不自由の障害に対する態度. 運動・知能障害研究, 1970

Converse J, Presser S：Survey questions―Handardized Questionnaire―：内藤雅子, 酒井亮二（訳）・根岸龍雄, 飯渕康雄（監訳）：アンケート調査. 廣川書店, 1992

杉澤秀博・他：特別養護老人ホーム入所者への家族による援助に関する研究. 老年社会科学, p47〜57, 1993

杉田　暉道：統計学, 理・作・療法16巻. 医学書院, No.1, 2, 3, 4, 5, 6, 1982

杉田　博：日本医事新報, 2351：29, 1969

田中道子・他：経験年数と看護の成熟度とのかかわり. 看護展望, 34-41, 1989

西田春彦, 新睦人：社会調査の理論と技術（1・2）. 川島書店, 1976

塩見邦男, 金光義弘, 足立明久：心理検査, 測定ガイドブック. ナカニシヤ出版, 1982

ジョンソンM.K., リーバートR.M., 西平重喜, 村上征勝（共訳）：統計の基礎. サンエンス社, 1995

多尾　清子：医療技術者のための統計学. 小林印刷出版部, 1983

多尾　清子：勤務者世帯の消費構造変化と消費形態についての考察, —1965年以降—. 藍野学院紀要5, p 73〜94, 1991

高木　廣文：ナースのための統計学. 医学書院, 1984

高木廣文, 三宅由子：看護研究にいかす質問紙調査. JJNスペシャル48, 医学書院, 1995

高崎禎夫, 長屋政勝：統計的方法の生成と展開. 産業統計研究社, 1982

土田　昭司：社会調査のためのデータ分析入門, 実証科学への招待. 有斐閣, 1994

続　有恒, 村上英治(編)：心理学研究法第9巻, 質問紙調査. 東京大学出版会, 1972

寺見春恵, 渡邊宗孝：作業療法士のための統計学. OTジャーナル, 26（7, 8, 9, 11）, 1992

中村和代・他：看護学生のストレスに関する要因分析. 看護教育, 37：220-225, 1996

西平　重喜：統計調査法改訂版, 新数学シリーズ. 8, 培風館, 1996

橋本　和子：看護婦—患者の専門的援助関係における看護婦のやさしさの発達段階. 看護管理, 189-192, 1990

Mann P.H.：Methods of sociological enquiry：中野正大（訳）. 世界思想社, 1982

三隅二不二：リーダーシップの行動科学. 有斐閣, 1987

三隅二不二・他：働くことの意味. 日本シンポジウム, proceedings of Japan-us symposium on meaning of working life, p 83〜113, 1983

水野　哲夫：統計の基礎と実際. 光生館, 1991

宮脇敏代・他：看護婦に対する満足度とそれに影響する要因. 看護管理, 18-20, 1991

盛山和夫, 近藤博之, 岩永　雅・也：社会調査法. 日本放送出版会, 1992

脇本　和昌：統計学, 見方・考え方. 日本評論社, 1986

渡邊宗孝, 寺見春恵, 金子　翼：PT・OTのための統計学入門. 三輪書店, 1997

付表

1. 乱数表
2. $P=Q=0.5$ のときの2項分布の表（左側分布）
3. 階乗および階乗の常用対数の表（0～100）
4. 正規分布 $I(z)$ の表
5. t-分布表
6. F 分布表
7. χ^2 分布表
8. スピアマンの順位相関係数の検定表
9. コルモゴロフ・スミルノフ検定表
10. マン・ホイットニー検定表
11. ウィルコクソン検定表
12. 符号の検定表
13. ウィルコクソン符号順位検定表
14. クルスカル・ワリスの検定表
15. フリードマンの検定表
16. スミルノフ・グラッブス T_n の表
17. スチューデント化した範囲（q）の表

付表1　乱数表

```
28 89 65 87 08    13 50 63 04 23    25 47 57 91 13    52 62 24 19 94    91 67 48 57 10
30 29 43 65 42    78 66 28 55 80    47 46 41 90 08    55 98 78 10 70    49 92 05 12 07
95 74 62 60 53    51 57 32 22 27    12 72 72 27 77    44 67 32 23 13    67 95 07 76 30
01 85 54 96 72    66 86 65 64 60    56 59 75 36 75    46 44 33 63 71    54 50 06 44 75
10 91 46 96 86    19 83 52 47 53    65 00 51 93 51    30 80 05 19 29    56 23 27 19 03
05 33 18 08 51    51 78 57 26 17    34 87 96 23 95    89 99 93 39 79    11 28 94 15 52
04 43 13 37 00    79 68 96 26 60    70 39 83 66 56    62 03 55 86 57    77 55 33 62 02
05 85 40 25 24    73 52 93 70 50    48 21 47 74 63    17 27 27 51 26    35 96 29 00 45
84 90 90 65 77    63 99 25 69 02    09 04 03 35 78    19 79 95 07 21    02 84 48 51 97
28 55 53 09 48    86 28 30 02 35    71 30 32 06 47    93 74 21 86 33    49 90 21 69 74
89 83 40 69 80    97 96 47 59 97    56 33 24 87 36    17 18 16 90 46    75 27 28 52 13
73 20 96 05 68    93 41 69 96 07    97 50 81 79 59    42 37 13 81 83    92 42 85 04 31
10 89 07 76 21    40 24 74 36 42    40 33 04 46 24    35 63 02 31 61    34 59 43 36 96
91 50 27 78 37    06 06 16 25 98    17 78 80 36 85    26 41 77 63 37    71 63 94 94 33
03 45 44 66 88    97 81 26 03 89    39 46 67 21 17    98 10 39 33 15    61 63 00 25 92
89 41 58 91 63    65 99 59 98 84    90 14 79 61 55    56 16 88 87 60    32 15 99 67 43
13 43 00 97 26    16 91 21 32 41    60 22 66 72 17    31 85 33 69 07    68 49 20 43 29
71 71 00 51 72    62 03 89 26 32    35 27 99 18 25    78 12 03 09 70    50 93 19 35 56
19 28 15 00 41    92 27 73 40 38    37 11 05 75 16    98 81 99 37 29    92 20 32 39 67
56 38 30 92 30    45 51 94 69 04    00 84 14 36 37    95 66 39 01 09    21 68 40 95 79
39 27 52 89 11    00 81 06 28 48    12 08 05 75 26    03 35 63 05 77    13 81 20 67 58
73 13 28 58 01    05 06 42 24 07    60 60 29 99 93    72 93 78 04 36    25 76 01 54 03
81 60 84 51 57    12 68 46 55 89    60 09 71 87 89    70 81 10 95 91    83 79 68 20 66
05 62 98 07 85    07 79 26 69 61    67 85 72 37 41    85 79 76 48 23    61 58 87 08 05
62 97 16 29 18    52 16 16 23 56    62 95 80 97 63    32 25 34 03 36    48 84 60 37 65
31 13 63 21 08    16 01 92 58 21    48 79 74 73 72    08 64 80 91 38    07 28 66 61 59
97 38 35 34 19    89 84 05 34 47    88 09 31 54 88    97 96 86 01 69    46 13 95 65 96
32 11 78 33 82    51 99 98 44 39    12 75 10 60 36    80 66 39 94 97    42 36 31 16 59
81 99 13 37 05    08 12 60 39 23    61 73 84 89 18    26 02 04 37 95    96 18 69 06 30
45 74 00 03 05    69 99 47 26 52    48 06 30 00 18    03 30 28 55 59    66 10 71 44 05
11 84 13 69 01    88 91 28 79 50    71 42 14 96 55    98 59 96 01 36    88 77 90 45 59
14 66 12 87 22    59 45 27 08 51    85 64 23 85 41    64 72 08 59 44    67 98 36 65 56
40 25 67 87 82    84 27 17 30 37    48 69 49 02 58    98 02 50 58 11    95 39 06 35 63
44 48 97 49 43    65 45 53 41 07    14 83 46 74 11    76 66 63 60 08    90 54 33 65 84
41 94 54 06 57    48 28 01 83 84    09 11 21 91 73    97 28 44 74 06    22 30 95 69 72
07 12 15 58 84    93 18 31 83 45    54 52 62 29 91    53 58 54 66 05    47 19 63 92 75
64 27 90 43 52    18 26 32 96 83    50 58 45 27 57    14 96 39 64 85    73 87 96 76 23
80 71 86 41 03    45 62 63 40 88    35 69 34 10 94    32 22 52 04 74    69 63 21 83 41
27 06 08 09 92    26 22 59 28 27    38 58 22 14 79    24 32 12 38 42    33 56 90 92 57
54 68 97 20 54    33 26 74 03 30    74 22 19 13 48    30 28 01 92 49    58 61 52 27 03
02 92 65 68 99    05 53 15 26 70    04 69 22 64 07    04 73 25 74 82    78 35 22 21 88
83 52 57 78 62    98 61 70 48 22    68 50 64 55 75    42 70 32 09 60    58 70 61 43 97
82 82 76 31 33    85 13 41 38 10    16 47 61 43 77    83 27 19 70 41    34 78 77 60 25
38 61 34 09 49    04 41 66 09 76    20 50 73 40 95    24 77 95 73 20    47 42 80 61 03
01 01 11 88 38    03 10 46 82 24    39 58 20 12 39    82 77 02 18 88    33 11 49 15 16
21 66 14 38 28    54 08 18 07 04    92 17 63 36 75    33 14 11 11 78    97 30 53 62 38
32 29 30 69 59    68 50 33 31 47    15 64 88 75 27    04 51 41 61 96    86 62 93 66 71
04 59 21 65 47    39 90 89 86 77    46 86 86 88 86    50 09 13 24 91    54 80 67 78 66
38 64 50 07 36    56 50 45 94 25    48 28 48 30 51    60 73 73 03 87    68 47 37 10 84
48 33 50 83 53    59 77 64 59 90    58 92 62 50 18    93 09 45 89 06    13 26 98 86 29
```

付表 2 P=Q=0.5 のときの 2 項分布の表（左側分布）

$P(A) = P(\bar{A}) = 0.5$ で n 回の独立試行中，特性 A をもつものが m 回またはそれ以下あらわれる確率．表の中の整数が m．

カッコの中の値 $= \sum_{i=0}^{m} \binom{n}{i} 0.5^m$, $i = 1, 2, \cdots\cdots m$.

n	5%	2.5%	1%	0.5%	n
5	0 (.031)	—	—	—	5
6	0 (.016)	0 (.016)	—	—	6
7	0 (.008) 1 (.062)	0 (.008)	0 (.008)	—	7
8	1 (.035)	0 (.004)	0 (.004)	0 (.004)	8
9	1 (.020)	1 (.020)	0 (.002)	0 (.002)	9
10	1 (.011) 2 (.055)	1 (.011)	0 (.001)	0 (.001)	10
11	2 (.033)	1 (.006)	1 (.006)	0 (.0005)	11
12	2 (.019) 3 (.073)	2 (.019)	1 (.003)	1 (.003)	12
13	3 (.046)	2 (.011)	1 (.002)	1 (.002)	13
14	3 (.029)	2 (.006)	2 (.006)	1 (.001)	14
15	3 (.018) 4 (.059)	3 (.018)	2 (.004)	2 (.004)	15
16	4 (.038)	3 (.011)	2 (.002)	2 (.002)	16
17	4 (.025) 5 (.072)	4 (.025⁻)	3 (.006)	2 (.001)	17
18	5 (.048)	4 (.015)	3 (.004)	3 (.004)	18
19	5 (.032) 6 (.084)	4 (.015)	4 (.010⁻)	3 (.002)	19
20	5 (.021) 6 (.058)	5 (.021)	4 (.006)	3 (.001)	20
21	6 (.039)	5 (.013)	4 (.004)	4 (.004)	21
22	6 (.026) 7 (.067)	5 (.008)	5 (.008)	4 (.002)	22
23	7 (.047)	6 (.017)	5 (.005)	4 (.001)	23
24	7 (.032) 8 (.076)	6 (.011)	5 (.003)	5 (.003)	24
25	7 (.022) 9 (.054)	7 (.022)	6 (.007)	5 (.002)	25

付表3 階乗および階乗の常用対数の表(0〜100)

例えば $10! = 10,9,8,7 \cdots 3,2,1 = 3.6288 \times 10^6 = 3628800$ でこの常用対数が 6.55976 である．

n	$n!$	$\log n!$	n	$n!$	$\log n!$
0	1.0000	0.00000	50	3.0414×10^{64}	64.48307
1	1.0000	0.00000	51	1.5511×10^{66}	66.19065
2	2.0000	0.30103	52	8.0658×10^{67}	67.90665
3	6.0000	0.77815	53	4.2749×10^{69}	69.63092
4	2.4000×10	1.38021	54	2.3084×10^{71}	71.36332
5	1.2000×10^2	2.07918	55	1.2696×10^{73}	73.10368
6	7.2000×10^2	2.85733	56	7.1100×10^{74}	74.85187
7	5.0400×10^3	3.70243	57	4.0527×10^{76}	76.60774
8	4.0320×10^4	4.60552	58	2.3506×10^{78}	78.37117
9	3.6288×10^5	5.55976	59	1.3868×10^{80}	80.14202
10	3.6288×10^6	6.55976	60	8.3210×10^{81}	81.92017
11	3.9917×10^7	7.60116	61	5.0758×10^{83}	83.70550
12	4.7900×10^8	8.68034	62	3.1470×10^{85}	85.49790
13	6.2270×10^9	9.79428	63	1.9826×10^{87}	87.29724
14	8.7178×10^{10}	10.94041	64	1.2689×10^{89}	89.10342
15	1.3077×10^{12}	12.11650	65	8.2477×10^{90}	90.91633
16	2.0923×10^{13}	13.32062	66	5.4435×10^{92}	92.73587
17	3.5569×10^{14}	14.55107	67	3.6471×10^{94}	94.56195
18	6.4024×10^{15}	15.80634	68	2.7800×10^{96}	96.39446
19	1.2165×10^{17}	17.08509	69	1.7112×10^{98}	98.23331
20	2.4329×10^{18}	18.38612	70	1.1979×10^{100}	100.07841
21	5.1091×10^{19}	19.70834	71	8.5048×10^{101}	101.92966
22	1.1240×10^{21}	21.05077	72	6.1234×10^{103}	103.78700
23	2.5852×10^{22}	22.41249	73	4.4701×10^{105}	105.65032
24	6.2045×10^{23}	23.79271	74	3.3079×10^{107}	107.51955
25	1.5511×10^{25}	25.19065	75	2.4809×10^{109}	109.39461
26	4.0329×10^{26}	26.60562	76	1.8855×10^{111}	111.27543
27	1.0889×10^{28}	28.03698	77	1.4518×10^{113}	113.16192
28	3.0489×10^{29}	29.48414	78	1.1324×10^{115}	115.05401
29	8.8418×10^{30}	30.94654	79	8.9462×10^{116}	116.95164
30	2.6525×10^{32}	32.42366	80	7.1569×10^{118}	118.85473
31	8.2228×10^{33}	33.91502	81	5.7971×10^{120}	120.76321
32	2.6313×10^{35}	35.42017	82	4.7536×10^{122}	122.67703
33	8.6833×10^{36}	36.93869	83	3.9455×10^{124}	124.59610
34	2.9523×10^{38}	38.47016	84	3.3142×10^{126}	126.52038
35	1.0333×10^{40}	40.01423	85	2.8171×10^{128}	128.44980
36	3.7199×10^{41}	41.57054	86	2.4227×10^{130}	130.38430
37	1.3764×10^{43}	43.13874	87	2.1078×10^{132}	132.32382
38	5.2302×10^{44}	44.71852	88	1.8548×10^{134}	134.26830
39	2.0398×10^{46}	46.30959	89	1.6508×10^{136}	136.21769
40	8.1592×10^{47}	47.91165	90	1.4857×10^{138}	138.17194
41	3.3453×10^{49}	49.52443	91	1.3520×10^{140}	140.13098
42	1.4050×10^{51}	51.14768	92	1.2438×10^{142}	142.09477
43	6.0415×10^{52}	52.78115	93	1.1568×10^{144}	144.06325
44	2.6583×10^{54}	54.42460	94	1.0874×10^{146}	146.03638
45	1.1962×10^{56}	56.07781	95	1.0330×10^{148}	148.01410
46	5.5026×10^{57}	57.74057	96	9.9168×10^{149}	149.99637
47	2.5862×10^{59}	59.41267	97	9.6193×10^{151}	151.98314
48	1.2414×10^{61}	61.09391	98	9.4269×10^{153}	153.97437
49	6.0828×10^{62}	62.78410	99	9.3326×10^{155}	155.97000
50	3.0414×10^{64}	64.48307	100	9.3326×10^{157}	157.97000

付表 167

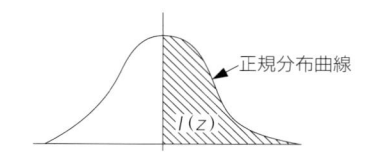

付表4 正規分布 $I(z)$ の表

z	0	1	2	3	4	5	6	7	8	9
0.0	.0000	.0040	.0080	.0120	.0160	.0199	.0239	.0279	.0319	.0359
0.1	.0398	.0438	.0478	.0517	.0557	.0596	.0636	.0675	.0714	.0754
0.2	.0793	.0832	.0871	.0910	.0948	.0987	.1026	.1064	.1103	.1141
0.3	.1179	.1217	.1255	.1293	.1331	.1368	.1406	.1443	.1480	.1517
0.4	.1554	.1591	.1628	.1664	.1700	.1736	.1772	.1808	.1844	.1879
0.5	.1915	.1950	.1985	.2019	.2054	.2088	.2123	.2157	.2190	.2224
0.6	.2258	.2291	.2324	.2357	.2389	.2422	.2454	.2486	.2518	.2549
0.7	.2580	.2612	.2642	.2673	.2704	.2734	.2764	.2794	.2823	.2852
0.8	.2881	.2910	.2939	.2967	.2996	.3023	.3051	.3078	.3106	.3133
0.9	.3159	.3186	.3212	.3238	.3264	.3289	.3315	.3340	.3365	.3389
1.0	.3413	.3438	.3461	.3485	.3508	.3531	.3554	.3577	.3599	.3621
1.1	.3643	.3665	.3686	.3708	.3729	.3749	.3770	.3790	.3810	.3830
1.2	.3849	.3869	.3888	.3907	.3925	.3944	.3962	.3980	.3997	.4015
1.3	.4032	.4049	.4066	.4082	.4099	.4115	.4131	.4147	.4162	.4177
1.4	.4192	.4207	.4222	.4236	.4251	.4265	.4279	.4292	.4306	.4319
1.5	.4332	.4345	.4357	.4370	.4382	.4394	.4406	.4418	.4429	.4441
1.6	.4452	.4463	.4474	.4484	.4495	.4505	.4515	.4525	.4535	.4545
1.7	.4554	.4564	.4573	.4582	.4591	.4599	.4608	.4616	.4625	.4633
1.8	.4641	.4649	.4656	.4664	.4671	.4678	.4686	.4693	.4699	.4706
1.9	.4713	.4719	.4726	.4732	.4738	.4744	.4750	.4756	.4761	.4767
2.0	.4772	.4778	.4783	.4788	.4793	.4798	.4803	.4808	.4812	.4817
2.1	.4821	.4826	.4830	.4834	.4838	.4842	.4846	.4850	.4854	.4857
2.2	.4861	.4864	.4868	.4871	.4875	.4878	.4881	.4884	.4887	.4890
2.3	.4893	.4896	.4898	.4901	.4904	.4906	.4909	.4911	.4913	.4916
2.4	.4918	.4920	.4922	.4925	.4927	.4929	.4931	.4932	.4934	.4936
2.5	.4938	.4940	.4941	.4943	.4945	.4946	.4948	.4949	.4951	.4952
2.6	.4953	.4955	.4956	.4957	.4959	.4960	.4961	.4962	.4963	.4964
2.7	.4965	.4966	.4967	.4968	.4969	.4970	.4971	.4972	.4973	.4974
2.8	.4974	.4975	.4976	.4977	.4977	.4978	.4979	.4979	.4980	.4981
2.9	.4981	.4982	.4982	.4983	.4984	.4984	.4985	.4985	.4986	.4986
3.0	.4987	.4987	.4987	.4988	.4988	.4989	.4989	.4989	.4990	.4990
3.1	.4990	.4991	.4991	.4991	.4992	.4992	.4992	.4992	.4993	.4993
3.2	.4993	.4993	.4994	.4994	.4994	.4994	.4994	.4995	.4995	.4995
3.3	.4995	.4995	.4995	.4996	.4996	.4996	.4996	.4996	.4996	.4997
3.4	.4997	.4997	.4997	.4997	.4997	.4997	.4997	.4997	.4997	.4998
3.5	.4998	.4998	.4998	.4998	.4998	.4998	.4998	.4998	.4998	.4998
3.6	.4998	.4998	.4999	.4999	.4999	.4999	.4999	.4999	.4999	.4999
3.7	.4999	.4999	.4999	.4999	.4999	.4999	.4999	.4999	.4999	.4999
3.8	.4999	.4999	.4999	.4999	.4999	.4999	.4999	.4999	.4999	.4999
3.9	.5000	.5000	.5000	.5000	.5000	.5000	.5000	.5000	.5000	.5000

付表 5-1　t-分布表（ν は自由度）

α \ ν	0.9	0.8	0.7	0.6	0.5	0.4	0.3
1	0.158	0.325	0.510	0.727	1.000	1.376	1.963
2	0.142	0.289	0.445	0.617	0.816	1.061	1.386
3	0.137	0.277	0.424	0.584	0.765	0.978	1.250
4	0.134	0.271	0.414	0.569	0.741	0.941	1.190
5	0.132	0.267	0.408	0.559	0.727	0.920	1.156
6	0.131	0.265	0.404	0.553	0.718	0.906	1.134
7	0.130	0.263	0.402	0.549	0.711	0.896	1.119
8	0.130	0.262	0.399	0.546	0.706	0.889	1.108
9	0.129	0.261	0.398	0.543	0.703	0.883	1.100
10	0.129	0.260	0.397	0.542	0.700	0.879	1.093
11	0.129	0.260	0.396	0.540	0.697	0.876	1.088
12	0.128	0.259	0.395	0.539	0.695	0.873	1.083
13	0.128	0.259	0.394	0.538	0.694	0.870	1.079
14	0.128	0.258	0.393	0.537	0.692	0.868	1.076
15	0.128	0.258	0.393	0.536	0.691	0.866	1.074
16	0.128	0.258	0.392	0.535	0.690	0.865	1.071
17	0.128	0.257	0.392	0.534	0.689	0.863	1.069
18	0.127	0.257	0.392	0.534	0.688	0.862	1.067
19	0.127	0.257	0.391	0.533	0.688	0.861	1.066
20	0.127	0.257	0.391	0.533	0.687	0.860	1.064
21	0.127	0.257	0.391	0.532	0.686	0.859	1.063
22	0.127	0.256	0.390	0.532	0.686	0.858	1.061
23	0.127	0.256	0.390	0.532	0.685	0.858	1.060
24	0.127	0.256	0.390	0.531	0.685	0.857	1.059
25	0.127	0.256	0.390	0.531	0.684	0.856	1.058
26	0.127	0.256	0.390	0.531	0.684	0.856	1.058
27	0.127	0.256	0.389	0.531	0.684	0.855	1.057
28	0.127	0.256	0.389	0.530	0.683	0.855	1.056
29	0.127	0.256	0.389	0.530	0.683	0.854	1.055
30	0.127	0.256	0.389	0.530	0.683	0.854	1.055
40	0.126	0.255	0.388	0.529	0.681	0.851	1.050
60	0.126	0.254	0.387	0.527	0.679	0.848	1.046
120	0.126	0.254	0.386	0.526	0.677	0.845	1.041
∞	0.126	0.253	0.385	0.524	0.674	0.842	1.036

付表 5-2　t-分布表（つづき）

α / ν	0.2	0.1	0.05	0.02	0.01	0.005	0.001
1	3.078	6.314	12.706	31.821	63.657	127.3200	636.619
2	1.886	2.920	4.303	6.965	9.925	14.0890	31.598
3	1.638	2.353	3.182	4.541	5.841	7.4533	12.941
4	1.533	2.132	2.776	3.747	4.604	5.5976	8.610
5	1.476	2.015	2.571	3.365	4.032	4.7733	6.859
6	1.440	1.943	2.447	3.143	3.707	4.3168	5.959
7	1.415	1.895	2.365	2.998	3.499	4.0293	5.405
8	1.397	1.860	2.306	2.896	3.355	3.8325	5.041
9	1.383	1.833	2.262	2.821	3.250	3.6897	4.781
10	1.372	1.812	2.228	2.764	3.169	3.5814	4.587
11	1.363	1.796	2.201	2.718	3.106	3.4966	4.437
12	1.356	1.782	2.179	2.681	3.055	3.4284	4.318
13	1.350	1.771	2.160	2.650	3.012	3.3725	4.221
14	1.345	1.761	2.145	2.624	2.977	3.3257	4.140
15	1.341	1.753	2.131	2.602	2.947	3.2860	4.073
16	1.337	1.746	2.120	2.583	2.921	3.2520	4.015
17	1.333	1.740	2.110	2.567	2.898	3.2225	3.965
18	1.330	1.734	2.101	2.552	2.878	3.1966	3.922
19	1.328	1.729	2.093	2.539	2.861	3.1737	3.883
20	1.325	1.725	2.086	2.528	2.845	3.1534	3.850
21	1.323	1.721	2.080	2.518	2.831	3.1352	3.819
22	1.321	1.717	2.074	2.508	2.819	3.1188	3.792
23	1.319	1.714	2.069	2.500	2.807	3.1040	3.767
24	1.318	1.711	2.064	2.492	2.797	3.0905	3.745
25	1.316	1.708	2.060	2.485	2.787	3.0782	3.725
26	1.315	1.706	2.056	2.479	2.779	3.0669	3.707
27	1.314	1.703	2.052	2.473	2.771	3.0565	3.690
28	1.313	1.701	2.048	2.467	2.763	3.0469	3.674
29	1.311	1.699	2.045	2.462	2.756	3.0380	3.659
30	1.310	1.697	2.042	2.457	2.750	3.0298	3.646
40	1.303	1.684	2.021	2.423	2.704	2.9712	3.551
60	1.296	1.671	2.000	2.390	2.660	2.9146	3.460
120	1.289	1.658	1.980	2.358	2.617	2.8599	3.373
∞	1.282	1.645	1.960	2.326	2.576	2.8070	3.291

付表 6-1　F 分布表（上段は 5％，下段は 1％ を示す）

ν_2 \ ν_1	1	2	3	4	5	6	7	8	9	10	11	12	14	16	20	24	30	40	50	75	100	200	500	∞
1	161	200	216	225	230	234	237	239	241	242	243	244	245	246	248	249	250	251	252	253	253	254	254	254
	4,052	4,999	5,403	5,625	5,764	5,859	5,928	5,982	6,022	6,056	6,082	6,106	6,142	6,169	6,208	6,234	6,258	6,286	6,302	6,323	6,334	6,352	6,361	6,366
2	18.51	19.00	19.16	19.25	19.30	19.33	19.36	19.37	19.38	19.39	19.40	19.41	19.42	19.43	19.44	19.45	19.46	19.47	19.47	19.48	19.49	19.49	19.50	19.50
	98.49	99.00	99.17	99.25	99.30	99.33	99.34	99.36	99.38	99.40	99.41	99.42	99.43	99.44	99.45	99.46	99.47	99.48	99.48	99.49	99.49	99.49	99.50	99.50
3	10.13	9.55	9.28	9.12	9.01	8.94	8.88	8.84	8.81	8.78	8.76	8.74	8.71	8.69	8.66	8.64	8.62	8.60	8.58	8.57	8.56	8.54	8.54	8.53
	34.12	30.82	29.46	28.71	28.24	27.91	27.67	27.49	27.34	27.23	27.13	27.05	26.92	26.83	26.69	26.60	26.50	26.41	26.35	26.27	26.23	26.18	26.14	26.12
4	7.71	6.94	6.59	6.39	6.26	6.16	6.09	6.04	6.00	5.96	5.93	5.91	5.87	5.84	5.80	5.77	5.74	5.71	5.70	5.68	5.66	5.65	5.64	5.63
	21.20	18.00	16.69	15.98	15.52	15.21	14.98	14.80	14.66	14.54	14.45	14.37	14.24	14.15	14.02	13.93	13.83	13.74	13.69	13.61	13.57	13.52	13.48	13.46
5	6.61	5.79	5.41	5.19	5.05	4.95	4.88	4.82	4.78	4.74	4.70	4.68	4.64	4.60	4.56	4.53	4.50	4.46	4.44	4.42	4.40	4.38	4.37	4.36
	16.26	13.27	12.06	11.39	10.97	10.67	10.45	10.27	10.15	10.05	9.96	9.89	9.77	9.68	9.55	9.47	9.38	9.29	9.24	9.17	9.13	9.07	9.04	9.02
6	5.99	5.14	4.76	4.53	4.39	4.28	4.21	4.15	4.10	4.06	4.03	4.00	3.96	3.92	3.87	3.84	3.81	3.77	3.75	3.72	3.71	3.69	3.68	3.67
	13.74	10.92	9.78	9.15	8.75	8.47	8.26	8.10	7.98	7.87	7.79	7.72	7.60	7.52	7.39	7.31	7.23	7.14	7.09	7.02	6.99	6.94	6.90	6.88
7	5.59	4.74	4.35	4.12	3.97	3.87	3.79	3.73	3.68	3.63	3.60	3.57	3.52	3.49	3.44	3.41	3.38	3.34	3.32	3.29	3.28	3.25	3.24	3.23
	12.25	9.55	8.45	7.85	7.46	7.19	7.00	6.84	6.71	6.62	6.54	6.47	6.35	6.27	6.15	6.07	5.98	5.90	5.85	5.78	5.75	5.70	5.67	5.65
8	5.32	4.46	4.07	3.84	3.69	3.58	3.50	3.44	3.39	3.34	3.31	3.28	3.23	3.20	3.15	3.12	3.08	3.05	3.03	3.00	2.98	2.96	2.94	2.93
	11.26	8.65	7.59	7.01	6.63	6.37	6.19	6.03	5.91	5.82	5.74	5.67	5.56	5.48	5.36	5.28	5.20	5.11	5.06	5.00	4.96	4.91	4.88	4.86
9	5.12	4.26	3.86	3.63	3.48	3.37	3.29	3.23	3.18	3.13	3.10	3.07	3.02	2.98	2.93	2.90	2.86	2.82	2.80	2.77	2.76	2.73	2.72	2.71
	10.56	8.02	6.99	6.42	6.06	5.80	5.62	5.47	5.35	5.26	5.18	5.11	5.00	4.92	4.80	4.73	4.64	4.56	4.51	4.45	4.41	4.36	4.33	4.31
10	4.96	4.10	3.71	3.48	3.33	3.22	3.14	3.07	3.02	2.97	2.94	2.91	2.86	2.82	2.77	2.74	2.70	2.67	2.64	2.61	2.59	2.56	2.55	2.54
	10.04	7.56	6.55	5.99	5.64	5.39	5.21	5.06	4.95	4.85	4.78	4.71	4.60	4.52	4.41	4.33	4.25	4.17	4.12	4.05	4.01	3.96	3.93	3.91
11	4.84	3.98	3.59	3.36	3.20	3.09	3.01	2.95	2.90	2.86	2.82	2.79	2.74	2.70	2.65	2.61	2.57	2.53	2.50	2.47	2.45	2.42	2.41	2.40
	9.65	7.20	6.22	5.67	5.32	5.07	4.88	4.74	4.63	4.54	4.46	4.40	4.29	4.21	4.10	4.02	3.94	3.86	3.80	3.74	3.70	3.66	3.62	3.60
12	4.75	3.88	3.49	3.26	3.11	3.00	2.92	2.85	2.80	2.76	2.72	2.69	2.64	2.60	2.54	2.50	2.46	2.42	2.40	2.36	2.35	2.32	2.31	2.30
	9.33	6.93	5.95	5.41	5.06	4.82	4.65	4.50	4.39	4.30	4.22	4.16	4.05	3.98	3.86	3.78	3.70	3.61	3.56	3.49	3.46	3.41	3.38	3.36
13	4.67	3.80	3.41	3.18	3.02	2.92	2.84	2.77	2.72	2.67	2.63	2.60	2.55	2.51	2.46	2.42	2.38	2.34	2.32	2.28	2.26	2.24	2.22	2.21
	9.07	6.70	5.74	5.20	4.86	4.62	4.44	4.30	4.19	4.10	4.02	3.96	3.85	3.78	3.67	3.59	3.51	3.42	3.37	3.30	3.27	3.21	3.18	3.16

付表 6-2 F 分布表（つづき）（上段は 5%，下段は 1% を示す）

ν_2	ν_1																						
	1	2	3	4	5	6	7	8	9	10	11	12	14	16	20	24	30	40	50	75	100	200	500	∞
14	4.60 / 8.86	3.74 / 6.51	3.34 / 5.56	3.11 / 5.03	2.96 / 4.69	2.85 / 4.46	2.77 / 4.28	2.70 / 4.14	2.65 / 4.03	2.60 / 3.94	2.56 / 3.86	2.53 / 3.80	2.84 / 3.70	2.44 / 3.62	2.39 / 3.51	2.35 / 3.43	2.31 / 3.34	2.27 / 3.26	2.24 / 3.21	2.21 / 3.14	2.19 / 3.11	2.16 / 3.06	2.14 / 3.02	2.13 / 3.00
15	4.54 / 8.68	3.68 / 6.36	3.29 / 5.42	3.06 / 4.89	2.90 / 4.56	2.79 / 4.32	2.70 / 4.14	2.64 / 4.00	2.59 / 3.89	2.55 / 3.80	2.51 / 3.73	2.48 / 3.67	2.43 / 3.56	2.39 / 3.48	2.33 / 3.36	2.29 / 3.29	2.25 / 3.20	2.21 / 3.12	2.18 / 3.07	2.15 / 3.00	2.12 / 2.97	2.10 / 2.92	2.08 / 2.89	2.07 / 2.87
16	4.49 / 8.53	3.63 / 6.23	3.24 / 5.29	3.01 / 4.77	2.85 / 4.44	2.74 / 4.20	2.66 / 4.03	2.59 / 3.89	2.54 / 3.78	2.49 / 3.69	2.45 / 3.61	2.42 / 3.55	2.37 / 3.45	2.33 / 3.37	2.28 / 3.25	2.24 / 3.18	2.20 / 3.10	2.16 / 3.01	2.13 / 2.96	2.09 / 2.89	2.07 / 2.86	2.04 / 2.80	2.02 / 2.77	2.01 / 2.75
17	4.45 / 8.40	3.59 / 6.11	3.20 / 5.18	2.96 / 4.67	2.81 / 4.34	2.70 / 4.10	2.62 / 3.93	2.55 / 3.79	2.50 / 3.68	2.45 / 3.59	2.41 / 3.52	2.38 / 3.45	2.33 / 3.35	2.29 / 3.27	2.23 / 3.16	2.19 / 3.08	2.15 / 3.00	2.11 / 2.92	2.08 / 2.86	2.04 / 2.79	2.02 / 2.76	1.99 / 2.70	1.97 / 2.67	1.96 / 2.65
18	4.41 / 8.28	3.55 / 6.01	3.16 / 5.09	2.93 / 4.58	2.77 / 4.25	2.66 / 4.01	2.58 / 3.85	2.51 / 3.71	2.46 / 3.60	2.41 / 3.51	2.37 / 3.44	2.34 / 3.37	2.29 / 3.27	2.25 / 3.19	2.19 / 3.07	2.15 / 3.00	2.11 / 2.91	2.07 / 2.83	2.04 / 2.78	2.00 / 2.71	1.98 / 2.68	1.95 / 2.62	1.93 / 2.59	1.92 / 2.57
19	4.38 / 8.18	3.52 / 5.93	3.13 / 5.01	2.90 / 4.50	2.74 / 4.17	2.63 / 3.94	2.55 / 3.77	2.48 / 3.63	2.43 / 3.52	2.38 / 3.43	2.34 / 3.36	2.31 / 3.30	2.26 / 3.19	2.21 / 3.12	2.15 / 3.00	2.11 / 2.92	2.07 / 2.84	2.02 / 2.76	2.00 / 2.70	1.96 / 2.63	1.94 / 2.60	1.91 / 2.54	1.90 / 2.51	1.88 / 2.49
20	4.35 / 8.10	3.49 / 5.85	3.10 / 4.94	2.87 / 4.43	2.71 / 4.10	2.60 / 3.87	2.52 / 3.71	2.45 / 3.56	2.40 / 3.45	2.35 / 3.37	2.31 / 3.30	2.28 / 3.23	2.23 / 3.13	2.18 / 3.05	2.12 / 2.94	2.08 / 2.86	2.04 / 2.77	1.99 / 2.69	1.96 / 2.63	1.92 / 2.56	1.90 / 2.53	1.87 / 2.47	1.85 / 2.44	1.84 / 2.42
21	4.32 / 8.02	3.47 / 5.78	3.07 / 4.87	2.84 / 4.37	2.68 / 4.04	2.57 / 3.81	2.49 / 3.65	2.42 / 3.51	2.37 / 3.40	2.32 / 3.31	2.28 / 3.24	2.25 / 3.17	2.20 / 3.07	2.15 / 2.99	2.09 / 2.88	2.05 / 2.80	2.00 / 2.72	1.96 / 2.63	1.93 / 2.58	1.89 / 2.51	1.87 / 2.47	1.84 / 2.42	1.82 / 2.38	1.81 / 2.36
22	4.30 / 7.94	3.44 / 5.72	3.05 / 4.82	2.82 / 4.31	2.66 / 3.99	2.55 / 3.76	2.47 / 3.59	2.40 / 3.45	2.35 / 3.35	2.30 / 3.26	2.26 / 3.18	2.23 / 3.12	2.18 / 3.02	2.13 / 2.94	2.07 / 2.83	2.03 / 2.75	1.98 / 2.67	1.93 / 2.58	1.91 / 2.53	1.87 / 2.46	1.84 / 2.42	1.81 / 2.37	1.80 / 2.33	1.78 / 2.31
23	4.28 / 7.88	3.42 / 5.66	3.03 / 4.76	2.80 / 4.26	2.64 / 3.94	2.53 / 3.71	2.45 / 3.54	2.38 / 3.41	2.32 / 3.30	2.28 / 3.21	2.24 / 3.14	2.20 / 3.07	2.14 / 2.97	2.10 / 2.89	2.04 / 2.78	2.00 / 2.70	1.96 / 2.62	1.91 / 2.53	1.88 / 2.48	1.84 / 2.41	1.82 / 2.37	1.79 / 2.32	1.77 / 2.28	1.76 / 2.26
24	4.26 / 7.82	3.40 / 5.61	3.01 / 4.72	2.78 / 4.22	2.62 / 3.90	2.51 / 3.67	2.43 / 3.50	2.36 / 3.36	2.30 / 3.25	2.26 / 3.17	2.22 / 3.09	2.18 / 3.03	2.13 / 2.93	2.09 / 2.85	2.02 / 2.74	1.98 / 2.66	1.94 / 2.58	1.89 / 2.49	1.86 / 2.44	1.82 / 2.36	1.80 / 2.33	1.76 / 2.27	1.74 / 2.32	1.73 / 2.21
25	4.24 / 7.77	3.38 / 5.57	2.99 / 4.68	2.76 / 4.18	2.60 / 3.86	2.49 / 3.63	2.41 / 3.46	2.34 / 3.32	2.28 / 3.21	2.24 / 3.13	2.20 / 3.05	2.16 / 2.99	2.11 / 2.89	2.06 / 2.81	2.00 / 2.70	1.96 / 2.62	1.92 / 2.54	1.87 / 2.45	1.84 / 2.40	1.80 / 2.32	1.77 / 2.29	1.74 / 2.23	1.72 / 2.19	1.71 / 2.17
26	4.22 / 7.72	3.37 / 5.53	2.98 / 4.64	2.74 / 4.14	2.59 / 3.82	2.47 / 3.59	2.39 / 3.42	2.32 / 3.29	2.27 / 3.17	2.22 / 3.09	2.18 / 3.02	2.15 / 2.96	2.10 / 2.85	2.05 / 2.77	1.99 / 2.66	1.95 / 2.58	1.90 / 2.50	1.85 / 2.41	1.82 / 2.36	1.78 / 2.28	1.76 / 2.25	1.72 / 2.19	1.70 / 2.15	1.69 / 2.13

付表 6-3　F 分布表（つづき）（上段は 5%，下段は 1% を示す）

ν_2	ν_1																						
	1	2	3	4	5	6	7	8	9	10	11	12	14	16	20	24	30	40	50	75	100	200	500	∞
27	4.21	3.35	2.96	2.73	2.57	2.46	2.37	2.30	2.25	2.20	2.16	2.13	2.08	2.03	1.97	1.93	1.88	1.84	1.80	1.76	1.74	1.71	1.68	1.67
	7.68	5.49	4.60	4.11	3.79	3.56	3.39	3.26	3.14	3.06	2.98	2.93	2.83	2.74	2.63	2.55	2.47	2.38	2.33	2.25	2.21	2.16	2.12	2.10
28	4.20	3.34	2.95	2.71	2.56	2.44	2.36	2.29	2.24	2.19	2.15	2.12	2.06	2.02	1.96	1.91	1.87	1.81	1.78	1.75	1.72	1.69	1.67	1.65
	7.64	5.45	4.57	4.07	3.76	3.53	3.36	3.23	3.11	3.03	2.95	2.90	2.80	2.71	2.60	2.52	2.44	2.35	2.30	2.22	2.18	2.13	2.09	2.06
29	4.18	3.33	2.93	2.70	2.54	2.43	2.35	2.28	2.22	2.18	2.14	2.10	2.05	2.00	1.94	1.90	1.85	1.80	1.77	1.73	1.71	1.68	1.65	1.64
	7.60	5.42	4.54	4.04	3.73	3.50	3.33	3.20	3.08	3.00	2.92	2.87	2.77	2.68	2.57	2.49	2.41	2.32	2.27	2.19	2.15	2.10	2.06	2.03
30	4.17	3.32	2.92	2.69	2.53	2.42	2.34	2.27	2.21	2.16	2.12	2.09	2.04	1.99	1.93	1.89	1.84	1.79	1.76	1.72	1.69	1.66	1.64	1.62
	7.56	5.39	4.51	4.02	3.70	3.47	3.30	3.17	3.06	2.98	2.90	2.84	2.74	2.66	2.55	2.47	2.38	2.29	2.24	2.16	2.13	2.07	2.03	2.01
32	4.15	3.30	2.90	2.67	2.51	2.40	2.32	2.25	2.19	2.14	2.10	2.07	2.02	1.97	1.91	1.86	1.82	1.76	1.74	1.69	1.67	1.64	1.61	1.59
	7.50	5.34	4.46	3.97	3.66	3.42	3.25	3.12	3.01	2.94	2.86	2.80	2.70	2.62	2.51	2.42	2.34	2.25	2.20	2.12	2.08	2.02	1.96	1.96
34	4.13	3.28	2.88	2.65	2.49	2.38	2.30	2.23	2.17	2.12	2.08	2.05	2.00	1.95	1.89	1.84	1.80	1.74	1.71	1.67	1.64	1.61	1.59	1.57
	7.44	5.29	4.42	3.93	3.61	3.38	3.21	3.08	2.97	2.89	2.82	2.76	2.66	2.58	2.47	2.38	2.30	2.21	2.15	2.08	2.04	1.98	1.94	1.91
36	4.11	3.26	2.86	2.63	2.48	2.36	2.28	2.21	2.15	2.10	2.06	2.03	1.98	1.93	1.87	1.82	1.78	1.72	1.69	1.65	1.62	1.59	1.56	1.55
	7.39	5.25	4.38	3.89	3.58	3.35	3.18	3.04	2.94	2.86	2.78	2.72	2.62	2.54	2.43	2.35	2.26	2.17	2.12	2.04	2.00	1.94	1.90	1.87
38	4.10	3.25	2.85	2.62	2.46	2.35	2.26	2.19	2.14	2.09	2.05	2.02	1.96	1.92	1.85	1.80	1.76	1.71	1.67	1.63	1.60	1.57	1.54	1.53
	7.35	5.21	4.34	3.86	3.54	3.32	3.15	3.02	2.91	2.82	2.75	2.69	2.59	2.51	2.40	2.32	2.22	2.14	2.08	2.00	1.97	1.90	1.86	1.84
40	4.08	3.23	2.84	2.61	2.45	2.34	2.25	2.18	2.12	2.07	2.04	2.00	1.95	1.90	1.84	1.79	1.74	1.69	1.66	1.61	1.59	1.55	1.53	1.51
	7.31	5.18	4.31	3.83	3.51	3.29	3.12	2.99	2.88	2.80	2.73	2.66	2.56	2.49	2.37	2.29	2.20	2.11	2.05	1.97	1.94	1.88	1.84	1.81
42	4.07	3.22	2.83	2.59	2.44	2.32	2.24	2.17	2.11	2.06	2.02	1.99	1.94	1.89	1.82	1.78	1.73	1.68	1.64	1.60	1.57	1.54	1.51	1.49
	7.27	5.15	4.29	3.80	3.49	3.26	3.10	2.96	2.86	2.77	2.70	2.64	2.54	2.46	2.35	2.26	2.17	2.08	2.02	1.94	1.91	1.85	1.80	1.76
44	4.06	3.21	2.82	2.58	2.43	2.31	2.23	2.16	2.10	2.05	2.01	1.98	1.92	1.88	1.81	1.76	1.72	1.66	1.63	1.58	1.56	1.52	1.50	1.48
	7.24	5.12	4.26	3.78	3.46	3.24	3.07	2.94	2.84	2.75	2.68	2.62	2.52	2.44	2.32	2.24	2.15	2.06	2.00	1.92	1.88	1.82	1.78	1.75
46	4.05	3.20	2.81	2.57	2.42	2.30	2.22	2.14	2.09	2.04	2.00	1.97	1.91	1.87	1.80	1.75	1.71	1.65	1.62	1.57	1.54	1.51	1.48	1.46
	7.21	5.10	4.24	3.76	3.44	3.22	3.05	2.92	2.82	2.73	2.66	2.60	2.50	2.42	2.30	2.22	2.13	2.04	1.98	1.90	1.86	1.80	1.76	1.72
48	4.04	3.19	2.80	2.56	2.41	2.30	2.21	2.14	2.08	2.03	1.99	1.96	1.90	1.86	1.79	1.74	1.70	1.64	1.61	1.56	1.53	1.50	1.47	1.45
	7.19	5.08	4.22	3.74	3.42	3.20	3.04	2.90	2.80	2.71	2.64	2.58	2.48	2.40	2.28	2.20	2.11	2.02	1.96	1.88	1.84	1.78	1.73	1.70

付表 6-4　F 分布表（つづき）（上段は 5%，下段は 1% を示す）

ν_2	ν_1																						
	1	2	3	4	5	6	7	8	9	10	11	12	14	16	20	24	30	40	50	75	100	200	500	∞
50	4.03	3.18	2.79	2.56	2.40	2.29	2.20	2.13	2.07	2.02	1.98	1.95	1.90	1.85	1.78	1.74	1.69	1.63	1.60	1.55	1.52	1.48	1.46	1.44
	7.17	5.05	4.20	3.72	3.41	3.18	3.02	2.88	2.78	2.70	2.62	2.56	2.46	2.39	2.26	2.18	2.10	2.00	1.94	1.86	1.82	1.76	1.71	1.68
55	4.02	3.17	2.78	2.54	2.38	2.27	2.18	2.11	2.05	2.00	1.97	1.93	1.88	1.83	1.76	1.72	1.67	1.61	1.58	1.52	1.50	1.46	1.43	1.41
	7.12	5.01	4.16	3.68	3.37	3.15	2.98	2.85	2.75	2.66	2.59	2.53	2.43	2.35	2.23	2.15	2.06	1.96	1.90	1.82	1.78	1.71	1.66	1.64
60	4.00	3.15	2.76	2.52	2.37	2.25	2.17	2.10	2.04	1.99	1.95	1.92	1.86	1.81	1.75	1.70	1.65	1.59	1.56	1.50	1.48	1.44	1.41	1.39
	7.08	4.98	4.13	3.63	3.34	3.12	2.95	2.82	2.72	2.63	2.56	2.50	2.40	2.32	2.20	2.12	2.03	1.93	1.87	1.79	1.74	1.68	1.63	1.60
65	3.99	3.14	2.75	2.51	2.36	2.24	2.15	2.08	2.02	1.98	1.94	1.90	1.85	1.80	1.73	1.68	1.63	1.57	1.54	1.49	1.46	1.42	1.39	1.37
	7.04	4.95	4.10	3.62	3.31	3.09	2.93	2.79	2.70	2.61	2.54	2.47	2.37	2.30	2.18	2.09	2.00	1.90	1.84	1.76	1.71	1.64	1.60	1.56
70	3.98	3.13	2.74	2.50	2.35	2.32	2.14	2.07	2.01	1.97	1.93	1.89	1.84	1.79	1.72	1.67	1.62	1.56	1.53	1.47	1.45	1.40	1.37	1.35
	7.01	4.92	4.08	3.60	3.29	3.07	2.91	2.77	2.67	2.59	2.51	2.45	2.35	2.28	2.15	2.07	1.98	1.88	1.82	1.74	1.69	1.62	1.56	1.53
80	3.96	3.11	2.72	2.48	2.33	2.21	2.12	2.05	1.99	1.95	1.91	1.88	1.82	1.77	1.70	1.65	1.59	1.54	1.51	1.45	1.42	1.38	1.35	1.32
	6.96	4.88	4.04	3.56	3.25	3.04	2.87	2.74	2.64	2.55	2.48	2.41	2.32	2.24	2.11	2.03	1.94	1.84	1.78	1.70	1.65	1.57	1.52	1.49
100	3.94	3.09	2.70	2.46	2.30	2.19	2.10	2.03	1.97	1.92	1.88	1.85	1.79	1.75	1.68	1.63	1.57	1.51	1.48	1.42	1.39	1.34	1.30	1.28
	6.90	4.82	3.98	3.51	3.20	2.99	2.82	2.69	2.59	2.51	2.43	2.36	2.26	2.19	2.06	1.98	1.89	1.79	1.73	1.64	1.59	1.51	1.46	1.43
125	3.92	3.07	2.68	2.44	2.29	2.17	2.08	2.01	1.95	1.90	1.86	1.83	1.77	1.72	1.65	1.60	1.55	1.49	1.45	1.39	1.36	1.31	1.27	1.25
	6.84	4.78	3.94	3.47	3.17	2.95	2.79	2.65	2.56	2.47	2.40	2.33	2.23	2.15	2.03	1.94	1.85	1.75	1.68	1.59	1.54	1.46	1.40	1.37
150	3.91	3.06	2.67	2.43	2.27	2.16	2.07	2.00	1.94	1.90	1.85	1.82	1.76	1.71	1.64	1.59	1.54	1.47	1.44	1.37	1.34	1.29	1.25	1.22
	6.81	4.75	3.91	3.44	3.14	2.92	2.76	2.62	2.53	2.44	2.37	2.30	2.20	2.12	2.00	1.91	1.83	1.72	1.66	1.56	1.51	1.43	1.37	1.33
200	3.89	3.04	2.65	2.41	2.26	2.14	2.05	1.98	1.92	1.87	1.83	1.80	1.74	1.69	1.62	1.57	1.52	1.45	1.42	1.35	1.32	1.26	1.22	1.19
	6.76	4.71	3.88	3.41	3.11	2.90	2.73	2.60	2.50	2.41	2.34	2.28	2.17	2.09	1.97	1.88	1.79	1.69	1.62	1.53	1.48	1.39	1.33	1.28
400	3.86	3.02	2.62	2.39	2.23	2.12	2.03	1.96	1.90	1.85	1.81	1.78	1.72	1.67	1.60	1.54	1.49	1.42	1.38	1.32	1.28	1.22	1.16	1.13
	6.70	4.66	3.83	3.36	3.06	2.85	2.69	2.55	2.46	2.37	2.29	2.23	2.12	2.04	1.92	1.84	1.74	1.64	1.57	1.47	1.42	1.32	1.24	1.19
1000	3.85	3.00	2.61	2.38	2.22	2.10	2.02	1.95	1.89	1.84	1.80	1.76	1.70	1.65	1.58	1.53	1.47	1.41	1.36	1.30	1.26	1.19	1.13	1.08
	6.66	4.62	3.80	3.34	3.04	2.82	2.66	2.53	2.43	2.34	2.26	2.20	2.09	2.01	1.89	1.81	1.71	1.61	1.54	1.44	1.38	1.23	1.19	1.11
∞	3.84	2.99	2.60	2.37	2.21	2.09	2.01	1.94	1.88	1.83	1.79	1.75	1.69	1.64	1.57	1.52	1.46	1.40	1.35	1.28	1.24	1.17	1.11	1.00
	6.64	4.60	3.78	3.32	3.02	2.80	2.64	2.51	2.41	2.32	2.24	2.18	2.07	1.99	1.87	1.79	1.69	1.59	1.52	1.41	1.36	1.25	1.15	1.00

付表 6-5　F 分布表 (2.5%)

ν_2	ν_1								
	1	2	3	4	5	6	7	8	9
1	648	800	864	900	922	937	948	957	963
2	38.5	39.0	39.2	39.2	39.3	39.3	39.4	39.4	39.4
3	17.4	16.0	15.4	15.1	14.9	14.7	14.6	14.5	14.5
4	12.2	10.6	9.98	9.60	9.36	9.20	9.07	8.98	8.90
5	10.0	8.43	7.76	7.39	7.15	6.98	6.85	6.76	6.68
6	8.81	7.26	6.60	6.23	5.99	5.82	5.70	5.60	5.52
7	8.07	6.54	5.89	5.52	5.29	5.12	4.99	4.90	4.82
8	7.57	6.06	5.42	5.05	4.82	4.65	4.53	4.43	4.36
9	7.21	5.71	5.08	4.72	4.48	4.32	4.20	4.10	4.03
10	6.94	5.46	4.83	4.47	4.24	4.07	3.95	3.85	3.78
11	6.72	5.26	4.63	4.28	4.04	3.88	3.76	3.66	3.59
12	6.55	5.10	4.47	4.12	3.89	3.73	3.61	3.51	3.44
13	6.41	4.97	4.35	4.00	3.77	3.60	3.48	3.39	3.31
14	6.30	4.86	4.24	3.89	3.66	3.50	3.38	3.28	3.21
15	6.20	4.77	4.15	3.80	3.58	3.41	3.29	3.20	3.12
16	6.12	4.69	4.08	3.73	3.50	3.34	3.22	3.12	3.05
17	6.04	4.62	4.01	3.66	3.44	3.28	3.16	3.06	2.98
18	5.98	4.56	3.95	3.61	3.38	3.22	3.10	3.01	2.93
19	5.92	4.51	3.90	3.56	3.33	3.17	3.05	2.96	2.88
20	5.87	4.46	3.86	3.51	3.29	3.13	3.01	2.91	2.84
21	5.83	4.42	3.82	3.48	3.25	3.09	2.97	2.87	2.80
22	5.79	4.38	3.78	3.44	3.22	3.05	2.93	2.84	2.76
23	5.75	4.35	3.75	3.41	3.18	3.02	2.90	2.81	2.73
24	5.72	4.32	3.72	3.38	3.15	2.99	2.87	2.78	2.70
25	5.69	4.29	3.69	3.35	3.13	2.97	2.85	2.75	2.68
30	5.57	4.18	3.59	3.25	3.03	2.87	2.75	2.65	2.57
40	5.42	4.05	3.46	3.13	2.90	2.74	2.62	2.53	2.45
60	5.29	3.93	3.34	3.01	2.79	2.63	2.51	2.41	2.33
120	5.15	3.80	3.23	2.89	2.67	2.52	2.39	2.30	2.22
∞	5.02	3.69	3.12	2.79	2.57	2.41	2.29	2.19	2.11

付表6-6　F 分布表(2.5%)つづき

ν_2	ν_1									
	10	12	15	20	24	30	40	60	120	∞
1	969	977	985	993	997	1,001	1,006	1,010	1,014	1,018
2	39.4	39.4	39.4	39.4	39.5	39.5	39.5	39.5	39.5	39.5
3	14.4	14.3	14.3	14.2	14.1	14.1	14.06	14.0	13.9	13.9
4	8.84	8.75	8.66	8.56	8.51	8.46	8.41	8.36	8.31	8.26
5	6.62	6.52	6.43	6.33	6.28	6.23	6.18	6.12	6.07	6.02
6	5.46	5.37	5.27	5.17	5.12	5.07	5.01	4.96	4.90	4.85
7	4.76	4.67	4.57	4.47	4.42	4.36	4.31	4.25	4.20	4.14
8	4.30	4.20	4.10	4.00	3.95	3.89	3.84	3.78	3.73	3.67
9	3.96	3.87	3.77	3.67	3.61	3.56	3.51	3.45	3.39	3.33
10	3.72	3.62	3.52	3.42	3.37	3.31	3.26	3.20	3.14	3.08
11	3.53	3.43	3.33	3.23	3.17	3.12	3.06	3.00	2.94	2.88
12	3.37	3.28	3.18	3.07	3.02	2.96	2.91	2.85	2.79	2.72
13	3.25	3.15	3.05	2.95	2.89	2.84	2.78	2.72	2.66	2.60
14	3.15	3.05	2.95	2.84	2.79	2.73	2.67	2.61	2.55	2.49
15	3.06	2.96	2.86	2.76	2.70	2.64	2.59	2.52	2.46	2.40
16	2.99	2.89	2.79	2.68	2.63	2.57	2.51	2.45	2.38	2.32
17	2.92	2.82	2.72	2.62	2.56	2.50	2.44	2.38	2.32	2.25
18	2.87	2.77	2.67	2.56	2.50	2.44	2.38	2.32	2.26	2.19
19	2.82	2.72	2.62	2.51	2.45	2.39	2.33	2.27	2.20	2.13
20	2.77	2.68	2.57	2.46	2.41	2.35	2.29	2.22	2.16	2.09
21	2.73	2.64	2.53	2.42	2.37	2.31	2.25	2.18	2.11	2.04
22	2.70	2.60	2.50	2.39	2.33	2.27	2.21	2.14	2.08	2.00
23	2.67	2.57	2.47	2.36	2.30	2.24	2.18	2.11	2.04	1.97
24	2.64	2.54	2.44	2.33	2.27	2.21	2.15	2.08	2.01	1.94
25	2.61	2.51	2.41	2.30	2.24	2.18	2.12	2.05	1.98	1.91
30	2.51	2.41	2.31	2.20	2.14	2.07	2.01	1.94	1.87	1.79
40	2.39	2.29	2.18	2.07	2.01	1.94	1.88	1.80	1.72	1.64
60	2.27	2.17	2.06	1.94	1.88	1.82	1.74	1.67	1.58	1.48
120	2.16	2.05	1.95	1.82	1.76	1.69	1.61	1.53	1.43	1.31
∞	2.05	1.94	1.83	1.71	1.64	1.57	1.48	1.39	1.27	1.00

付表7 χ^2 分布表（ν は自由度）

自由度 ν のとき
$P\{\chi^2_0 > B(\alpha)\} = \alpha \to B(\alpha)$

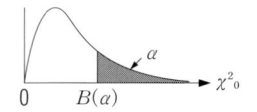

α \ ν	0.995	0.99	0.975	0.95	0.90	0.10	0.05	0.025	0.01	0.001
1	0.000	0.000	0.001	0.003	0.016	2.71	3.84	5.02	6.63	10.30
2	0.010	0.020	0.051	0.103	0.211	4.61	5.99	7.38	9.21	13.80
3	0.072	0.115	0.216	0.352	0.584	6.25	7.81	9.35	11.34	16.30
4	0.207	0.297	0.484	0.711	1.064	7.78	9.49	11.14	13.28	18.50
5	0.412	0.554	0.831	1.145	1.610	9.24	11.07	12.83	15.09	20.50
6	0.676	0.872	1.237	1.635	2.20	10.64	12.59	14.45	16.81	22.50
7	0.989	1.239	1.690	2.17	2.83	12.02	14.07	16.01	18.48	24.30
8	1.344	1.646	2.18	2.73	3.49	13.36	15.51	17.53	20.09	26.10
9	1.735	2.09	2.70	3.33	4.17	14.68	16.92	19.02	21.67	27.90
10	2.16	2.56	3.25	3.94	4.87	15.99	18.31	20.48	23.21	29.60
11	2.60	3.05	3.82	4.57	5.58	17.28	19.68	21.92	24.73	31.30
12	3.07	3.57	4.40	5.23	6.30	18.55	21.03	23.34	26.22	32.90
13	3.57	4.11	5.01	5.87	7.04	19.81	22.36	24.74	27.69	34.50
14	4.07	4.66	5.63	6.57	7.79	21.06	23.69	26.12	29.14	36.10
15	4.60	5.23	6.26	7.26	8.55	22.31	25.00	27.49	30.58	37.70
16	5.14	5.81	6.91	7.96	9.31	23.54	26.30	28.85	32.00	39.30
17	5.70	6.41	7.56	8.67	10.09	24.77	27.59	30.19	33.41	40.80
18	6.26	7.01	8.23	9.39	10.86	25.99	28.87	31.53	34.81	42.30
19	6.84	7.63	8.91	10.12	11.65	27.20	30.14	32.85	36.19	43.80
20	7.43	8.26	9.59	10.85	12.44	28.41	31.41	34.17	37.57	45.30
21	8.03	8.90	10.28	11.59	13.24	29.62	32.67	35.48	38.93	46.80
22	8.64	9.54	10.98	12.34	14.04	30.81	33.92	36.78	40.29	48.30
23	9.26	10.20	11.69	13.09	14.85	32.01	35.17	38.08	41.64	49.70
24	9.89	10.86	12.40	13.85	15.66	33.20	36.42	39.36	42.98	51.20
25	10.52	11.52	13.12	14.61	16.47	34.38	37.65	40.65	44.31	52.60
26	11.16	12.20	13.84	15.38	17.29	35.56	38.89	41.92	45.64	54.10
27	11.81	12.88	14.57	16.15	18.11	36.74	40.11	43.19	46.96	55.50
28	12.46	13.56	15.31	16.93	18.94	37.92	41.34	44.46	48.28	56.50
29	13.12	14.26	16.05	17.71	19.77	39.09	42.56	45.72	49.59	58.30
30	13.79	14.95	16.79	18.49	20.56	40.26	43.77	46.98	50.89	59.70

付表8 スピアマンの順位相関係数の検定表

標本の大きさ n	片側(両側)検定の有意水準			
	.05 (.10)	.025 (.05)	.01 (.02)	.005 (.01)
4	1.000			
5	.900	1.000	1.000	
6	.829	.886	.943	1.000
7	.714	.750	.893	.929
8	.643	.738	.833	.881
9	.600	.700	.783	.833
10	.564	.648	.745	.794

付表 9-1　コルモゴロフ・スミルノフ検定表

サンプルの大きさ n	0.05	0.01
1	0.975	0.995
2	.842	.929
3	.708	.828
4	.624	.733
5	.565	.669
6	.521	.618
7	.486	.577
8	.457	.543
9	.432	.514
10	.410	.490
11	.391	.468
12	.375	.450
13	.361	.433
14	.349	.418
15	.338	.404
16	.328	.392
17	.318	.381
18	.309	.371
19	.301	.363
20	.294	.356
25	.27	.32
30	.24	.29
35	.23	.27
36 以上	$\dfrac{1.36}{\sqrt{n}}$	$\dfrac{1.63}{\sqrt{n}}$

付表 9-2　コルモゴロフ・スミルノフの検定のための 1%, 5% の最大絶対差（c）

$n=m<40$（両側検定）					
n	5%	1%	n	5%	1%
10	6	7	26	9	11
11	6	7	27	9	11
12	6	7	28	10	12
13	6	8	29	10	12
14	7	8	30	10	12
15	7	8	31	10	12
16	7	9	32	10	12
17	7	9	33	11	>12*
18	8	9	34	11	>12
19	8	9	35	11	>12
20	8	10	36	11	>12
21	8	10	37	11	>12
22	8	10	38	11	>12
23	9	10	39	11	>12
24	9	11	40	12	>12
25	9	11			

付表 10 マン・ホイットニー検定表

(a) 危険率 0.05（両側検定）

n_1 \ n_2	1	2	3	4	5	6	7	8	9	10	11	12	13	14	15	16	17	18	19	20
1																				
2								0	0	0	0	1	1	1	1	1	2	2	2	2
3				0	0	1	1	2	2	3	3	4	4	5	5	6	6	7	7	8
4			0	0	1	2	3	4	4	5	6	7	8	9	10	11	11	12	13	13
5			0	1	2	3	5	6	7	8	9	11	12	13	14	15	17	18	19	20
6			1	2	3	5	6	8	10	11	13	14	16	17	19	21	22	24	25	27
7			1	3	5	6	8	10	12	14	16	18	20	22	24	26	28	30	32	34
8		0	2	4	6	8	10	13	15	17	19	22	24	26	29	31	34	36	38	41
9		0	2	4	7	10	12	15	17	20	23	26	28	31	34	37	39	42	45	48
10		0	3	5	8	11	14	17	20	23	26	29	33	36	39	42	45	48	52	55
11		0	3	6	9	13	16	19	23	26	30	33	37	40	44	47	51	55	58	62
12		1	4	7	11	14	18	22	26	29	33	37	41	45	49	53	57	61	65	69
13		1	4	8	12	16	20	24	28	33	37	41	45	50	54	59	63	67	72	76
14		1	5	9	13	17	22	26	31	36	40	45	50	55	59	64	67	74	78	83
15		1	5	10	14	19	24	29	34	39	44	49	54	59	64	70	75	80	85	90
16		1	6	11	15	21	26	31	37	42	47	53	59	64	70	75	81	86	92	98
17		2	6	11	17	22	28	34	39	45	51	57	63	67	75	81	87	93	99	105
18		2	7	12	18	24	30	36	42	48	55	61	67	74	80	86	93	99	106	112
19		2	7	13	19	25	32	38	45	52	58	65	72	78	85	92	99	106	113	119
20		2	8	13	20	27	34	41	48	55	62	69	76	83	90	98	105	112	119	127

(b) 危険率 0.05（片側検定）または 0.10（両側検定）

n_1 \ n_2	1	2	3	4	5	6	7	8	9	10	11	12	13	14	15	16	17	18	19	20
1																			0	0
2					0	0	0	1	1	1	1	2	2	2	3	3	3	4	4	4
3				0	1	2	2	3	3	4	5	5	6	7	7	8	9	9	10	11
4			0	1	2	3	4	5	6	7	8	9	10	11	12	14	15	16	17	18
5		0	1	2	4	5	6	8	9	11	12	13	15	16	18	19	20	22	23	25
6		0	2	3	5	7	8	10	12	14	16	17	19	21	23	25	26	28	30	32
7		0	2	4	6	8	11	13	15	17	19	21	24	26	28	30	33	35	37	39
8		1	3	5	8	10	13	15	18	20	23	26	28	31	33	36	39	41	44	47
9		1	3	6	9	12	15	18	21	24	27	30	33	36	39	42	45	48	51	54
10		1	4	7	11	14	17	20	24	27	31	34	37	41	44	48	51	55	58	62
11		1	5	8	12	16	19	23	27	31	34	38	42	46	50	54	57	61	65	69
12		2	5	9	13	17	21	26	30	34	38	42	47	51	55	60	64	68	72	77
13		2	6	10	15	19	24	28	33	37	42	47	51	56	61	65	70	75	80	84
14		2	7	11	16	21	26	31	36	41	46	51	56	61	66	71	77	82	87	92
15		3	7	12	18	23	28	33	39	44	50	55	61	66	72	77	83	88	94	100
16		3	8	14	19	25	30	36	42	48	54	60	65	71	77	83	89	95	101	107
17		3	9	15	20	26	33	39	45	51	57	64	70	77	83	89	96	102	109	115
18		4	9	16	22	28	35	41	48	55	61	68	75	82	88	95	102	109	116	123
19	0	4	10	17	23	30	37	44	51	58	65	72	80	87	94	101	109	116	123	130
20	0	4	11	18	25	32	39	47	54	62	69	77	84	92	100	107	115	123	130	138

付表11 ウィルコクソン検定表　対応のない場合

(両側検定)
$n_1 = n_2$

n	10%	5%	1%	n
3	6 15	— 	— 	3
4	9 25	10 26	— 	4
5	19 36	17 38	15 40	5
6	28 50	26 52	23 55	6
7	34 61	36 69	32 73	7
8	51 85	49 87	43 93	8
9	45 105	62 109	56 115	9
10	82 128	78 132	71 139	10
11	100 153	96 157	87 166	11
12	120 180	115 185	105 195	12
13	142 209	136 215	125 226	13
14	166 240	160 246	147 259	14
15	192 273	184 281	171 294	15
16	219 376	211 317	196 332	16
17	249 346	240 365	223 372	17
18	280 386	270 396	252 414	18
19	313 428	303 438	283 458	19
20	348 472	337 483	315 505	20

付表 12-1　符号の検定表（両側検定）

n	P_r .01 x	.05 x	.10 x	.25 x	n	P_r .01 x	.05 x	.10 x	.25 x
1					46	13	15	16	18
2					47	14	16	17	19
3				0	48	14	16	17	19
4				0	49	15	17	18	19
5			0	0	50	15	17	18	20
6		0	0	1	51	15	18	19	20
7		0	0	1	52	16	18	19	21
8	0	0	1	1	53	16	18	20	21
9	0	1	1	2	54	17	19	20	22
10	0	1	1	2	55	17	19	20	22
11	0	1	2	3	56	17	20	21	23
12	1	2	2	3	57	18	20	21	23
13	1	2	3	3	58	18	21	22	24
14	1	2	3	4	59	19	21	22	24
15	2	3	3	4	60	19	21	23	25
16	2	3	4	5	61	20	22	23	25
17	2	4	4	5	62	20	22	24	25
18	3	4	5	6	63	20	23	24	26
19	3	4	5	6	64	21	23	24	26
20	3	5	5	6	65	21	24	25	27
21	4	5	6	7	66	22	24	25	27
22	4	5	6	7	67	22	25	26	28
23	4	6	7	8	68	22	25	26	28
24	5	6	7	8	69	23	25	27	29
25	5	7	7	9	70	23	26	27	29
26	6	7	8	9					
27	6	7	8	10	71	24	26	28	30
28	6	8	9	10	72	24	27	28	30
29	7	8	9	10	73	25	27	28	31
30	7	9	10	11	74	25	28	29	31
					75	25	28	29	32
31	7	9	10	11	76	26	28	30	32
32	8	9	10	12	77	26	29	30	32
33	8	10	11	12	78	27	29	31	33
34	9	10	11	13	79	27	30	31	33
35	9	11	12	13	80	28	30	32	34
36	9	11	12	14					
37	10	12	13	14	81	28	31	32	34
38	10	12	13	14	82	28	31	33	35
39	11	12	13	15	83	29	32	33	35
40	11	13	14	15	84	29	32	33	36
					85	30	32	34	36
41	11	13	14	16	86	30	33	34	37
42	12	14	15	16	87	31	33	35	37
43	12	14	15	17	88	31	34	35	38
44	13	15	16	17	89	31	34	36	38
45	13	15	16	18	90	32	35	36	39

付表 12-2　符号の検定表（片側検定）

n (標本数) \ P_r	.05 $\chi(P_r)$	.025 $\chi(P_r)$	.01 $\chi(P_r)$	.005 $\chi(P_r)$
5	0(.031)	—	—	—
6	0(.016)	0(.016)	—	—
7	0(.008)	0(.008)	0(.008)	—
8	1(.035)	0(.004)	0(.004)	0(.004)
9	1(.020)	1(.020)	0(.002)	0(.002)
10	1(.011)	0(.011)	0(.001)	0(.001)
11	2(.033)	1(.006)	1(.006)	0(.005)
12	2(.019)	2(.019)	1(.003)	1(.003)
13	3(.046)	2(.011)	1(.002)	1(.002)
14	3(.029)	2(.006)	2(.006)	1(.001)
15	3(.018)	3(.018)	2(.004)	2(.004)
16	4(.038)	3(.011)	2(.002)	2(.002)
17	4(.025)	4(.025)	3(.006)	2(.001)
18	5(.048)	4(.015)	3(.004)	3(.004)
19	5(.032)	4(.015)	4(.010)	3(.002)
20	5(.021)	5(.021)	4(.006)	3(.001)
21	6(.039)	5(.013)	4(.004)	4(.004)
22	6(.026)	5(.008)	5(.008)	4(.002)
23	7(.047)	6(.017)	5(.005)	4(.001)
24	7(.032)	6(.011)	5(.003)	5(.003)
25	7(.022)	7(.022)	6(.007)	5(.002)

付表13 ウィルコクソン符号順位検定表

サンプルの大きさ n	0.025	0.01	0.005（片側）
	0.05	0.02	0.01 （両側）
6	0	—	—
7	2	0	—
8	4	2	0
9	6	3	2
10	8	5	3
11	11	7	5
12	14	10	7
13	17	13	10
14	21	16	13
15	25	20	16
16	30	24	20
17	35	28	23
18	40	33	28
19	46	38	32
20	52	43	38
21	59	49	43
22	66	56	49
23	73	62	55
24	81	69	61
25	89	77	68

付表 14-1　クルスカル・ワリスの検定表

標本の大きさ			χ^2	P_r	標本の大きさ			χ^2	P_r
n_1	n_2	n_3			n_1	n_2	n_3		
2	1	1	2.7000	.500				6.3000	.011
2	2	1	3.6000	.200				5.4444	.046
2	2	2	4.5714	.067				5.4000	.051
			3.7143	.200				4.5111	.098
3	1	1	3.2000	.300				4.4444	.102
3	2	1	4.2857	.100	4	3	3	6.7455	.010
			3.8571	.133				6.7091	.013
3	2	2	5.3572	.029				5.7909	.046
			4.7143	.048				5.7273	.050
			4.5000	.067				4.7091	.092
			4.4643	.105				4.7000	.101
3	3	1	5.1429	.043	4	4	1	6.6667	.010
			4.5714	.100				6.1667	.022
			4.0000	.129				4.9667	.048
3	3	2	6.2500	.011				4.8667	.054
			5.3611	.032				4.1667	.082
			5.1389	.061				4.0667	.102
			4.5556	.100	4	4	2	7.0364	.006
			4.2500	.121				6.8727	.011
3	3	3	7.2000	.004				5.4545	.046
			6.4889	.011				5.2364	.052
			5.6889	.029				4.5545	.098
			5.6000	.050				4.4455	.103
			5.0667	.086	4	4	3	7.1439	.010
			4.6222	.100				7.1364	.011
4	1	1	3.5714	.200				5.5985	.049
4	2	1	4.8214	.057				5.5758	.051
			4.5000	.076				4.5455	.099
			4.0179	.114				4.4773	.102
4	2	2	6.0000	.014	4	4	4	7.6538	.008
			5.3333	.033				7.5385	.011
			5.1250	.052				5.6923	.049
			4.4583	.100				5.6538	.054
			4.1667	.105				4.6539	.097
4	3	1	5.8333	.021				4.5001	.104
			5.2083	.050	5	1	1	3.8571	.143
			5.0000	.057	5	2	1	5.2500	.036
			4.0556	.093				5.0000	.048
			3.8889	.129				4.4500	.071
4	3	2	6.4444	.008				4.2000	.095
								4.0500	.119

付表14-2　クルスカル・ワリスの検定表（つづき）

標本の大きさ			χ^2	P_r	標本の大きさ			χ^2	P_r
n_1	n_2	n_3			n_1	n_2	n_3		
5	2	2	6.5333	.008				4.5487	.099
			6.1333	.013				4.5231	.103
			5.1600	.034	5	4	4	7.7604	.009
			5.0400	.056				7.7440	.011
			4.3733	.090				5.6571	.049
			4.2933	.122				5.6176	.050
5	3	1	6.4000	.012				4.6187	.100
			4.9600	.048				4.5527	.102
			4.8711	.052	5	5	1	7.3091	.009
			4.0178	.095				6.8364	.011
			3.8400	.123				5.1273	.046
5	3	2	6.9091	.009				4.9091	.053
			6.8218	.010				4.1091	.086
			5.2509	.049				4.0364	.105
			5.1055	.052	5	5	2	7.3385	.010
			4.6509	.091				7.2692	.010
			4.4945	.101				5.3385	.047
5	3	3	7.0788	.009				5.2462	.051
			6.9818	.011				4.6231	.097
			5.6485	.049				4.5077	.100
			5.5152	.051	5	5	3	7.5780	.010
			4.5333	.097				7.5429	.010
			4.4121	.109				5.7055	.046
5	4	1	6.9545	.008				5.6264	.051
			6.8400	.011				4.5451	.100
			4.9855	.044				4.5363	.102
			4.8600	.056	5	5	4	7.8229	.010
			3.9873	.098				7.7914	.010
			3.9600	.102				5.6657	.049
5	4	2	7.2045	.009				5.6429	.050
			7.1182	.010				4.5229	.099
			5.2727	.049				4.5200	.101
			5.2682	.050	5	5	5	8.0000	.009
			4.5409	.098				7.9800	.010
			4.5182	.101				5.7800	.049
5	4	3	7.4449	.010				5.6600	.051
			7.3949	.011				4.5600	.100
			5.6564	.049				4.5000	.102
			5.6308	.050					

付表15 フリードマンの検定表

| \multicolumn{9}{c|}{$k=3$　k は条件の数, m は個体の数} | \multicolumn{6}{c}{$k=4$　k は条件の数, m は個体の数} |

m	χ_r^2	P	m	χ_r^2	P	m	χ_r^2	P	m	χ_r^2	P	m	χ_r^2	P
3	4.67	.194	9	4.67	.107	13	4.31	.129	2	5.4	.167	7	6.26	.101
	6.00	.028		5.56	.069		4.77	.098		6.0	.042		6.43	.093
	—	—		6.00	.057		6.00	.050		—	—		7.63	.051
4	4.5	.125		6.22	.048		8.77	.012	3	5.8	.161		7.80	.040
	6.0	.069		8.67	.010		9.38	.008		6.6	.075		10.03	.013
	6.5	.042		11.56	.001		12.46	.001		7.0	.054		10.37	.009
	8.0	.005	10	4.2	.135	14	4.43	.117		7.4	.026		13.46	.001
	—	—		5.0	.092		5.14	.089		9.0	.002	8	6.15	.106
5	4.8	.124		5.6	.066		5.57	.063		—	—		6.30	.098
	5.2	.093		6.2	.046		6.14	.049	4	6.0	.106		7.50	.052
	6.4	.039		8.6	.012		8.71	.011		6.3	.093		7.65	.049
	8.4	.001		9.6	.007		9.00	.010		7.5	.054		10.35	.010
6	4.33	.142		12.2	.001		13.00	.001		7.8	.036		13.80	.001
	5.33	.072	11	4.91	1.00	15	4.80	.106		9.3	.011			
	6.33	.052		5.09	.087		4.93	.096		9.6	.006			
	7.00	.029		5.64	.062		5.73	.059		11.1	.001			
	8.33	.012		6.54	.043		6.40	.047	5	6.12	.102			
	9.00	.008		8.91	.011		8.93	.010		6.36	.089			
	10.33	.002		9.46	.007		12.40	.001		7.32	.057			
	12.00	.0001		12.18	.001					7.80	.049			
7	4.57	.112	12	4.67	.108					9.72	.011			
	5.43	.085		5.17	.080					9.96	.009			
	6.00	.051		6.17	.050					12.12	.001			
	7.14	.027		8.67	.011				6	6.2	.109			
	8.00	.016		9.50	.008					6.4	.088			
	8.86	.008		12.50	.001					7.4	.058			
	11.14	.001								7.6	.043			
8	4.75	.120								10.0	.011			
	5.25	.079								10.2	.010			
	6.25	.047								12.8	.001			
	9.00	.010												
	12.00	.001												

付表16　スミルノフ・グラッブス T_n の表（両側検定）

n	1%	2.5%	5%	10%	n
3	1.414	1.414	1.412	1.406	3
4	1.723	1.710	1.689	1.645	4
5	1.955	1.917	1.869	1.791	5
6	2.130	2.067	1.996	1.894	6
7	2.265	2.182	2.093	1.974	7
8	2.374	2.273	2.172	2.041	8
9	2.464	2.349	2.237	2.097	9
10	2.540	2.414	2.294	2.146	10
11	2.606	2.470	2.343	2.190	11
12	2.663	2.519	2.387	2.229	12
13	2.714	2.562	2.429	2.264	13
14	2.759	2.602	2.461	2.297	14
15	2.800	2.638	2.493	2.326	15
16	2.837	2.670	2.523	2.354	16
17	2.871	2.701	2.551	2.380	17
18	2.903	2.728	2.577	2.404	18
19	2.932	2.754	2.600	2.426	19
20	2.959	2.778	2.623	2.447	20
21	2.984	2.801	2.644	2.467	21
22	3.008	2.823	2.664	2.486	22
23	3.030	2.843	2.683	2.504	23
24	3.051	2.862	2.701	2.520	24
25	3.071	2.880	2.717	2.537	25
∞	3.35		2.88		

付表 17-1 スチューデント化した範囲 (q) の表 ($P=0.05$)

$P(q \geq 表の値)=0.05$　k は平均数の数，ν は自由度

ν \ k	2	3	4	5	6	7	8	9	10	11	12	13	14	15	16	17	18	19	20
1	18.0	27.0	32.8	37.1	40.4	43.1	45.4	47.4	49.1	50.6	52.0	53.2	54.3	55.4	56.3	57.2	58.0	58.8	59.6
2	6.09	8.3	9.8	10.9	11.7	12.4	13.0	13.5	15.0	14.4	14.7	15.1	15.4	15.7	15.9	16.1	16.4	16.6	16.8
3	4.50	5.91	6.82	7.50	8.04	8.48	8.85	9.18	9.46	9.72	9.95	10.15	10.35	10.52	10.69	10.84	10.98	11.11	11.24
4	3.93	5.04	5.76	6.29	6.71	7.05	7.35	7.60	7.83	8.03	8.21	8.37	8.52	8.66	8.79	8.91	9.03	9.13	9.23
5	3.64	4.60	5.22	5.67	6.03	6.33	6.58	6.80	6.99	7.17	7.32	7.47	7.60	7.72	7.83	7.93	8.03	8.12	8.21
6	3.46	4.34	4.90	5.31	5.63	5.89	6.12	6.32	6.49	6.65	6.79	6.92	7.03	7.14	7.24	7.34	7.43	7.51	7.59
7	3.34	4.16	4.68	5.06	5.36	5.61	5.82	6.00	6.16	6.30	6.43	6.55	6.66	6.76	6.85	6.94	7.02	7.09	7.17
8	3.26	4.04	4.53	4.89	5.17	5.40	5.60	5.77	5.92	6.05	6.18	6.29	6.39	6.48	6.57	6.65	6.73	6.80	6.87
9	3.20	3.95	4.42	4.76	5.02	5.24	5.43	5.60	5.74	5.87	5.98	6.09	6.19	6.28	6.36	6.44	6.51	6.58	6.64
10	3.15	3.88	4.33	4.65	4.91	5.12	5.30	5.46	5.60	5.72	5.83	5.93	6.03	6.11	6.20	6.27	6.34	6.40	6.47
11	3.11	3.82	4.26	4.57	4.82	5.03	5.20	5.35	5.49	5.61	5.71	5.81	5.90	5.99	6.06	6.14	6.20	6.26	6.33
12	3.08	3.77	4.20	4.51	4.75	4.95	5.12	5.27	5.40	5.51	5.62	5.71	5.80	5.88	5.95	6.03	6.09	6.15	6.21
13	3.06	3.73	4.15	4.45	4.69	4.88	5.05	5.19	5.32	5.43	5.53	5.63	5.71	5.79	5.86	5.93	6.00	6.05	6.11
14	3.03	3.70	4.11	4.41	4.64	4.83	4.99	5.13	5.25	5.36	5.46	5.55	5.64	5.72	5.79	5.85	5.92	5.97	6.03
15	3.01	3.67	4.08	4.37	4.60	4.78	4.94	5.08	5.20	5.31	5.40	5.49	5.58	5.65	5.72	5.79	5.85	5.90	5.96
16	3.00	3.65	4.05	4.33	4.56	4.74	4.90	5.03	5.15	5.26	5.35	5.44	5.52	5.59	5.66	5.72	5.79	5.84	5.90
17	2.98	3.63	4.02	4.30	4.52	4.71	4.86	4.99	5.11	5.21	5.31	5.39	5.47	5.55	5.61	5.68	5.74	5.79	5.84
18	2.97	3.61	4.00	4.28	4.49	4.67	4.82	4.96	5.07	5.17	5.27	5.35	5.43	5.50	5.57	5.63	5.69	5.74	5.79
19	2.96	3.59	3.98	4.25	4.47	4.65	4.79	4.92	5.04	5.14	5.23	5.32	5.39	5.46	5.53	5.59	5.65	5.70	5.75
20	2.95	3.58	3.96	4.23	4.45	4.62	4.77	4.90	5.01	5.11	5.20	5.28	5.36	5.43	5.49	5.55	5.61	5.66	5.71
24	2.92	3.53	3.90	4.17	4.37	4.54	4.68	4.81	4.92	5.01	5.10	5.18	5.25	5.32	5.38	5.44	5.50	5.54	5.59
30	2.89	3.49	3.84	4.10	4.30	4.46	4.60	4.72	4.83	4.92	5.00	5.08	5.15	5.21	5.27	5.33	5.38	5.43	5.48
40	2.86	3.44	3.79	4.04	4.23	4.39	4.52	4.63	4.74	4.82	4.91	4.98	5.05	5.11	5.16	5.22	5.27	5.31	5.36
60	2.83	3.40	3.74	3.98	4.16	4.31	4.44	4.55	4.65	4.73	4.81	4.88	4.94	5.00	5.06	5.11	5.16	5.20	5.24
120	2.80	3.36	3.69	3.92	4.10	4.24	4.36	4.48	4.56	4.64	4.72	4.78	4.84	4.90	4.95	5.00	5.05	5.09	5.13
∞	2.77	3.31	3.63	3.86	4.03	4.17	4.29	4.39	4.47	4.55	4.62	4.68	4.74	4.80	4.85	4.89	4.93	4.97	5.01

付表 17-2 スチューデント化した範囲 (q) の表（つづき）($P=0.01$)

$P(q \geq$ 表の値$) = 0.01$　k は平均の数，ν は自由度

ν\k	2	3	4	5	6	7	8	9	10	11	12	13	14	15	16	17	18	19	20
1	90.0	135	164	186	202	216	227	237	246	253	260	266	272	277	282	286	290	294	298
2	14.0	19.0	22.3	24.7	26.6	28.2	29.5	30.7	31.7	32.6	33.4	34.1	34.8	35.4	36.0	36.5	37.0	37.5	37.9
3	8.26	10.6	12.2	13.3	14.2	15.0	15.6	16.2	16.7	17.1	17.5	17.9	18.2	18.5	18.8	19.1	19.3	19.5	19.8
4	6.51	8.12	9.17	9.96	10.6	11.1	11.5	11.9	12.3	12.6	12.8	13.1	13.3	13.5	13.7	13.9	14.1	14.2	14.4
5	5.70	6.97	7.80	8.42	8.91	9.32	9.67	9.97	10.24	10.48	10.70	10.89	11.08	11.24	11.40	11.55	11.68	11.81	11.93
6	5.24	6.33	7.03	7.56	7.97	8.32	8.61	8.87	9.10	9.30	9.49	9.65	9.81	9.95	10.08	10.21	10.32	10.43	10.54
7	4.95	5.92	6.54	7.01	7.37	7.68	7.94	8.17	8.37	8.55	8.71	8.86	9.00	9.12	9.24	9.35	9.46	9.55	9.65
8	4.74	5.63	6.20	6.63	6.96	7.24	7.47	7.68	7.87	8.03	8.18	8.31	8.44	8.55	8.66	8.76	8.85	8.94	9.03
9	4.60	5.43	5.96	6.35	6.66	6.91	7.13	7.32	7.49	7.65	7.78	7.91	8.03	8.13	8.23	8.32	8.41	8.49	8.57
10	4.48	5.27	5.77	6.14	6.43	6.67	6.87	7.05	7.21	7.36	7.48	7.60	7.71	7.81	7.91	7.99	8.07	8.15	8.22
11	4.39	5.14	5.62	5.97	6.25	6.48	6.67	6.84	6.99	7.13	7.25	7.36	7.46	7.56	7.65	7.73	7.81	7.88	7.95
12	4.32	5.04	5.50	5.84	6.10	6.32	6.51	6.67	6.81	6.94	7.06	7.17	7.26	7.36	7.44	7.52	7.59	7.66	7.73
13	4.26	4.96	5.40	5.73	5.98	6.19	6.37	6.53	6.67	6.79	6.90	7.01	7.10	7.19	7.27	7.34	7.42	7.48	7.55
14	4.21	4.89	5.32	5.63	5.88	6.08	6.26	6.41	6.54	6.66	6.77	6.87	6.96	7.05	7.12	7.20	7.27	7.33	7.39
15	4.17	4.83	5.25	5.56	5.80	5.99	6.16	6.31	6.44	6.55	6.66	6.76	6.84	6.93	7.00	7.07	7.14	7.20	7.26
16	4.13	4.78	5.19	5.49	5.72	5.92	6.08	6.22	6.35	6.46	6.56	6.66	6.74	6.82	6.90	6.97	7.03	7.09	7.15
17	4.10	4.74	5.14	5.43	5.66	5.85	6.01	6.15	6.27	6.38	6.48	6.57	6.66	6.73	6.80	6.87	6.94	7.00	7.05
18	4.07	4.70	5.09	5.38	5.60	5.79	5.94	6.08	6.20	6.31	6.41	6.50	6.58	6.65	6.72	6.79	6.85	6.91	6.96
19	4.05	4.67	5.05	5.33	5.55	5.73	5.89	6.02	6.14	6.25	6.34	6.43	6.51	6.58	6.65	6.72	6.78	6.84	6.89
20	4.02	4.64	5.02	5.29	5.51	5.69	5.84	5.97	6.09	6.19	6.29	6.37	6.45	6.52	6.59	6.65	6.71	6.76	6.82
24	3.96	4.54	4.91	5.17	5.37	5.54	5.69	5.81	5.92	6.02	6.11	6.19	6.26	6.33	6.39	6.45	6.51	6.56	6.61
30	3.89	4.45	4.80	5.05	5.24	5.40	5.54	5.65	5.76	5.85	5.93	6.01	6.08	6.14	6.20	6.26	6.31	6.36	6.41
40	3.82	4.37	4.70	4.93	5.11	5.27	5.39	5.50	5.60	5.69	5.77	5.84	5.90	5.96	6.02	6.07	6.12	6.17	6.21
60	3.76	4.28	4.60	4.82	4.99	5.13	5.25	5.36	5.45	5.53	5.60	5.67	5.73	5.79	5.84	5.89	5.93	5.98	6.02
120	3.70	4.20	4.50	4.71	4.87	5.01	5.12	5.21	5.30	5.38	5.44	5.51	5.56	5.61	5.66	5.71	5.75	5.79	5.83
∞	3.64	4.12	4.40	4.60	4.76	4.88	4.99	5.08	5.16	5.23	5.29	5.35	5.40	5.45	5.49	5.54	5.57	5.61	5.65

索引

欧文

α 係数　33
ϕ 係数　64, 110
ϕ 値　111
χ^2 検定　28, 64, 65, 95, 96, 115, 124
χ^2 値を求める簡便法　98
χ^2 分布表の見方　97
F 検定　103, 131
F 分布　105
F 分布表の見方　105
H テスト　156
HSD　138
interval scale，間隔尺度　28
KJ 法　35, 43
mode，最頻値　78
median，中央値　78
mean，平均値　79
moment，積率　84
moment，力率　84
nominal scale，名義尺度　27
ordinal scale，順序尺度　28
ratio scale，比率尺度　30
SD 法　39
t 検定　65, 99, 129, 133
T テスト　151
t 分布の片側検定　107
t 分布の両側検定　107
t 分布表　101
　――の見方　101
U テスト　150, 156
Z 値　87

あ

アステリスク　97
アフター・コーディング　59

い

イェーツの修正　98
イエス・テンデンシー　46
一元配置分散分析法　137
1 次積率　84
一次集計　71
一次統計　63
一対比較法　38
1 要因分散分析　65

いろいろな分布　83
因果関係　2, 4, 6, 10, 13, 14
因子　135
因子分析　48
因子分析法　34

う

ウィルコクソン検定　65, 151
ウィルコクソンの符号順位検定　65, 154
ウェルチの検定　65, 106, 132
ウェルチの検定量の式　106

え，お

エディティング　55
横断調査　14

か

カイ 2 乗　37
回帰係数　114
回帰直線　113, 114
回帰分析　113, 114
階級値　76
階級の数　76
階級幅　76
科学的妥当性　18
確率　92
仮説　1, 4, 6, 18, 21
片側検定　107, 108
カテゴリー　59
間隔尺度　28, 62, 64, 65
観察調査　11
観察法　2
完全連関　111
関連係数　28, 49

き

危険率　92
記述統計　63
基準関連妥当性　32
既存統計資料調査　16
帰無仮説　92

く

区間　76

繰り返し調査　14
クルスカル・ワリス検定　65, 156

け

欠損値　57
限界値　92
言語連想法　35
検定　91, 92, 125
検定統計量　92
ケンドールの順位相関係数　64

こ

コーディング　58, 59
コーディングシート　55, 60
交互作用　65, 139, 142
交差的妥当性　32
構成的妥当性　32
項目分析　48
コクラン Q 検定法　124
5 段階得点　88, 89
5 段階評定法の分布　85
個別面接紙調査　16
個別面接質問紙調査　16, 50
個別面接調査　49
コルモゴロフ・スミルノフ検定　65, 148, 149

さ

サーストン法　29
再テスト法　33
サイン検定　65, 153
最頻値　78
最頻度　28
作業　18
散布度，分布のばらつき　79
サンプリング　23
サンプル，標本　93

し

自記式　13, 15
自記式調査　13, 49
自計式調査　49
実験法　2, 21
実態調査　19
質的調査　9
質的データ　2, 3, 9

質問紙調査法　15, 17
四分位偏差　28, 81
四分領域　39
社会的望ましさ　6
尺度　27
自由回答法　35
自由記述法　35
自由度　95, 96
集合質問紙調査　16, 51, 52
集合調査　49, 50
従属変数　8, 26, 114
縦断調査　14, 63
周辺度数　96
主効果　138
　——, 条件差　142
順位回答法　37
順位相関係数　28, 111
順序尺度　28, 62, 64, 65
上位・下位分析　48
事例調査　13
信頼域　114
信頼性　7, 18, 33, 42
信頼性係数　33

す

推測統計　63
数値分配法　41
数量化　26
スピアマンの順位相関係数　64, 111
スミルノフ・グラッブス法　128

せ

生活史調査　14
正規分布　77, 87
　——の片側検定　107
　——の両側検定　107
正規分布表の見方　89
精密性　7
積率　84
折半法　34
説明変数　114
セル　95
全数調査　22
尖度　84

そ

相関　109
相関係数　48, 113
　——の見方　113
相関分析　114
相対度数　76

層別抽出法　24
組織的観察法　12

た

第1自由度　105, 138
第1種の過誤　92
第2自由度　105, 138
第2種の過誤　92
代表性　6
代表値　119
対立仮説　92
他記式調査　49
他計式調査　49
多肢(項)選択法　37
多重効果　138
多段階抽出法　24
妥当性　7, 18, 31, 42, 43
単一回答法　36
単純交互作用　142
単純無作為抽出法　23

ち

中央値　28, 39, 78
中央値検定　65, 153
中央値テスト　65
仲介変数　26
中心極限定理　81
調査法　2
直接確率計算　64, 117

て

データ　2, 27
定性的データ　59
定量的データ　59
適時性　6
テスト法　2
テューキーの方法　138
典型調査　23
電話調査　16, 49, 50, 52

と

統計処理の手順　72
統計的仮説　92
等現間隔測定法　29
同時的妥当性　32
特性要因図　43
独立変数　8, 26, 114
度数分布折れ線グラフ，ポリゴン　77
度数分布多角形　77
度数分布柱状図　77

度数分布表　76
留置質問紙調査　16, 51
留置調査　49

な

内的整合性　48
内的整合性法　33
内容的妥当性　32

に

二元配置分散分析法　139
2項検定　64, 65, 115
2項選択法　36
二次集計　71, 91, 109, 119, 127
2次積率　84
二次統計　63
2要因分散分析　65

の

ノンパラメトリック検定法　147
ノンパラメトリック統計法　27, 110
ノンパラメトリック法　109

は

パーセンタイル　28
　——順位　89
　——得点　89
バートレット検定　65, 135
パイ図表　74
パネル調査　14, 63
パラメトリック法　109
範囲　82
判別的妥当性　32

ひ

ピアソン相関係数の有意性の検定　113
ピアソンの積率相関係数　112
ピアソンの相関係数　64, 113
比較性　7
比較調査　15
ヒストグラム　77
非組織的観察法　12
標準誤差　81
標準正規分布　87
標準値　85
標準偏差　79, 81
評定者間一致度法　34
評定尺度法　38

評定法 38
標本 22, 93
標本誤差 25
標本数 94
標本相関係数 113
標本抽出 22
標本調査 22
標本分散 81
標本平均 81
表面的妥当性 33
比率尺度 30, 62
比率の差の検定 125
比例尺度 30
比例配分の計算 103

ふ

2つの比の差(比率の差)の検定 125
フィッシャーの直接確率計算法 117
フィッシュボーン手法 43
フィルター質問 42
フェイスシート 47
複数回答法 37
符号検定 153
不偏分散 81
プリ・コーディング 59
プリテスト 19, 47, 48
フリードマン検定 65, 157
分散の同性質 135
分散分析, 3変数以上の場合 135
文章完成法 36
分布 73
　── の代表値 78
　── のばらつき 79
　── を記述する指標 74

へ

平均値 79
　── の差の検定 48
偏差値 88
変数 7, 26
変動係数 82

ほ

棒図表 75
母集団 10, 22, 23
母相関係数 113
母標準偏差 81
母分散 81
ポリゴン 77

ま, む

マクネマー検定 65, 122
マン・ホイットニー検定 65, 150
無作為抽出法 23

め, も

名義尺度 27, 62, 64, 65
面接調査 12
面接法 2
目的変数 114

ゆ

有意差がある 92
有意水準 92
有意抽出法 23
郵送質問紙調査 16, 50, 51
郵送調査 49

よ

予測的妥当性 32
予備調査 43

ら

乱数表 24
ランダムサンプリング 23, 63

り

力率 84
離散値 61
離散変量 61
リッカート尺度 29
両側検定 107, 108
量的調査 9
量的データ 3, 76
理論値 99
理論度数 95, 99
臨界化 125, 150, 154

る

累積相対度数 77
累積相対度数グラフ 78
累積度数 76

れ, ろ

連関 109
連続値 61
連続変量 61
ローデータ 55

わ

歪度 84
ワーディング 46
割り当て調査 23